간호사
합격
필기·면접
핵심요약

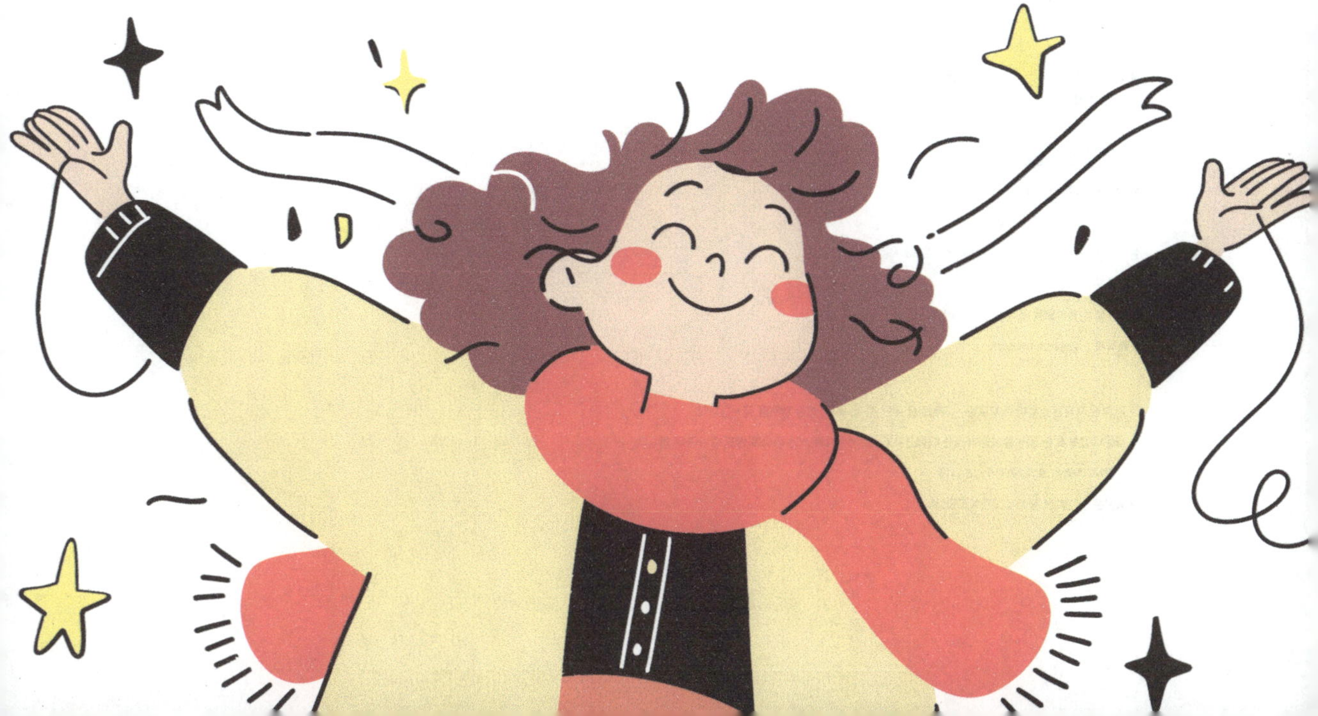

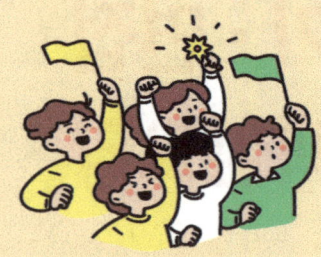

간호사
합격
필기·면접
핵심요약

개정4판 발행 2025년 01월 03일
개정5판 발행 2025년 05월 26일

저　　자 | 간호시험연구소
발 행 처 | (주)서원각
등록번호 | 1999-1A-107호
주　　소 | 경기도 고양시 일산서구 덕산로 88-45(가좌동)
교재주문 | 031-923-2051
교재문의 | 카카오톡 플러스 친구 [서원각]
홈페이지 | goseowon.com

▷ 이 책은 저작권법에 따라 보호받는 저작물로 무단 전재, 복제, 전송 행위를 금지합니다.
▷ 내용의 전부 또는 일부를 사용하려면 저작권자와 (주)서원각의 서면 동의를 반드시 받아야 합니다.
▷ ISBN과 가격은 표지 뒷면에 있습니다.
▷ 파본은 구입하신 곳에서 교환해드립니다.

PREFACE

한국간호사 윤리선언

우리 간호사는 인간 생명을 존중하고 인권을 지킴으로써 국가와 인류 사회에 공헌하는 숭고한 사명을 부여받았다.

이에 우리는 국민의 건강 증진과 안녕 추구를 간호 전문직의 본분으로 삼고 이를 실천할 것을 다음과 같이 다짐한다.

우리는 어떤 상황에서도 간호 전문직으로서의 명예를 지키고 품위를 유지하며, 국민건강 지킴이의 역할에 최선을 다한다.

우리는 인간 생명에 영향을 줄 수 있는 첨단 의과학 기술을 포함한 생명 과학 기술을 적용하는 것에 대해 윤리적 판단을 견지하며, 부당하고 비윤리적인 의료 행위에는 참여하지 않는다.

우리는 간호의 질 향상을 위해 노력하고, 모든 보건 의료 종사자의 고유한 역할을 존중하며 국민 건강을 위해 상호 협력한다.

우리는 이 다짐을 성실히 지킴으로써 간호 전문직으로서의 사회적 소명을 완수하기 위해 최선을 다할 것을 엄숙히 선언한다.

간호는 모든 개인과 가정, 지역사회를 대상으로 건강 회복 및 유지, 질병의 예방, 건강 증진에 필요한 지식이나 기력, 의지, 자원을 갖추도록 직접 도와주는 활동입니다. 전문적 간호에 대한 지식과 실무 능력을 인정받아 정부로부터 간호사 면허를 취득하게 됩니다.

숭고한 사명을 가지고 헌신하고자 시험을 준비하는 수험생 여러분이 틈틈이 비는 자투리 시간과 오고가는 대중교통 속에서도 간편히 들고 의지할 수 있기를 바라며 본서를 기획하였습니다.

크게 기본간호학, 성인간호학, 기타 간호학으로 나누어 간호과정 및 기록부터 약물계산과 용어까지 총 32개의 Chapter에 중요 이론 요점을 정리하여 담았습니다. 또한 시험을 앞두고 언제 어디서든, 휴대하기 쉽도록 한손에 들어오는 크기로 구성하여 장소와 시간에 구애받지 않도록 구성하였습니다.

시험장으로 향하는 발걸음이 보다 가벼워지기를 소망하며, 수험생 여러분의 아름다운 결실을 서원각이 함께 응원하겠습니다.

CONTENTS

PART 01
기본간호학

- 01 간호과정 및 기록 010
- 02 활력징후 013
- 03 감염관리 022
- 04 상처 간호 027
- 05 투약 및 수혈 033
- 06 영양 048
- 07 산소화 요구 052
- 08 배뇨·배변 056
- 09 안전·안위·임종 062
- 10 수술 주기 간호 069
- 11 기출문제 맛보기 076

PART 02
성인간호학

- 01 총론 082
- 02 심혈관계 095
- 03 신경계 105
- 04 호흡기계 126
- 05 소화기계 144
- 06 혈액계 154
- 07 내분비계 161
- 08 비뇨기계 170
- 09 근골격계 176
- 10 감각계 184
- 11 응급 188
- 12 종양 194
- 13 기출문제 맛보기 198

PART 03

기타 간호학

01 아동간호학 204
02 모성간호학 217
03 정신간호학 227
04 기출문제 맛보기 236

PART 04

부록

01 약물계산 240
02 활력징후와 임상병리검사 정상치 248
03 면접 다빈출 질문 252

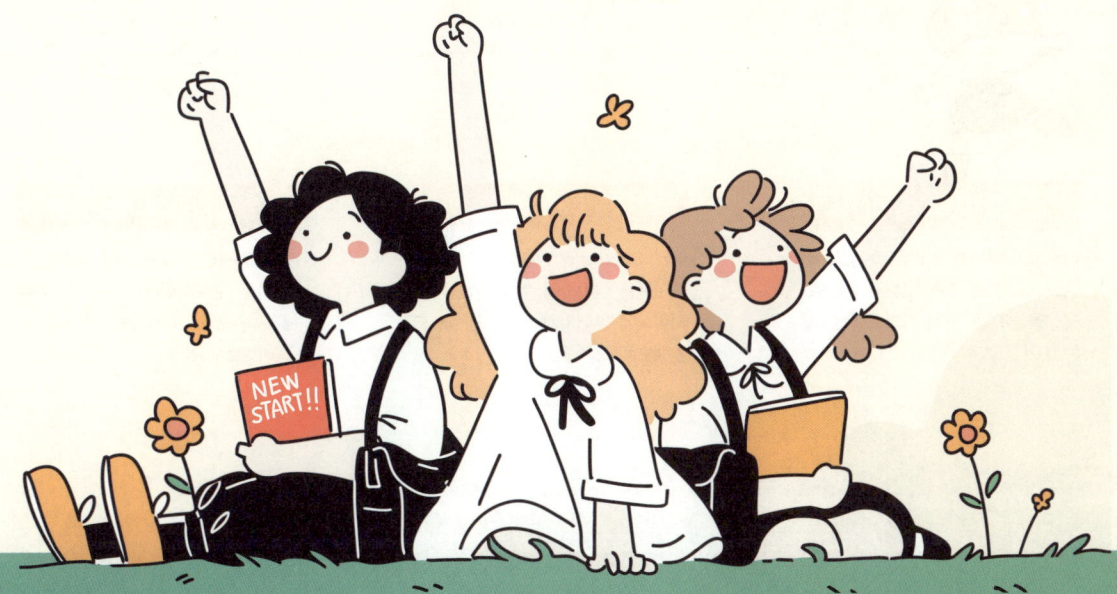

STRUCTURE

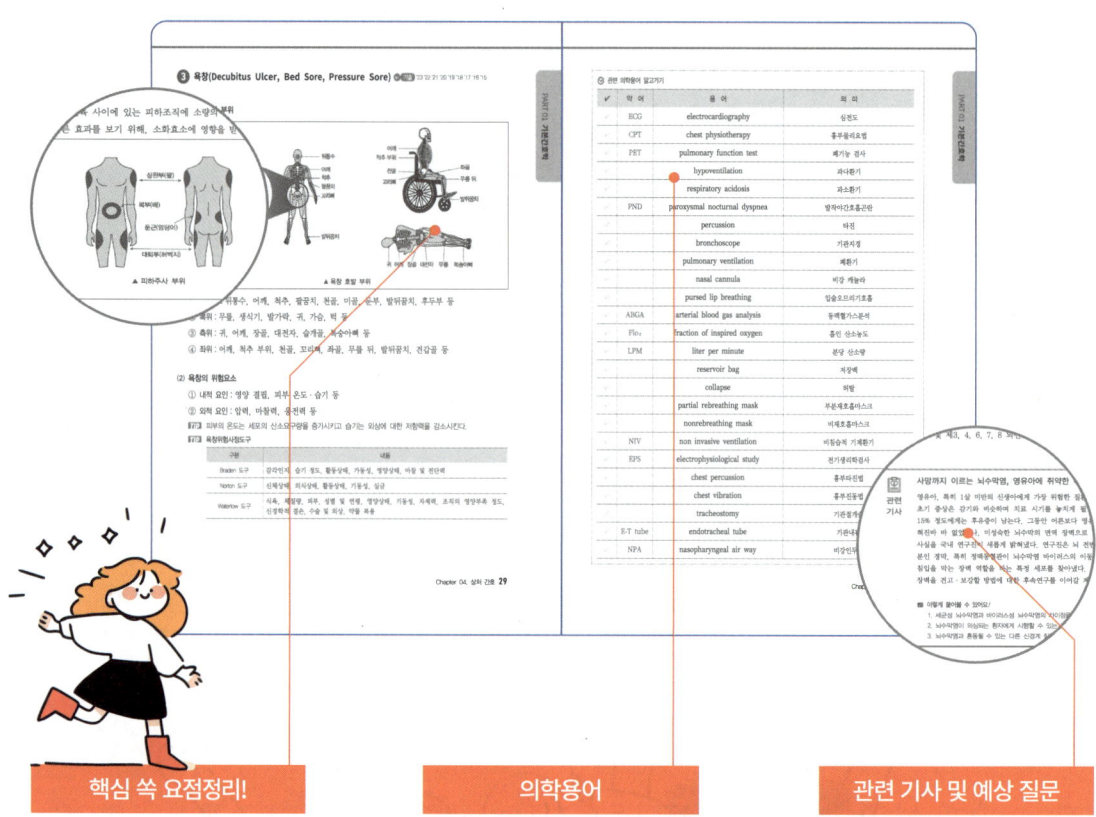

핵심 쏙 요점정리!
빠르고 정확하게 확인할 수 있도록 중요 요점만을 수록하였습니다. 효율성을 높이는 요점 정리로 확인해보세요!

의학용어!
해당 Chapter와 관련이 있는 의학용어들을 정리하여 수록하였습니다. 시험장에 들어가기 전 한 번 더 확인해보세요!

관련 기사 및 예상 질문
이론별 관련이 있는 최신 의료·간호 기사를 수록하였습니다. 최근 이슈를 확인하고 예상되는 면접 질문에 대비해보세요!

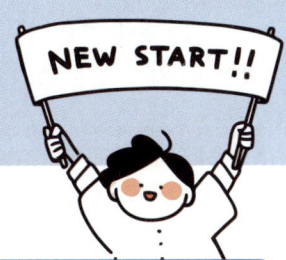

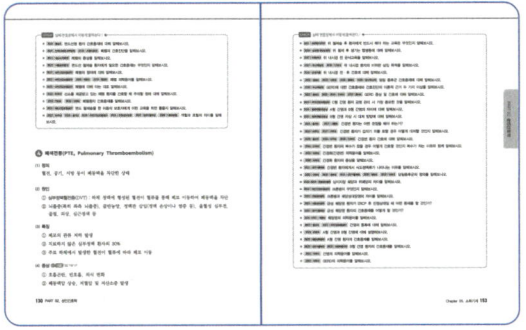

면접 기출 질문

각 이론마다 실제로 출제된 면접 질문들을 수록하였습니다. 출제 연도 및 병원을 표기하였으니 확인하며 면접을 준비해보세요!

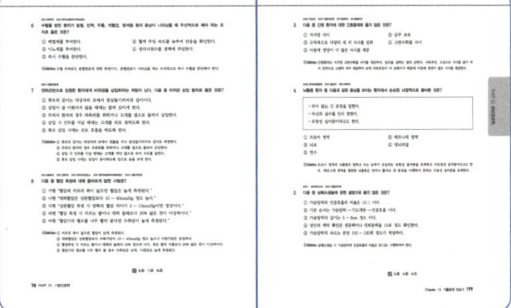

기출 맛보기

필기시험 기출문제가 어떻게 출제되었는지 확인할 수 있도록 기출 복원문제를 수록하였습니다.

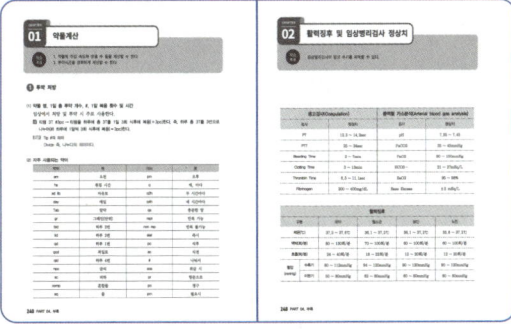

약물계산 & 활력징후 정상수치

까다롭고 헷갈리는 약물 계산 공식과 활력징후, 임상병리검사 정상 수치를 부록으로 수록하였습니다. 기본 중에 기본으로 암기하고 있어야 하는 내용을 정리하였습니다.

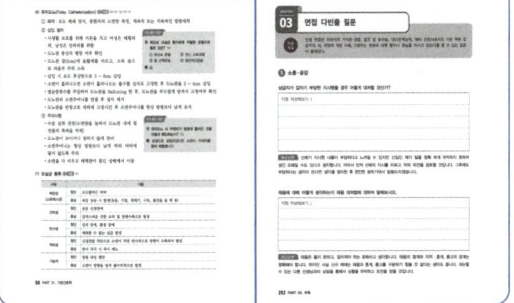

중요 필기·면접 질문 & 면접 다빈출 질문

이론별 중요하고 자주 출제되는 필기·면접 질문 및 답변을 수록하였습니다. 평정요소별로 면접 예상질문과 질문에 대한 답변 팁을 수록하였습니다. 면접 질문 별 정리한 팁으로 마무리 정리와 함께 직접 작성해보세요.

로니T의 암기 꿀팁 전수

🏷️ **척추 개수 편**

성인은 약 26개, 유아는 약 33개로 이루어진 척추!
경척추 7개, 흉추 12개, 요추 5개, 천추 1개, 미추 1개로 이루어져 있는데요.
경추는 가장 작고 가벼워요. C_1 은 고개를 앞뒤로 끄덕~할 수 있도록 하고 C_2 는 고개를 옆으로 절레절레~ 저을 수 있게 해줍니다.
흉추는 몸통이 좌우로 회전할 수 있게, 요추는 몸을 앞뒤로 숙였다 제꼈다 할 수 있게 합니다.

아기일 때는 천추 5개, 미추 4개가 있습니다.
하긴, 아기는 몸집이 작으니까 그렇긴 하겠죠?
아기들 몸에 있는 천추와 미추가 성장하면서 1개로 합쳐지고 보다 단단해져요.
이 합쳐진 뼈를 "천골"과 "미골"이라고도 합니다.
그러니까, 천추가 5개에서 1개로 합쳐지면서 천골이라고도 불리고
미추가 4개에서 1개로 합쳐지면서 미골이라고도 불리게 되는 것이죠!
척추의 개수는 알아두는 것이 좋아요.
어떻게 외워야 쉽게 외울까요?!
경추 7개, 흉추 12개, 요추 5개를

"아침 7시에 일어나서 12시에 점심을 먹고 5시에 집에 간다!"

어때요,
기억하기 쉽죠?

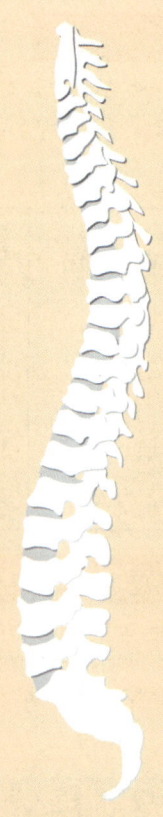

PART 01

기본간호학

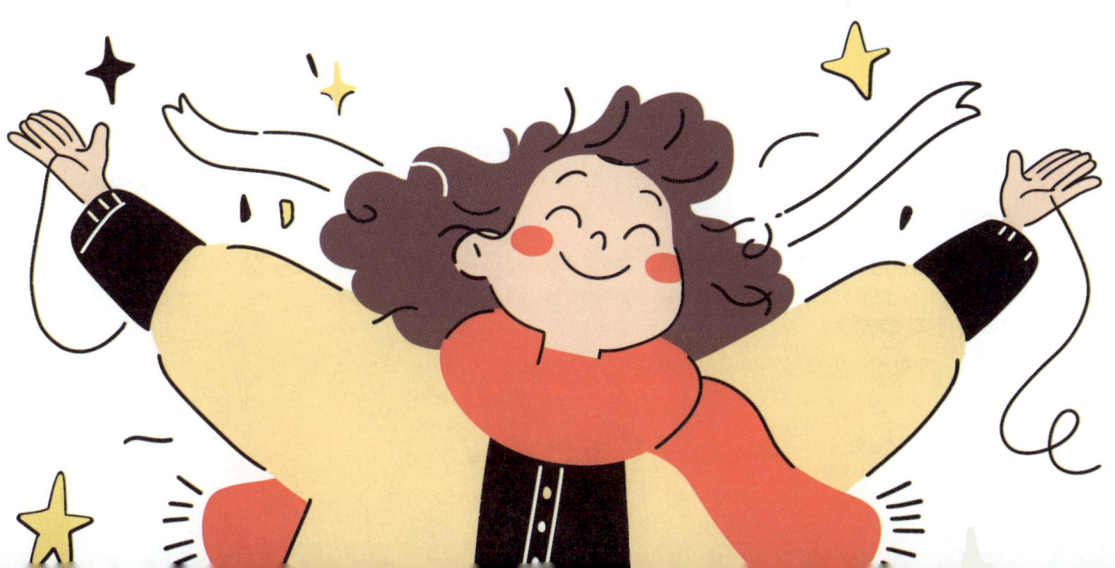

CHAPTER 01 간호과정 및 기록

출제빈도 ●●●●○ | 학습결과 ☺☺☺

학습목표
1. 간호과정의 단계를 설명할 수 있다.
2. 간호기록의 유형을 설명할 수 있다.

기출 키워드 | □ 간호과정의 단계 □ 간호기록의 목적 □ SOAP(IER) □ 대상자 초점 DAR기록

1 간호과정의 단계 ✓기출 '23 '18 '20 '16

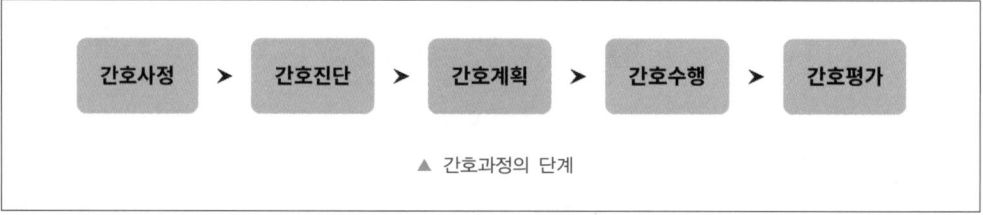

▲ 간호과정의 단계

(1) 간호사정 : 대상자의 자료를 수집, 확인, 분석하는 단계
(2) 간호진단 : 비판적 사고를 통해 대상자의 실재적 혹은 잠재적 건강문제를 임상적으로 평가하는 단계
(3) 간호계획 : 간호진단을 기반으로 목표의 우선순위, 기대되는 결과 및 간호계획을 설정하는 단계
(4) 간호중재 : 간호계획을 검토 및 수정하고 수행하는 단계
(5) 간호평가 : 환자의 반응 및 목표달성 진행 상태, 간호의 질과 수준을 측정하는 단계

2 간호기록

(1) **기록의 목적** ✓기출 '23 '22 '21 '20 '18 '17
  의사소통, 환자의 사정 및 간호계획, 감사, 연구·교육, 분석, 법적 기록 등

(2) **기록의 원칙** ✓기출 '22 '21
  사실성, 정확성, 완결성, 동시성, 조직성, 보완성

(3) 기록의 유형 ◉기출 '24 '23 '22 '21 '20 '19 '12

① 문제중심기록

구분	내용
Subjective Data(주관적 자료)	연령, 흡연, 여부, 질병력 등
Objective Data(객관적 자료)	진단 검사, 증상, 징후 등 객관적 자료로써 간호사가 관찰한 내용
Assessment(사정)	주관적·객관적 자료를 활용하여 분석 후 진단
Planning(계획)	진단한 문제를 해결하기 위하여 간호계획 수립
Intervention(중재)	간호계획을 수행한 후 상태 기록
Evaluation(평가)	대상자의 상태변화 및 반응 기록
Revision(재교정)	문제가 있는 부분을 다시 수정하고 수정 방안 기록

② PIE 기록

구분	내용
Problem(문제)	대상자에게 적용할 수 있는 문제 혹은 간호진단 기록
Intervention(수행)	중재 혹은 활동수행 기록
Evaluation(평가)	간호중재 결과에 대한 평가 기록

③ 대상자 초점 DAR 기록

구분	내용
Data(자료)	주관적 자료 및 객관적 자료 기록
Action(활동)	중재한 내용 기록
Response(반응)	환자의 반응 및 치료결과를 서술하여 기록

CHECK 실제 면접장에서 이렇게 물어본다!

* 2020 단국대 2018 한림대 강남성심병원 2016 아산대 2016 신촌·원주 세브란스병원 2016 삼성서울병원 간호과정 단계에 대하여 말해보시오.
* 2023 인천성모병원 2023·2021 국민건강보험공단 일산병원 2020 동아대 2018 동아대 2017 인하대 간호기록을 작성하는 목적을 말해보시오.
* 2021 의정부성모 간호기록 작성 원칙에 대해 말해보시오.
* 2024 경북대 2021 순천향천안 간호기록 중 포커스(초점) DAR 기록법에 대해 말해보시오.
* 2019 울산대 SOAP차팅은 무엇인지 말해보시오.
* 2016 원주세브 간호평가단계에 대해서 말해보시오.

관련 의학용어 알고가기

✔	약 어	용 어	의 미
✓	AMB	ambulatory	걸어서
✓	DNR	do not resuscitate	심폐소생술 거부
✓	Dsg	dressing	드레싱
✓	bx	biopsy	생검
✓	c/o	complains of	~호소
✓	h/o	history of	병력
✓	PE	physical examination	신체검진
✓	PRN	as needed	필요시
✓	WA	while awake	깨어있는 동안
✓	NPO	nothing by mouth	금식
✓	H/A	headache	두통
✓	N/V	nausea and vomiting	오심과 구토
✓	MAE	moves all extremities	모든 사지가 움직임
✓	AMA	against medical advice	의학적 권고에 거부
✓	preop	preoperative	수술 전
✓	postop	postoperative	수술 후
✓	PT	physical therapy	물리 요법
✓	ROM	range of motion	관절운동범위
✓	SOB	side of bed	침상 옆
✓	TX	treatment	치료
✓	ABR	absolute bed rest	절대(침상)안정
✓		stuper	혼미
✓		alert	명료

CHAPTER 02 활력징후

출제빈도 ●●●●○ | 학습결과 ☺☺☺

학습목표
1. 활력징후 측정이 필요한 경우를 설명할 수 있다.
2. 혈압 측정 시 오류가 발생하는 경우를 설명할 수 있다.

기출 키워드 | □ 활력징후 정상 범위 □ 혈압 측정 시 오류 □ 호흡·맥박 영향 요인 □ 체온 측정 주의사항

1 활력징후(Vital Sign)

(1) 활력징후 정상 범위 '24

구분		유아	청소년	성인	노인
체온(℃)		37.2 ~ 37.6℃	36.1 ~ 37.2℃	36.1 ~ 37.2℃	35.6 ~ 37.2℃
맥박(회/분)		80 ~ 130회/분	70 ~ 100회/분	60 ~ 100회/분	60 ~ 100회/분
호흡(회/분)		24 ~ 40회/분	18 ~ 22회/분	12 ~ 20회/분	12 ~ 20회/분
혈압 (mmHg)	수축기	80 ~ 112mmHg	94 ~ 120mmHg	90 ~ 120mmHg	90 ~ 120mmHg
	이완기	50 ~ 80mmHg	62 ~ 80mmHg	60 ~ 80mmHg	60 ~ 80mmHg

(2) 활력징후 측정이 필요한 경우 '24 '18

① 입원 시
② 의사의 지시로 정규적 절차인 경우
③ 의료기관이나 건강기관에 방문한 경우
④ 가정방문하여 대상자를 사정할 경우
⑤ 수술 전·후
⑥ 침습적인 시술 전·후
⑦ 심혈관계나 호흡기능에 영향을 주는 약물 투여 전·후
⑧ 전신적 상태가 갑자기 나빠진 경우
⑨ 환자가 이상 증상을 보이거나 신체적 고통을 호소할 경우

❷ 체온(Temperature)

(1) 체온 측정 부위에 따른 주의사항

구분	내용
구강	• 구강의 설하 부위에 측정 • 측정 금지 대상 : 신생아 · 경련 · 무의식 · 협조가 되지 않는 환자
직장	• 가장 신뢰성 있는 측정 부위 • 측정 금지 대상 : 천공주의 신생아, 직장수술 · 설사 환자 · 심장질환자
액와	• 측정이 쉽고, 신생아들의 체온 측정에 우선적으로 적용 • 피부가 밀착되어야 측정 결과가 정확함 • 측정 금지 대상 : 광범위한 화상 환자
고막	• 심부체온 측정에 가장 좋은 부위 • 대기 온도나 귀의 상태에 따라 정확도가 떨어짐 • 소아는 후하방, 성인은 후상방으로 측정
이마	• 영유아 · 소아에게 많이 측정하는 부위 • 침해적인 측정이 필요 없어 세균이나 오염의 전파 예방 가능

> **TIP** 체온 측정 기구
> 전자체온계, 고막체온계, 화학적 체온감지기, 일회용 체온감지 테이프 등

> **TIP** 소아 고막 체온 방법

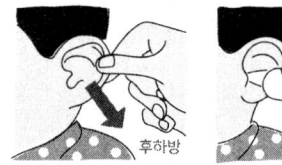
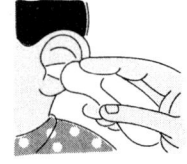
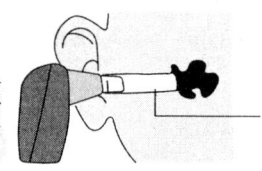

후하방 / 이도(耳道)

(2) 체온에 영향을 주는 요인

① 상승 : 단기 운동 직후, 스트레스, 호르몬 영향, 음식물 섭취 등

② 하강 : 연령, 탈수 등

> **TIP** 노인은 기초대사율이 감소하여 체온조절 능력이 저하된다.

자주 묻는 질문

Q 아이와 성인의 고막 체온을 다르게 측정하는 이유를 말해보시오. '22 '12

A 아이는 귓바퀴를 후하방으로 당겨 체온을 측정하고, 성인은 귓바퀴를 후상방으로 당겨 측정합니다. 이도를 일직선으로 만들어 체온 측정을 정확하게 하기 위해서입니다.

(3) 고체온 및 저체온 ✓기출 '24 '19 '14

구분	내용
고체온	• 열경련 : 격한 활동으로 인한 심한 발한이 염분 균형 장애를 가져와 골격근의 극심한 통증과 간헐적 경련 유발 • 열사병 : 지속적으로 체온이 40.5℃ 이상 유지될 때 시상하부가 과열되어 체온조절기능을 상실하고 발한이 없어지며 현기증, 복통, 망상, 전해질 상실, 쇼크 증상 유발 • 간호중재 : 수분섭취 권장, 구강간호, 오한이 없을 때 서늘한 환경 유지, 냉요법 시행(전신 : 미온수 목욕, 국소 : 얼음주머니), 탄수화물 단백질 섭취 권장
저체온	• 인위적 저체온 : 약물, 냉담요를 사용하여 중심체온을 30 ~ 32℃까지 서서히 낮추는 방법 • 비의도적 저체온 : 동상 등 사고로 인해 추위에 노출되어 정상 체온 이하로 떨어진 상태 • 간호중재 : 체열 생산을 위해 충분한 영양 공급, 의식적인 근육 활동, 담요 및 모자 착용, 온요법 시행(전신 : 전기담요, 국소 : 더운물주머니)

(4) 체온 유지 ✓기출 '23 '21 '16

구분	내용
열 생산	• 기초대사율 및 근육활동 증가 시 열 생산 증가, 골격근 떨림과 오한은 전율기전을 통해 체열을 높임 • 갑상샘 호르몬 : 포도당 및 지방의 분해가 늘어나면 기초대사율이 증가 • 교감신경계의 활성은 기초대사율을 증가시키고 간과 근육조직을 자극하여 글리코겐을 분해함
열 손실	• 피부에 의한 소실(약 80%) : 복사, 전도, 대류, 증발 • 피부 외에 소화기계, 호흡기계, 비뇨기계 등을 통해 수분이 증발되어 열 소실 발생

(5) 발열 단계 ✓기출 '19

구분	내용
오한기	• 증상 : 혈관 수축으로 차고 창백한 피부, 빠른 맥박, 가쁜 호흡, 수분 소실로 인한 갈증, 체온 상승 • 간호중재 : 담요, 수분섭취 권장 등
발열기	• 상승한 지정 온도점에 도달하여 체온이 유지되는 상태 • 열 방치 시 뇌 신경세포를 자극하여 안절부절못하거나 지남력 상실 • 증상 : 구강점막 건조, 갈증, 탈수, 혼돈, 섬망, 경련 및 권태감, 무기력, 근육통, 고체온 등 • 간호중재 : 수분섭취 권장, 미온수 스펀지 목욕 등
해열기 (회복기)	• 혈관 확장으로 피부가 상기되고 따뜻해짐 • 증상 : 심한 발한으로 인해 탈수와 수분 결핍 발생 • 간호중재 : 수분섭취 권장, 가벼운 옷, 활동 제한 등

(6) 열요법 및 냉요법 ✓기출 '24 '20

구분	열요법	냉요법
효과	• 산소요구량 증가 • 화농작용 촉진 • 근육이완, 근육경련 완화 • 관절 강직 감소, 통증 완화	• 혈관 수축 • 산소요구량 감소 • 염증과 근육경련 감소
적용	더운물 주머니, 전기패드, 온습포	얼음주머니, 냉습포, 미온수(27 ~ 34℃) 목욕
금지	• 심혈관계, 말초 혈관 장애, 국소적 악성 종양, 감각 장애 환자 • 출혈, 개방된 상처 • 심한 염증과 고환	• 개방된 상처 • 감각 장애 환자

❸ 맥박(Pulse)

(1) 맥박 측정 부위 및 기구

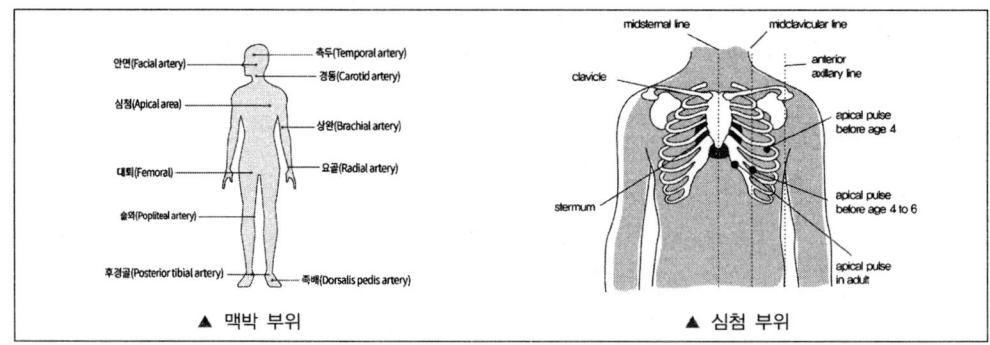

▲ 맥박 부위   ▲ 심첨 부위

① 부위 : 측두 동맥, 안면 동맥, 총경 동맥, 상완 동맥, 요골 동맥, 척골 동맥, 대퇴 동맥, 슬와 동맥, 후경골 동맥, 족배 동맥, 심첨 부위
② 기구 : 청진기, 도플러 초음파 청진기, 손가락(검지와 중지)

TIP 맥박 촉지 시 주의사항

맥박은 검사자의 맥박이 같이 촉지되는 것을 피하기 위해 검사자의 검지와 중지로 촉진한다.

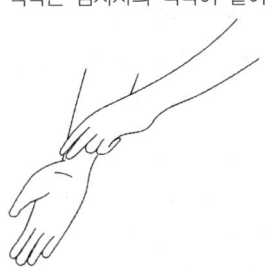

(2) 맥박에 영향을 주는 요인 ✅ 기출 '22 '21 '20

① 상승 : 심한 운동, 체온 상승, 약물 사용(Epinephrine), 출혈, 스트레스의 영향
② 하강 : 연령 증가, 운동선수, 약물 사용(Digitalis)의 영향

TIP 맥박의 강도

점수	구분	내용
0	absent pulse	• 맥박 없음 • 촉진이 안 되는 상태
1+	thready pulse	• 아주 약한 맥박 • 맥박이 매우 약하게 촉진되는 상태
2+	weak pulse	• 약한 맥박 • thready pulse보다는 강하나 여전히 쉽게 소실되는 상태
3+	normal pulse	• 정상맥 • 쉽게 촉진되나 압력이 가해지면 소실되는 상태
4+	bounding pulse	• 도약 맥박 • 강하게 촉진되며 웬만한 압력에도 소실되지 않는 상태

(3) 비정상 맥박 ✅ 기출 '24

① 서맥 : 60회/분 이하로 정상 범위보다 느린 경우
② 빈맥 : 100회/분 이상으로 정상 범위보다 빠른 경우
③ 부정맥 : 불규칙한 박동수를 가지는 경우

TIP 맥박결손

요골 맥박이 불규칙할 때 두 명의 간호사가 심첨 맥박과 요골 맥박을 동시에 측정할 수 있는데, 이때 심첨 맥박수와 요골 맥박수가 10회 이상 차이가 나는 것을 말한다. 심수축력이 좋지 않아 말초 동맥까지 맥박을 충분히 공급하지 못하는 것을 의미한다.

자주 묻는 질문

Q 맥박의 정상 범위를 말해보시오. '24 '23
A 유아의 경우 분당 80 ~ 130회가 정상 범위이며 청소년, 성인, 노인의 경우 분당 60 ~ 100회가 정상 범위입니다.

관련 기사

AI 기반 심정지 예측 의료기기 '딥카스', 국내 병원 약 100곳 이상 도입…

글로벌 의료 인공지능 기업의 AI 기반 심정지 예측 의료기기 '딥카스'는 일반병동 입원 환자의 전자의무기록(EMR) 등에서 수집한 혈압·맥박·호흡·체온 네 가지 활력징후를 기반으로 향후 24시간 내 심정지 발생 위험 예측 정보를 제공해 환자를 중환자실로 이동시키고 의료진의 사전 조치를 돕는 인공지능 솔루션이다. 작년 7월을 기준으로 빅5 병원을 비롯한 상급종합병원을 포함하여 약 100곳 이상이 '딥카스'를 도입했다. 도입 병원 관계자는 "AI를 기반으로 한 딥카스 프로그램 도입으로 심정지를 유발하는 중증 상태로 악화되지 않도록 전문 의료진이 조기 투입되어 환자의 생존율을 높이는 데 기여하고 환자들이 보다 안전한 진료 환경에서 치료받을 수 있을 것"이라고 전했다. 한편 '딥카스'를 비롯한 의료 AI가 실사용증거(RWE)로 국내 의료현장에 자리를 잡아감에 따라 정부도 의료 AI를 신성장 산업으로 규정하고 이를 육성하기 위한 본격적인 제도 지원에 나섰다.

📩 **이렇게 물어볼 수 있어요!**
 1. 의료 AI에 대한 생각을 말해보시오.
 2. 의료 AI 활용 사례에 대해 말해보시오.

CHECK 실제 면접장에서 이렇게 물어본다!

* `2022·2012` `은평성모병원` 성인과 아동의 고막 체온 측정 방법 차이를 말해보시오.
* `2022` `서울의료원` `2021` `은평성모병원` 혈압측정 시 오류가 발생하는 경우에 대해서 말해보시오.
* `2021` `은평성모병원` 사람이 어떤 때에 혈압이 높아지거나 낮아지는지 말해보시오.
* `2020` `동아대` 열요법의 효과를 말해보시오.
* `2020` `인제해운대백병원` 맥박은 어디서 측정하는지 말해보시오.
* `2019` `양산부산대` 혈압을 측정하면 안 되는 부위를 말해보시오.
* `2016` `인하대` 상완에 커프를 재면 안 되는 환자를 말해보시오.
* `2024` `강동경희대` 활력징후를 측정하는 목적을 말해보시오.
* `2024·2023` `인제일산백병원` 맥박 정상 범위를 말해보시오.
* `2024` `인제일산백병원` 수동으로 혈압을 재는 방법을 말해보시오.

❹ 호흡(Respiration)

(1) 호흡 양상 그래프

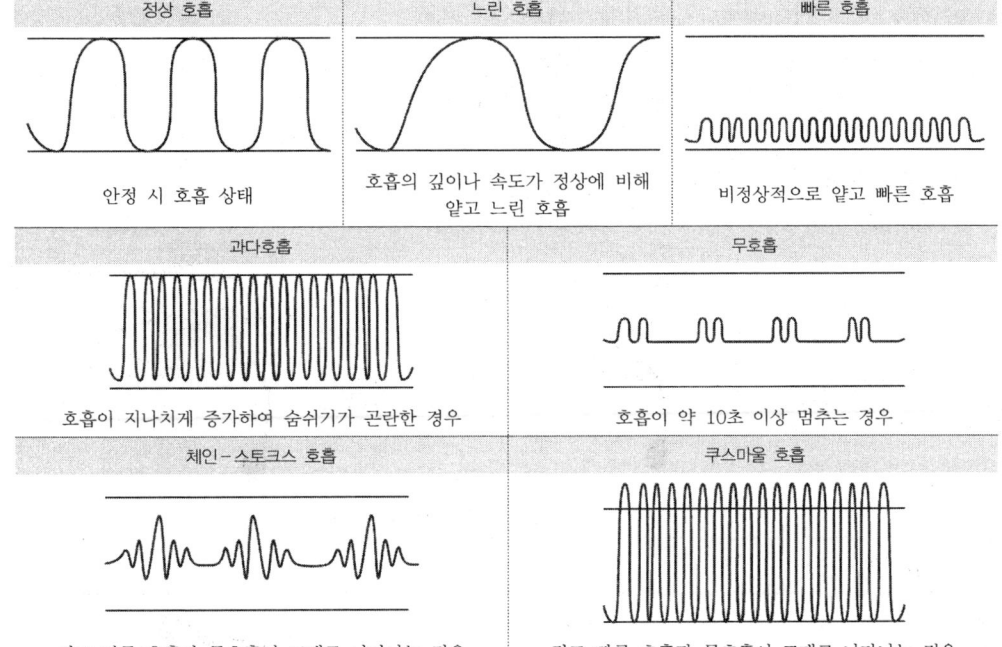

(2) 호흡에 영향을 주는 요인
    ① 상승 : 스트레스, 고열, 운동, 흡연, 고지대 등
    ② 하강 : 진정제 및 마약성 진통제 사용, 뇌손상(뇌간 장애) 등

❺ 혈압(Blood Pressure)

(1) 혈압의 기전 ✅기출 '19 '17 '16

① 맥압(Pulse Pressure) : 수축기와 이완기 압의 차이
② 수축기압 : 심실 수축 시 발생하는 혈관의 압
③ 이완기압 : 심실이 이완될 때 발생하는 혈관의 압

(2) 혈압 측정 부위

① 상지혈압

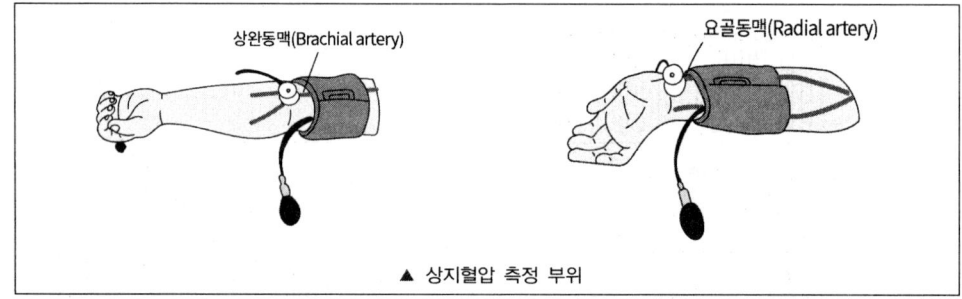

▲ 상지혈압 측정 부위

② 하지혈압

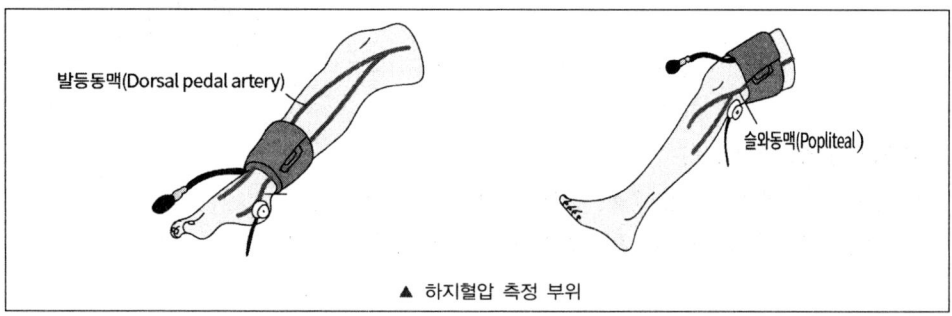

▲ 하지혈압 측정 부위

(3) 혈압에 영향을 주는 요인 ✅기출 '21

① 상승 : 완경기 여성, 교감신경 자극, 연령 증가, 급성 통증, 신체 운동, 흡연, 뇌압 상승 등
② 하강 : 약물 사용(이뇨제 및 항고혈압제 등), 이른 아침 등

(4) 혈압 측정 시 오류가 발생하는 경우 ✓기출 '23 '22 '21 '20 '19 '18

혈압	오류 발생 상황
증가	• 좁은 커프를 사용하거나 커프를 느슨히 감은 경우 • 공기를 너무 천천히 빼는 경우 • 운동이나 활동 직후나 팔이 심장보다 낮은 경우 • 팔을 제대로 지지하지 않은 경우
감소	• 넓은 커프를 사용하거나 공기를 빨리 푸는 경우 • 팔이 심장보다 높은 경우

TIP 혈압 측정 시 공기를 빨리 풀 경우 수축기 압은 낮고 이완기 압은 높게 읽혀 오류가 발생한다.

✓ 관련 의학용어 알고가기

✓	약 어	용 어	의 미
✓	TPR	temperature, pulse, respirations	체온, 맥박, 호흡
✓	BP	blood pressure	혈압
✓	SOB	short of breath	가쁜 숨
✓	CTA	clear to auscultation	청진 시 깨끗함
✓	WNL	within normal limit	정상 범위 내
✓	R	respiration	호흡
✓	stat	immediately	즉시
✓	pt	patient	환자
✓	RX	treatment	처방
✓		apical impulse	심첨맥박
✓		pulse deficit	맥박결손
✓		hyperventilation	과호흡
✓		hypertension	고혈압
✓		hypotension	저혈압
✓		irregularity	불규칙적
✓		dyspnea	호흡곤란
✓		tachypnea	빈호흡
✓		bradypnea	서호흡

CHAPTER 03 감염관리

출제빈도 ●●●●○ | 학습결과 ☺☺☹

학습목표
1. 감염병 전파 경로에 대해 설명할 수 있다.
2. 격리와 역격리의 차이에 대해 설명할 수 있다.
3. 격리예방지침에 대해 설명할 수 있다.

기출 키워드 | ☐ 감염 단계 ☐ 전파 경로 ☐ 손 위생 ☐ 무균법 ☐ 역격리 ☐ 격리 예방지침

❶ 감염 단계 및 전파 경로

(1) 감염 단계 ✓기출 '21 '18

구분	내용
1단계(잠복기)	• 신체에 침입한 시간과 감염 증상이 나타나는 시간 간격 • 병원체 성장 및 증식
2단계(전구기)	• 질병 초기 징후 • 미열, 피로, 권태감 등 비특이적 반응 발생
3단계(질병기)	감염 종류에 따라 질병 기간, 증상, 중등도 발생
4단계(회복기)	감염에서 정상으로 회복하는 기간

TIP 감염 회로
- 감염원 : 감염을 일으킬 수 있는 인자(박테리아, 바이러스, 곰팡이 등)
- 저장소(병원소) : 미생물 서식지
- 병원감염 : 입원 당시에는 증상 및 잠복기가 없던 감염이 입원 48시간 후 또는 퇴원한 후 발생한 경우

(2) 전파 경로 ✓기출 '24 '21 '18

구분	내용
접촉주의	• 직접경로 : 감염된 사람과 신체 접촉에 의한 전파 **예** 키스 및 성교 • 간접경로 : 오염된 물체 접촉에 의한 전파 **예** 감염자의 옷이나 의료기구 사용
비말주의	5㎛ 이상의 비말에 의해 90cm 이내 사람에게 전파 **예** 재채기, 기침, 대화
공기주의	5㎛ 이하의 작은 입자가 공기를 통해 전파 **예** 결핵 환자
혈액주의	감염된 사람의 주사바늘에 찔리거나 혈액이 눈에 튄 경우 전파 **예** B형 간염, C형 간염, HIV

❷ 손 위생(손 씻기) ✓기출 '23 '22 '21 '20 '19 '18 '17 '16

(1) 정의

병원 감염 예방의 가장 중요한 기본 단계로, 물과 비누를 사용하여 10 ~ 15초 이상 씻거나 손 소독제 이용

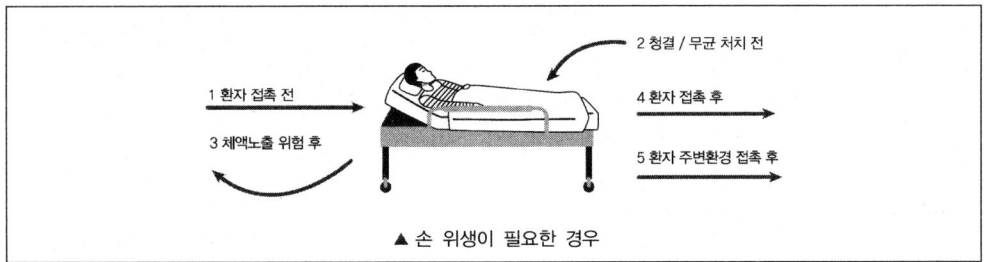

▲ 손 위생이 필요한 경우

(2) 내과적 손 씻기

① 손의 먼지나 일시균 제거 목적
② 손이 팔꿈치보다 아래에 위치
③ 깨끗하고 흐르는 미지근한 물에 손을 적신 후 비누 사용
④ 30초 이상 강하게 손 씻기

> **자주 묻는 질문**
> ❶ 손 위생이 필요한 경우는 언제인가? '21 '20
> ❶ 환자 접촉 전·후, 환자에게 치료적 행위 (청결·무균시술) 시행 전, 환자의 신체 부위에서 접촉하고 다른 신체 부위 접촉 전, 체액 및 분비물 접촉 후 또는 노출되었을 가능성이 있는 행위 후, 환자의 주변 환경 (의료장비 포함) 접촉 후, 장갑을 벗은 후, 투약과 음식 준비 전과 후입니다.

(3) 외과적 손 씻기

① 손에 있는 일시균 및 상주균 제거 목적
② 손이 팔꿈치보다 위에 위치
③ 깨끗하고 흐르는 미지근한 물에 손을 적신 후 손 소독제 또는 전용 세제 사용
④ 2 ~ 5분 동안 솔을 이용하여 피부 주름 및 손톱 밑까지 씻기

> **CHECK** 실제 면접장에서 이렇게 물어본다!
> * 2021 성남시의료원 외과적 손 씻기를 해야 할 때는 언제인지 설명해보시오.
> * 2021 대구가톨릭대 2020 성균관대삼성창원 손 위생 시점에 대해 말해보시오.
> * 2020 아주대 2019 인천성모 2018 백병원 2017 울산대 2016 경북대 손 소독과 손 씻기 차이점 및 소요시간, 부위 등 손 위생에 대해 말해보시오.
> * 2020 서울성모 VRE 환자가 38.5℃의 고열이 나는 상황에서 가장 먼저 해야 하는 중재는 무엇인가?
> * 2016·2013 신촌세브 비말감염 환자의 증상과 예방법을 말해보시오.
> * 2020 삼성창원 2020 성균관대 2019 동아대 2017 영남대 2014 아주대 공기매개감염의 대표 질환과 예방법을 말해보시오.
> * 2020 계명대동산 접촉감염의 대표적인 질환과 예방법을 말해보시오.

❸ 격리와 역격리 ✓ 기출 '23 '22 '20 '19 '18 '17 '16

(1) 격리

구분	내용
정의	환자가 전염성 질환을 가졌을 때 환자의 전염병으로부터 타인을 보호하는 것
대상	VRE, CER 등
간호중재	• 사용되는 물품과 기구는 격리 기간이 끝날 때까지 병실 안에서만 사용 • 일회용품 사용 권장, 비일회용품 사용 시 이중포장

(2) 역격리

구분	내용
정의	면역력이 약한 환자를 외부 균으로부터 보호하는 것
대상	ANC 500 이하, 신생아, 화상 등
간호중재	• 양압 유지 병실 및 1인실 사용 • 멸균식이(날음식 제외) • 멸균 혹은 소독된 물품을 사용 • 내과적 무균법 및 보호구 착용

(3) 코호트 격리

구분	내용
정의	일정 기간 동안 감염자가 발생한 의료기관을 통째로 봉쇄하는 조치
간호중재	• 동일한 병원체에 노출되거나 감염된 환자군끼리 격리 • 병상거리 2m 유지 • 커튼 등으로 물리적 차단

> **CHECK** 실제 면접장에서 이렇게 물어본다!
>
> ✳ 2021 인하대 음압격리가 무엇인지 말해보시오.
> ✳ 2023 의정부성모병원 2021 인천성모병원 역격리를 시행하는 경우는 언제인지 말해보시오.
> ✳ 2023 동아대 2021 인하대 2020 계명대동산 격리 분류 방법에 대해 말해보시오.
> ✳ 2023 강동경희대 2023 울산대 2023 한림성심병원 2023 인천성모병원 2022 가천대길병원 2020 명지병원 2020 인제대해운대백병원 2019 인하대 2017 인하대 2016 경북대 2012 아주대 격리와 역격리를 설명해보시오.
> ✳ 2023 국민건강보험공단 2021·2016 고신대 복음병원 2021 이화의료원 양압병실과 음압병실에 대해 설명해보시오.

❹ 무균법 및 소독·멸균

(1) **무균법** ✓ 기출 '23 '21 '16

구분	내용
내과적 무균법	• 미생물 수를 줄이고 전파를 막는 것 • '사람으로부터 사람에게'의 전파 위험을 감소시키기 위해 방어벽(개인보호구, 내과적 손 씻기, 마스크 및 가운 착용 등) 이용 • 의료기관의 규정 표준주의, 전파경로별 숙지·사용 중요
외과적 무균법	• 기구, 물체 및 특정한 부위의 모든 미생물을 사멸시키는 것 • 미생물이 없는 물건과 영역을 제공하고 보존하기 위한 방법 • 외과적 손 씻기, 멸균상태 유지 • 병원균과 아포 포함 미생물 사멸이 필요한 물품은 반드시 멸균 처리

(2) **소독·멸균**

① 소독: 아포를 제외한 미생물 감소 또는 약화

구분	내용
건열	• 160~170℃에서 소독 • 유리, 금속 등에 사용
자비	100℃ 이상 끓는 물에 소독
소각	• 불에 태워 소독 • 오염된 의류 및 전염병 사체 등에 사용
여과	고성능 필터로 소독
자외선	• 자외선으로 소독 • 음식, 약 등에 사용

② 멸균: 아포를 포함한 모든 미생물 사멸

구분	내용
고압증기멸균	• 높은 압력과 온도 • 가장 확실하고 경제적인 방법 • 고무제품, 내시경 사용 금지
EO gas 멸균	• 독성이 있으므로 환기 필요 • 열과 습기에 약한 고무제품, 내시경, 플라스틱 등에 사용

⑤ 격리예방지침 '22 '21 '20 '19 '17 '13

(1) 표준주의(1단계)
　① 가장 기본적인 지침
　② 호흡기 위생이나 기침 예절, 손 위생 준수
　③ 일회용량 바이알 사용 등의 안전한 주사법 준수
　④ 주사 시 일회용 바늘과 주사기 사용

> **자주 묻는 질문**
> Q 역격리를 시행하는 경우는 언제인가? '23 '22
> A 질병이나 상처, 면역억제제 사용으로 신체 방어력이 감소한 환자에게 필요합니다.

(2) 전파 경로별주의(2단계)

구분	내용
공기주의	• 5㎛ 이하의 작은 비말 공기를 매개로 전파되는 병원균 차단 　예 폐결핵, 수두, 홍역 등 • 음압병실 사용, 시간당 6 ~ 12회 환기 • 호흡기계 보호구(N95 마스크) 착용 • 꼭 필요한 경우를 제외하고는 환자 이송 제한, 이동 시 환자는 수술용 마스크 착용
비말주의	• 5㎛ 이상의 전파되는 병원균 차단 • 질병이 있거나 의심되는 환자에게 적용 　예 인플루엔자, 폐렴, 풍진, 유행성 이하선염 등 • 필요시에만 환자의 병실 밖 이동 허용, 이동 시 환자에게 수술용 마스크 착용 • 방문자는 감염자로부터 1m 거리 유지, 일회용 마스크 착용 • 1인실 혹은 코호트 격리
접촉주의	• 직접 또는 간접접촉에 의해 전파되는 병원균 차단 • 질병이 있거나 의심되는 환자에게 적용 　예 VRE, CRE, MRSA, 피부(옴), 장티푸스 등 • 1인실 혹은 코호트 격리, 장갑 및 가운 착용 • 물품과 기구는 격리 기간이 끝날 때까지 병실 안에서만 사용

> **CHECK** 실제 면접장에서 이렇게 물어본다!
> * 2023 강동경희대 │ 2023 국민건강보험공단 │ 2023 동아대 │ 2023 은평성모병원 │ 2021 한림대 │ 2020 영남대 　표준주의에 대해 설명해보시오.
> * 2023 은평성모병원 　공기주의에 대해 설명해보시오.
> * 2020 아주대 　접촉주의에 해당하는 의학용어를 말해보시오.
> * 2016 성균관대삼성창원 　내과적, 외과적 무균법 차이점에 대해 설명해보시오.
> * 2020 영남대 　소독과 멸균의 차이를 말해보시오.

CHAPTER 04 상처 간호

출제빈도 ●●●●● | 학습결과 ☺☺☺

학습목표
1. 상처 치유 단계에 대해 설명할 수 있다.
2. 상처 드레싱의 종류를 구분하여 설명할 수 있다.
3. 욕창의 위험요소 및 고위험군을 설명할 수 있다.
4. 욕창의 단계 및 간호에 대해 설명할 수 있다.

기출 키워드 | ☐ 상처 치유 단계 ☐ 상처드레싱 ☐ 욕창 호발 부위 ☐ 욕창 단계 ☐ 욕창 간호

1 상처 치유 과정

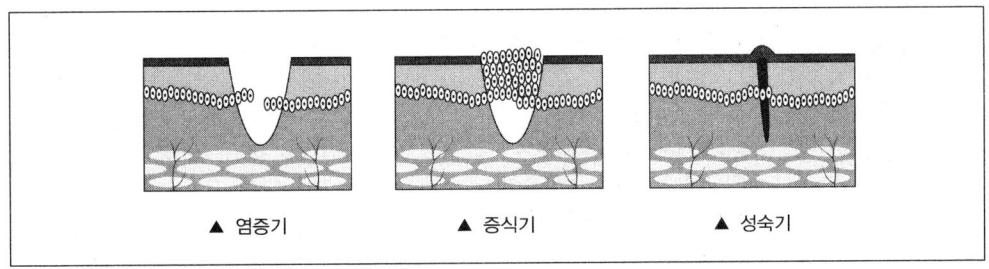

▲ 염증기   ▲ 증식기   ▲ 성숙기

(1) 상처 치유 단계

구분	내용
염증기	• 지혈 및 혈과, 세포의 염증 과정 • 부종, 발열 등 발생 • 손상 후 즉시 시작되어 3 ~ 4일간 지속
증식기	• 섬유아세포 작용으로 콜라겐 합성 → 상피세포층이 상처 위에 형성 • 약 4일부터 3주간 지속
성숙기	• 육아조직이 성숙하면서 강한 피부조직 재형성 • 흉터 생성

TIP 상처 분류
- 피부 파열 : 개방 상처, 폐쇄성 상처
- 상처 깊이 : 표재성 상처, 심부 상처, 복합상처
- 상처 모양 : 타박상, 찰과상, 절개상, 열상, 자상, 관통상
- 원인 : 의도적 상처, 비의도적 상처

(2) 상처 치유 영향 요인
  ① 내적 요인 : 저혈압, 부종, 빈혈, 스트레스, 연령, 약물, 흡연, 당뇨 등
  ② 외적 요인 : 상처 부위, 범위, 손상 정도, 감염 등

❷ 상처 드레싱 ✓기출 '24

구분	내용
거즈	• 상처에 거의 자극 없는 가장 흔한 침투성 드레싱 • 배액이 적고 감염으로 괴사한 상처 등에 사용
투명(필름)	• 반투과성 드레싱으로 산소가 통과할 수 있음 • 삼출액이 적은 상처에 1차 드레싱 • 1단계 욕창에 사용
하이드로콜로이드	• 흡수성 반폐쇄드레싱, 삼출물이 겔 형태로 변화 • 2~3단계 욕창 등에 사용
하이드로겔	• 비폐쇄성, 비접착성 드레싱 • 삼출물 흡수, 괴사조직 용해 • 2차 드레싱 필요 • 욕창, 티눈, 수술 상처 등에 사용
폴리우탄 폼	• 비폐쇄성 • 산소 통과하나 물은 통과하지 못해 상처 표면에 수분 제공 • 삼출물이 되는 상처 욕창, 티눈 등에 사용

관련기사

상처와 흉터, 치료제 역할 달라…

상처가 깊었거나 치유 과정에서 문제가 생긴 경우 피부 진피층의 콜라겐이 과다하게 증식해 흉터가 남는다. 상처 치료에는 '센텔라정량추출물(TECA)' 성분이 함유된 치료제를 사용하는데 치유 과정에서 정상 피부와 유사한 콜라겐을 합성하도록 도와 새살을 빠르게 재생시킨다. 한편 흉터 치료제는 흉터의 색을 연하게 하고 크기를 줄이는 작용을 한다. 흉터 치료엔 주로 '실리콘겔' 성분이 함유된 치료제를 사용하는데, 이는 흉터 부위에 보호막을 형성해 수분을 유지해준다. 콜라겐이 과다 생성되는 것을 방지해 흉터를 개선하는 효과도 있다.

☑ **이렇게 물어볼 수 있어요!**
  1. 상처 치유 단계별 특징을 설명해보시오.
  2. 상처별 드레싱 사용에 대해 말해보시오.
  3. 상처를 분류하는 기준에 대해 말해보시오.

❸ 욕창(Decubitus Ulcer, Bed Sore, Pressure Sore) 기출 '23 '22 '21 '20 '19 '18 '17 '16 '15

(1) **욕창 호발 부위**

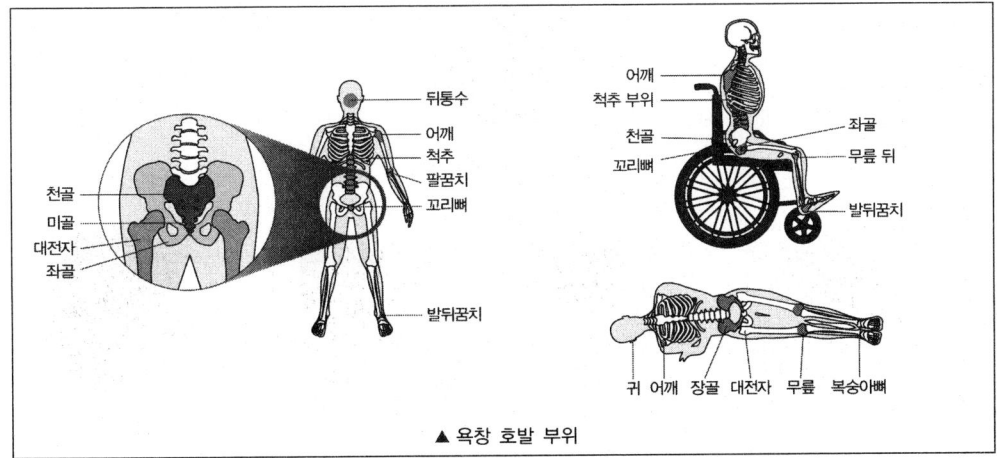

▲ 욕창 호발 부위

① 앙와위 : 뒤통수, 어깨, 척추, 팔꿈치, 천골, 미골, 둔부, 발뒤꿈치, 후두부 등
② 복위 : 무릎, 생식기, 발가락, 귀, 가슴, 턱 등
③ 측위 : 귀, 어깨, 장골, 대전자, 슬개골, 복숭아뼈 등
④ 좌위 : 어깨, 척추 부위, 천골, 꼬리뼈, 좌골, 무릎 뒤, 발뒤꿈치, 견갑골 등

(2) **욕창의 위험요소**

① 내적 요인 : 영양 결핍, 피부 온도·습기 등
② 외적 요인 : 압력, 마찰력, 응전력 등

> TIP 피부의 온도는 세포의 산소요구량을 증가시키고 습기는 외상에 대한 저항력을 감소시킨다.

> TIP 욕창위험사정도구
>
> | 구분 | 내용 |
> |---|---|
> | Braden 도구 | 감각인지, 습기 정도, 활동상태, 가동성, 영양상태, 마찰 및 전단력 |
> | Norton 도구 | 신체상태, 의식상태, 활동상태, 가동성, 실금 |
> | Waterlow 도구 | 식욕, 체질량, 피부, 성별 및 연령, 영양상태, 기동성, 자제력, 조직의 영양부족 정도, 신경학적 결손, 수술 및 외상, 약물 복용 |

(3) 욕창의 단계

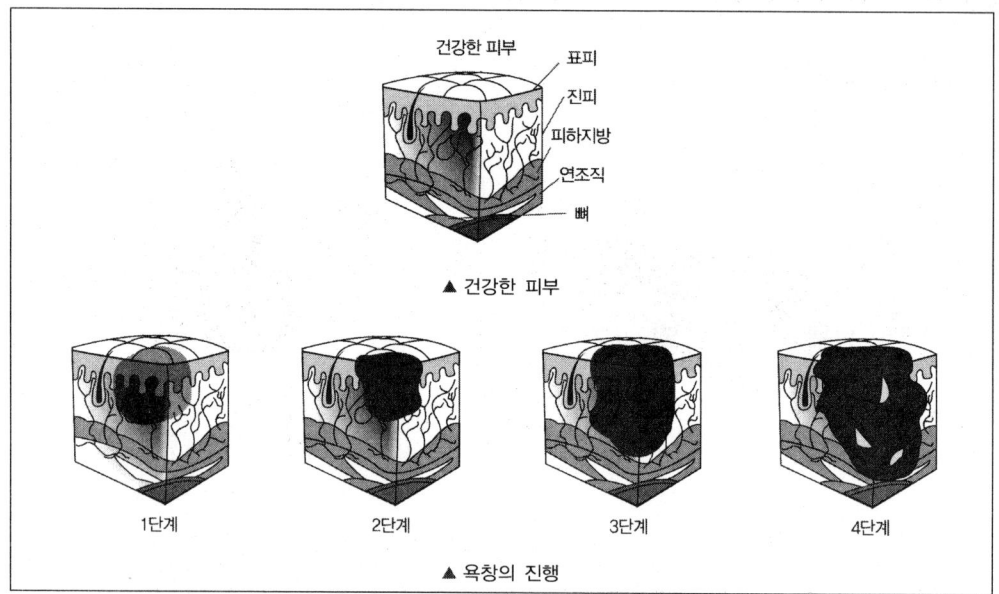

구분	내용
1단계	발적은 있으나 피부손상은 없는 상태
2단계	• 표피와 진피 상실 • 수포, 얕은 궤양과 같은 부분적인 피부손상
3단계	• 심부 피부조직 손실 • 건막에 가까운 깊은 진피 손상, 조직괴사
4단계	• 광범위한 손상, 조직괴사, 침식 • 근육, 뼈, 결체조직 손상 및 피부 상실
미분류 단계	• 손상 부위가 죽은 조직으로 뒤덮여 손상의 깊이 알 수 없음 • 죽은 조직을 제거하면 대개는 3~4단계 욕창

(4) 욕창 고위험군

① 운동제한이 있거나 의식수준이 저하된 대상자
② 감각이 저하된 대상자
③ 순환·영양·배설장애로 피부에 압박과 자극이 발생하기 쉬운 대상자

(5) 욕창 간호중재

① 2시간마다 체위 변경(이때 끌기보다는 들어올리기)
② 뼈 돌출 부위 체중 경감을 위해 베개 사용

TIP 도넛베개는 국소 압력을 증가시키므로 사용을 금지하며, 뼈 돌출 부위의 마사지도 금지한다.

③ 실금 및 상처의 습기로부터 피부 보호
④ 에어매트리스 적용 및 고단백, 고비타민을 공급한다.
⑤ 욕창 발생 시 삼출물을 흡수하는 드레싱 제제 사용

(6) 욕창 예방법

① 매일 뼈융기 부분을 주의하여 사정(이때 마사지는 하지 않음)
② 피부를 건조하고 청결하게 유지
③ 상체를 30°이상 올리지 않음
④ 2시간마다 체위 변경
⑤ 이동 시 마찰과 엇밀림 주의
⑥ 단백질, 고칼로리 섭취, 적절한 운동으로 순환 촉진
⑦ 손상 피부 및 돌출 부위를 제외한 부위 마사지

관련기사

'노노케어'를 넘어 '로로케어' 점차 현실화…

'저출생·고령화'로 노인 인구가 가파르게 상승하고 있는 가운데, 국내외로 다양한 돌봄 로봇이 개발·보급되고 있다. 인력을 100% 대체할 수는 없지만 생활환경 개선, 간병인의 체력·정서적 부담을 줄이는 데 많은 도움이 될 것으로 기대하고 있다. 실제 우리나라 '효돌' 등의 돌봄 로봇의 경우 많은 지자체에서 적극 활용하면서 고독사 예방 등의 효과를 내고 있다. 대표적으로 보급되고 있는 로봇은 배설 로봇과 이승보조 로봇으로 특히 배설 로봇은 노인 및 장애인 등의 대상자가 기저귀 형태의 로봇을 착용하면 내장된 센서가 대소변을 감지하여 처리하고 비데로 청결하게 세정한 뒤 온풍 건조까지 하는 등 전 과정을 자동 실행한다. 우리나라는 2019년부터 본격적으로 돌봄로봇 개발을 추진하여 기술 개발 수준이 다소 낮은 편이나, 복지부는 2027년까지 이동·목욕·배설·욕창예방·식사·커뮤니케이션·모니터링·착용·이승(移乘)을 수행하는 로봇을 중점적으로 개발하겠다고 밝혔다. 고령시대가 가속됨에 따라 간병인 부족 문제 해법으로 부상하고 있다.

☑ **이렇게 물어볼 수 있어요!**
1. 욕창 고위험군에 대해 말해보시오.
2. AI기반 욕창 단계 예측 솔루션에 대해 말해보시오.

> **CHECK** 실제 면접장에서 이렇게 물어본다!
>
> * 2022 서울의료원 욕창이 발생하는 원인에 대해서 말해보시오.
> * 2022 인하대 욕창 사정 도구와 점수 판정에 대해 말해보시오.
> * 2021 인하대 욕창 점수가 몇 점 이상 시 고위험군에 속하는지 말해보시오.
> * 2021 인하대 욕창 예방법에 대해 말해보시오.
> * 2023 안산병원 2023 한림대성심병원 2023 대구가톨릭대 2021 강릉아산 2021 강동경희대 욕창 단계에 대해 설명해보시오.
> * 2023 안산병원 2023 부천성모병원 2020 계명대동산 욕창 간호에 대해 말해보시오.
> * 2022·2020 순천향서울 욕창의 사전적 정의를 말해보시오.
> * 2023 동아대 2020 성균관대삼성창원 앙와위일 경우 욕창의 호발 부위를 말해보시오.
> * 2020 인제대해운대백병원 어떤 환자에게 욕창 발생률이 높은지 말해보시오.
> * 2020 인제대해운대백병원 2016 삼성서울 2016 경북대 2016 중앙보훈 욕창의 단계와 단계별 치료 간호에 대하여 말해보시오.
> * 2019 동아대 욕창 발생 부위 체위당 세 군데 이상 말해보시오.
> * 2023 순천향대 욕창 2·3단계에 대해 말해보시오.
> * 2023 안산병원 미분류 욕창에 대해 말해보시오.

관련 의학용어 알고가기

✔	약어	용어	의미
✓	EB	elastic bandage	탄력붕대
✓		oozing	삼출물
✓		drainage	배액
✓		rubor	발적
✓		oncotic	종창
✓		itchy sense	소양감
✓		causalgia	작열통
✓	W'd	wound	상처
✓		necrosis	괴사
✓	D-car	dressing cart	드레싱 카트
✓		abrasion	찰과상
✓		contusion	타박상
✓		friction	마찰
✓	S/O	stich out	봉합실밥제거

CHAPTER 05 투약 및 수혈

출제빈도 ●●●●● | 학습결과 ☺☺☺

학습목표
1. 투약의 원칙을 설명할 수 있다.
2. 주사별 주사 부위 및 주의사항을 설명할 수 있다.

기출 키워드 | ☐ 5Right ☐ 투약 오류 ☐ 인슐린 주사 ☐ 근육주사 ☐ 수혈부작용

❶ 투약의 기본

(1) 투약의 원칙(5Right) ✓기출 '24 '23 '22 '21 '19 '18 '17 '16 '15 '13

정확한 대상자명(Right Client), 정확한 약명(Right Drug), 정확한 용량(Right Dose), 정확한 경로(Right Route), 정확한 시간(Right Time)

> **TIP** 6R, 7R
> • 6R : 5R + 정확한 교육(Right Teaching)
> • 7R : 6R + 정확한 기록(Right Document)

(2) 투약의 종류

경구투약, 피내주사, 피하주사, 근육주사, 정맥주사, 수혈

> **TIP** 약물 흡수 속도
> 정맥주사 → 근육주사 → 피하주사 → 피내주사 → 경구투약

(3) 안전한 약물 준비

① 밝은 조명 아래에서 준비
② 약을 확인할 때 반드시 세 번 확인(약장에서 약 꺼낼 때, 약물을 준비할 때, 약장에 약을 다시 넣을 때)
③ 유효기간 반드시 확인

> **TIP** 약물 오남용
> • 약물 오용(Drug Misuse) : 부적절한 약물 사용으로 급·만성의 독성을 초래한 경우
> • 약물 남용(Drug Overdose) : 처방되지 않은 부적절한 약물 사용이 지속되는 경우
> • 약물 의존성(Drug Dependence) : 약물을 복용하고자 하는 강한 의존심
> • 약물 습관성(Drug Habituation) : 가벼운 형태의 정서적 의존

❷ 경구 투약

(1) 경구 투약 방법
① 투약 전 약포지와 투약 카드, 투약 원칙 확인
② 개방형 질문 후 입원 팔찌와 대조하여 환자 확인
③ 약물 투여의 목적 및 절차, 주의사항 설명
④ 파울러 자세(Fowler's Position)가 금지인 경우 측위
⑤ 연하곤란 여부 확인
⑥ 알약은 한 번에 한 알씩 복용
⑦ 알약 복용 후 물약 복용
⑧ 구강, 볼 점막, 설하에 투여

TIP 비경구 투약 시기
- 구강 섭취 불가 시
- 신속한 약물 반응 필요시(응급상황)
- 경구 약물 형태로 조제 불가 시

(2) 장·단점

구분	내용
장점	• 가장 단순하고 경제적 • 부작용이 적고 국소적(혹은 전신적) 효과
단점	• 치아 및 점막 자극 • 오심 또는 구토, 흡인 위험 • 금식 환자에게는 적용 금지

TIP 비경구 투약 장·단점
- 장점 : 빠른 흡수, 의식이 불분명한 대상자 투여 가능
- 단점 : 감염, 공기색전, 조직손상 발생 가능성

CHECK 실제 면접장에서 이렇게 물어본다!

※ 2024 창원파티마 2023 강동경희대 2021 인하대 2021 충북대 2021 강동경희대 2021 영남대 5R에 대해 설명해보시오.
※ 2024 인천시의료원 투약오류를 줄이기 위해서 어떻게 해야 하는가?
※ 2014 이화의료원 경구 투약 간호중재에 대해 말해보시오.
※ 2014 대구가톨릭대 투약 시 지켜야할 사항을 말해보시오.

(3) 간호중재 ✓ 기출 '24 '23 '16 '14

① Digitalis제제 투여 전 맥박수 사정(맥박수가 60회/분 미만인 경우 투약 중단, 의사에게 보고)
② 혈압강하제를 투여하기 전 혈압 측정
③ 마약은 호흡중추를 억제하므로 투여하기 전에 호흡수 사정
④ 염산제제는 치아 에나멜 층을 손상시키거나 구강 점막을 자극하므로 희석하여 투약
⑤ 철분제제는 치아를 착색시키므로 빨대 사용
⑥ 비타민C는 철분의 흡수를 도우므로 함께 복용
⑦ 철분제제 복용 시에는 대변이 까맣게 나올 수 있음을 교육
⑧ 투약 전 얼음 조각을 제공하여 미각 둔화시킴
⑨ 주스와 함께 복용시킴

TIP 흡인 예방을 위한 간호중재
- 가능하면 경구 복용은 스스로 수행하도록 한다.
- 과일 넥타와 같은 농도가 진한 음료와 함께 섭취하며, 한 번에 한 알씩 복용시킨다.
- 빨대는 흡인의 위험으로 권장하지 않으며 가능한 식사시간에 맞춰 진행한다.

> **자주 묻는 질문**
> **Q** 투약 오류에 대해 말해보시오. '24 '14
> **A** 5Right 미준수를 비롯하여 유효기간이 지나거나 불순물이 포함된 의약품, 잘못된 의사처방, 투여 전 적절한 환자 상태 파악 등을 확인하지 않고 투약을 시행하였을 경우 나타나는 오류입니다.

관련기사

암치료 전문 의료기관 의료질 경진대회서 '투약 오류 예방 성과' 최우수상 수상

암치료 전문 의료기관의 의료질을 높이기 위한 경진 대회에서 다양한 성과들이 제출되었다. 그중 '의약품집 정비를 통한 투약 오류 예방' 활동이 최우수상을 수상했다. 의료질 향상 경진대회는 임직원이 수행한 환자 돌봄 및 의료질 향상 활동 성과를 공유하고 직원들을 격려하기 위해 15년째 매년 개최되고 있다. 이번 대회에서 최우수상을 수상한 '의약품집 정비를 통한 처방 시스템 개선과 투약오류 예방'을 주제로 한 약제팀은, 환자 안전 사고 1위인 투약 오류를 예방하는 것을 목표로 의약품 분류 체계를 재정비했다. 구체적으로 라벨성 약품명에 제형과 용량을 표기하고 영문 수가명에서 한글 수가명으로 표기를 바꾸는 등 가독성을 개선해 의약품 관리 정확성을 높였다.

☑ **이렇게 물어볼 수 있어요!**
1. 투약 오류 예방을 위해 구체적으로 할 수 있는 일은 무엇인지 말해보시오.
2. 투약 오류를 걱정하는 대상자에게 할 수 있는 간호중재를 말해보시오.
3. 투약 오류의 가장 큰 원인이 무엇이라고 생각하는지 말해보시오.

❸ 피하주사(SQ Subcutaneous injection)

(1) 정의 및 목적

　① 정의 : 피부 아래 진피와 근육 사이에 있는 피하조직에 소량의 약을 직접 주사하는 것
　② 목적 : 경구투여보다 빠른 효과를 보기 위해, 소화효소에 영향을 받지 않게 하기 위해

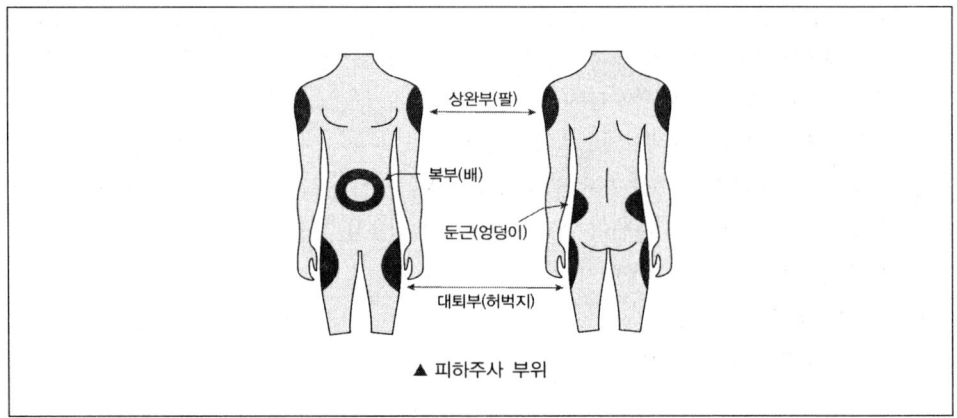

▲ 피하주사 부위

(2) 특징

　① 인슐린이나 헤파린 등 투여
　② 일반적으로 30분 이내 작용
　③ 약물에 대한 반응을 가장 쉽게 확인
　④ 합병증
　　• 피하지방 위축, 조직손상, 감염 가능성, 농양, 압통 등
　　• 저혈당(인슐린), 출혈(헤파린)

> **자주 묻는 질문**
>
> ◎ SQ, IM, IV, ID 시 몇 G를 사용하는지 말해보시오. '22 '21 '20
> ◐ 보통 SQ 시 25~27G, IM 시 22~25G, IV 시 18~22G, ID 시 27~30G를 사용합니다.

(3) 장·단점

　① 장점
　　• 신체 여러 부위에 주사 가능
　　• 무의식, 연하곤란 환자 등에 영향을 받지 않음
　② 단점
　　• 주사침으로 인한 피부손상 가능성과 감염의 위험성
　　• 근육주사보다 느린 흡수

(3) **피하주사 방법** ✅기출 '23 '14
① 피부를 집게손가락으로 들어 올려 잡고 피부 폭의 1/2 정도 되는 깊이까지 바늘 길이를 고려하여 45° 또는 90°로 주사
② 바늘 삽입 후 약물 주입

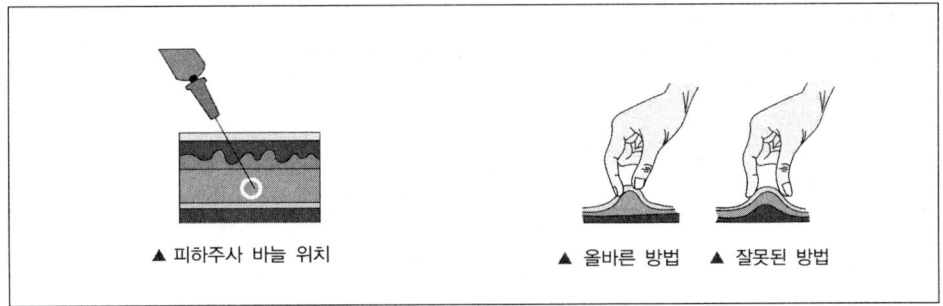

▲ 피하주사 바늘 위치   ▲ 올바른 방법   ▲ 잘못된 방법

④ 근육주사(IM, Intra Muscular)

(1) **주사 방법** ✅기출 '23
① 피부소독 후 90°로 바늘을 찌른 후 Regurge하여 혈액이 나오는지 확인
   TIP Regurge(리거지)
   주삿바늘 삽입 후 주사기 내관을 살짝 뒤로 당겨 혈액이 역류하는지 확인한다. 주삿바늘이 혈관에 닿았을 경우 혈액이 주사기 내관으로 역류한다. 이때 혈액 역류가 보이면 주사를 중단하고 주사 부위를 변경한다. 리거지 시 혈관에 닿았을 경우 혈관손상, 혈종 형성, 신경 손상까지 초래할 수 있다.
② 약물을 서서히 주입한 후 빠르게 바늘 제거, 알코올 솜으로 주사 부위 마사지

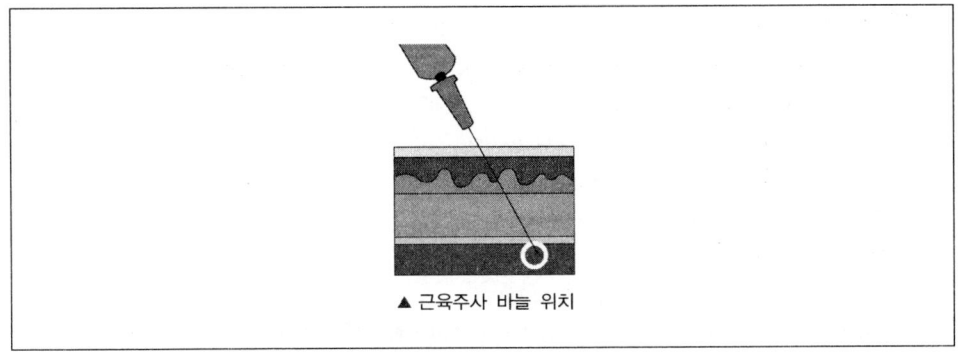

▲ 근육주사 바늘 위치

(2) 장·단점
  ① 장점
    • 경구투여가 어려운 경우 투약 가능
    • 경구 및 피하주사보다 빠른 흡수
  ② 단점 ◎ 기출 '23
    • 신경 및 혈관 손상, 공기 감염, 색전, 조직손상 위험
    • 조직경직 통증 유발

(3) Z- track기법
  ① 목적 : 피하조직에 심한 자극을 주거나 착색시키는 약물 주입 시(페니실린계, 철분제 등) 근육 내로 약물이 주입되는 길을 차단하여 조직의 자극 최소화
  ② 주사 방법
    • 주사침을 삽입하기 전, 주사 놓을 피부와 피하조직을 한쪽으로 2.5~3cm 정도 잡아당김
    • 내관을 빼보고 약물을 주입하는 동안에도 계속 피부를 잡아당김
      TIP 약물 주입 후, 약 10초 동안 계속 피부를 잡아당기면 근육 조직이 이완되어 약물이 흡수된다.
    • 주사침을 재빨리 빼면서 잡아당겼던 피부를 놓음
    • 주사 부위 마사지 금지

(4) 근육주사 금지 ◎ 기출 '22
  ① 근위축 대상자 및 약물이 조직괴사를 일으킬 수 있는 경우
  ② 신경 및 골조직의 손상 부위, 화농, 괴사 부위
  ③ 동통을 느끼거나 경결 부위가 있는 경우

CHECK 실제 면접장에서 이렇게 물어본다!

* 2023 | 대구가톨릭대 2023 | 용인세브란스 피하주사 시 돌아가면서 주사하는 이유에 대해 말해보시오.
* 2023 | 인천성모병원 피하주사 부위에 대해 말해보시오.
* 2023 | 순천향부천 피하주사 시 주의사항에 대해 말해보시오.
* 2023 | 경희대 근육주사에 대해 설명해보시오.
* 2023 | 강남차병원 근육주사 부작용에 대해 설명해보시오.
* 2022 | 용인세브란스 근육주사 시 부위별 주의사항을 말해보시오.
* 2022 | 울산대 근육주사 시 몇 G를 사용하는지 말해보시오.
* 2024 | 창원파티마 투약오류에 대해 말해보시오. 그리고 투약오류가 발생했을 경우 어떻게 할 것인지 말해보시오.

(5) 부위

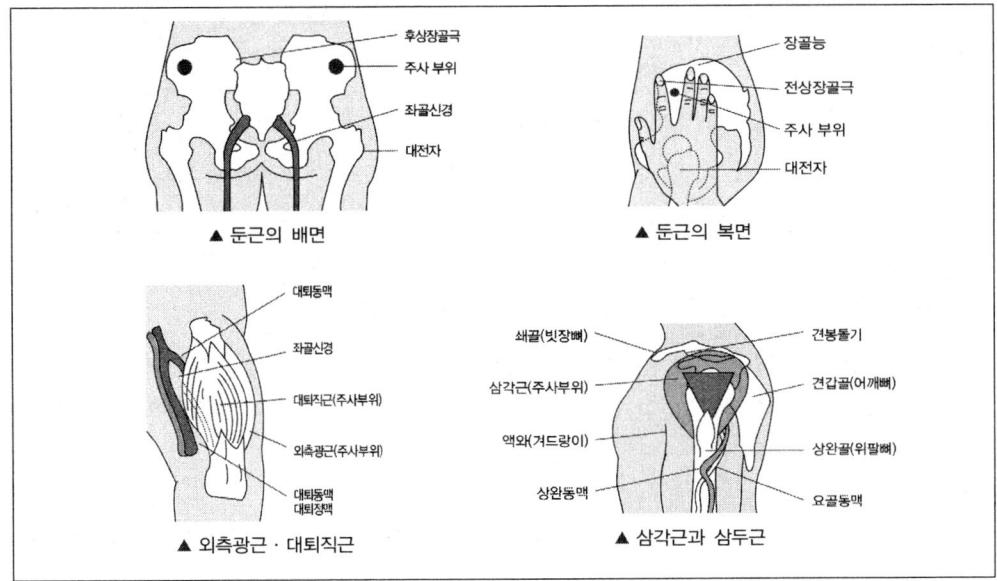

▲ 둔근의 배면
▲ 둔근의 복면
▲ 외측광근 · 대퇴직근
▲ 삼각근과 삼두근

구분	내용
둔근의 배면	• 한쪽 둔근을 4등분하여 상외측 부위 바깥쪽에 주사 • 후상 장골극을 촉지한 후 그 지점으로부터 대전자까지 그은 가상의 선 상외측 부위에 주사 • 근육층이 크고 두꺼워 주사 후 불편감이 적음 • 좌골 신경과 주요 혈관 및 골조직 손상에 주의 • 보행 시 발달하는 근육으로, 3세 이하 어린이에겐 금지
둔근의 복면	• 손바닥을 대전자 위에 올려놓은 상태에서 집게손가락을 전상 장골능 쪽으로 놓고 가운데 손가락을 넓게 벌린 후 검지와 중지로 형성된 V자 부위에 주사 • 주요 신경이나 혈관이 없고 둔근의 배면보다 지방조직이 적음
외측광근	• 대퇴 전측방을 3등분하여 가운데 부분에 주사 • 주요 신경이나 혈관을 피할 수 있어 소아와 성인에게 적합
대퇴직근	• 대퇴의 전방에 주사 • 환자 스스로 주사 가능
삼각근 · 삼두근	• 상박의 외측면에 주사 • 주사용량 1 ~ 2cc까지 가능 • 근육주사 부위 중 흡수속도가 가장 빠름 • 근육층이 얇고 요골신경과 요골 동맥이 매우 근접하므로 주의해야 함

5 정맥주사(IV, Intra Venous Injection)

(1) 장·단점 ✓기출 '20 '19

① 장점
- 신속한 효과 기대
- 지속적인 약물 주입 가능
- 신체에 수분과 전해질, 영양 제공

② 단점 : 감염 위험성이 높고 빠르고 심각한 반응 발생 가능성

> **자주 묻는 질문**
>
> ❓ 정맥주사 대상자를 말해보시오. '23 '22
>
> 💡 영양 공급이 필요한 대상자, 약물 대사나 흡수에 영향을 미치는 질환이 있는 대상자, 위장장애나 피하 또는 근육에 자극이 심한 약물 주입 시, 많은 용량의 약물 투여시, 빠른 약물 효과가 필요한 응급대상자, 경구투여가 불가능한 대상자, 진단·시술이 목적인 대상자, 중환자실 대상자 등에게 적용합니다.

(2) 주사 부위 및 방법 ✓기출 '23 '21 '20 '19

① 주사 부위 : 손가락 정맥, 중수 정맥, 요측피정맥, 척측 피정맥, 정중 상완 정맥, 주정중피정맥

② 주사 방법
- 내과적 손 씻기
- 주사 부위보다 15~20cm 위에 지혈대를 묶고 주사할 부위의 피부를 알코올로 안에서 바깥으로 둥글게 소독 후 건조
- 다른 한손으로 정맥을 고정시킨 후 $25°~45°$로 캐뉼라를 잡고 삽입
- 캐뉼라가 혈관에 진입하면 지혈대를 제거하고 Stylet 제거
- 준비된 수액이나 주사 연결

(3) 합병증 ✓기출 '23 '22 '19

① 국소적 합병증

구분	내용
침윤	• 약물이 정맥주사 부위 주변 피하조직으로 스며든 상태 • 정맥주사를 즉시 제거하고 주사 부위 변경
정맥염	• 정맥 염증 • 정맥주사를 즉시 제거하고 얼음팩 적용

② 전신적 합병증

구분	내용
색전	• 공기가 혈관으로 들어간 상태 • 공기를 완전히 제거한 후 정맥주사 제거
감염	• 정맥주사를 즉시 제거하고 주사 부위 변경 • 검사결과에 따라 항생제 투여

(4) **중심정맥관(CVC, Central Venous Catheter)** ✅기출 '23 '22 '21

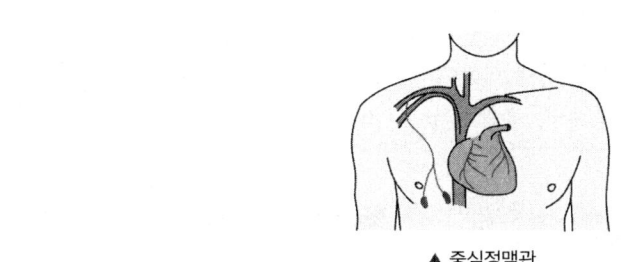
▲ 중심정맥관

① 정의 : 신체 중심에 위치한 큰 정맥에 삽입하는 카테터
② 목적
- 단기간 또는 장기간의 약물 투여
- 중심정맥압(CVP, Central Venous Pressure) 측정
- 고장성 용액 및 자극이 심한 약물 주입
- 대량의 수액 및 혈액 공급, 혈액 채혈

③ 특징
- 쇄골하정맥, 경정맥, 대퇴정맥 등에 삽입
- 말초주입 중심정맥카테터, 비터널 중심정맥카테터, 터널 중심정맥카테터, 피하이식형 포트 등

> **자주 묻는 질문**
> ❓ 중심정맥관 적용 환자가 통증을 호소할 때 사정해야 하는 것을 말해보시오. '22 '19
> 🅐 먼저 통증 위치 및 강도, 카테터 위치를 사정하고 피부 자극 등 삽입 부위의 손상 또는 감염, 카테터 관련 혈전, 약물 자극으로 인한 불편감인지 사정합니다.

> **CHECK** 실제 면접장에서 이렇게 물어본다!
> ✳ 2023 | 강동경희대 2023 | 용인세브란스 2022 | 삼성창원병원 2019 | 울산대 정맥주사 합병증(부작용)에 대해 말해보시오.
> ✳ 2023 | 의정부성모 정맥주사를 맞고 있는 환자에게 어떤 내용을 교육할 것인가?
> ✳ 2023 | 이화여대 2020 | 인하대 정맥주사 목적과 이유에 대해 말해보시오.
> ✳ 2021 | 단국대 정맥주사 순서를 말해보시오.
> ✳ 2020 | 동아대 정맥주사 적응증을 말해보시오.
> ✳ 2019 | 울산대 정맥주사 대상자 간호에 대해 말해보시오.
> ✳ 2023 | 일산백병원 중심정맥관 삽입 부위를 말해보시오.
> ✳ 2023 | 순천향부천 중심정맥관 제거 후 가장 먼저 보아야 할 것은?
> ✳ 2023 | 용인세브란스 중심정맥관으로 사용할 수 있는 vein 중 가장 오래 사용 가능한 vein은 어디며 이유는 무엇인가?
> ✳ 2023 | 순천향서울 중심정맥관 관리에 대해 아는대로 말해보시오.
> ✳ 2022 | 부산대 중심정맥관 부위에 감염이 발생했을 때 어떻게 대처할 것인가?
> ✳ 2022 | 용인세브란스 중심정맥관을 유지하는 환자가 통증을 호소하며 샤워하겠다고 할 때 어떻게 할 것인가?

6 피내주사(ID, Intra dermal Injection)

(1) 목적 및 부위

① 목적 : 약물의 피부반응검사(AST), 결핵 진단(투베르쿨린 반응 검사), 일부 백신 주사
② 부위 : 전완의 내측면, 상완의 측후면, 흉곽의 상부, 견갑골 부위

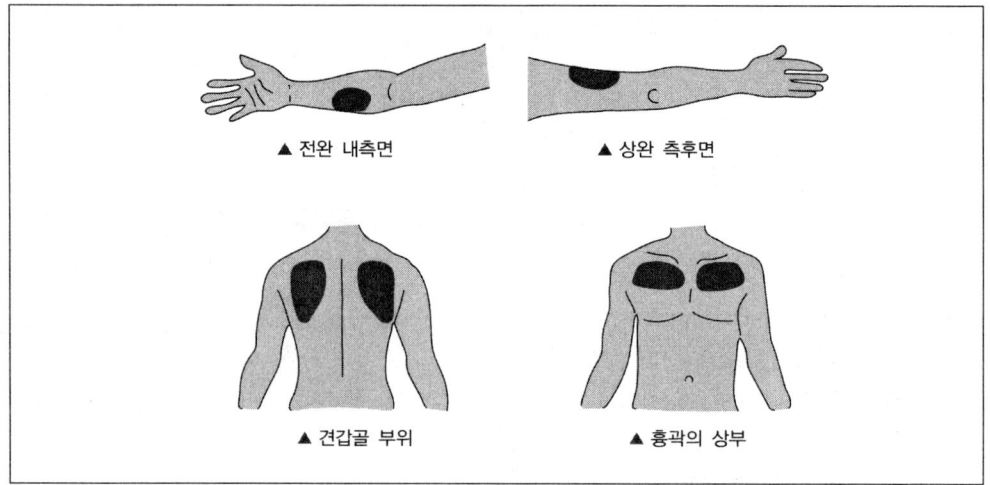

▲ 전완 내측면   ▲ 상완 측후면

▲ 견갑골 부위   ▲ 흉곽의 상부

(2) 장 · 단점

구분	내용
장점	약물 반응을 육안으로 확인 가능
단점	• 비경구 투여 중 흡수가 가장 느림 • 주사 부위를 문지를 경우 조직으로 흡수 또는 유출 가능성

(3) 주사 방법 ♥기출 '23 '21 '15 '14 '13

① 1ml 주사기에 0.9ml의 증류수와 처방된 주사약 0.1ml를 뽑아 희석, 0.1 ~ 0.3ml 준비
② 알레르기 반응 검사 시 병원 규정에 따라 2 ~ 3회 약물 희석
③ 주사침의 사면이 위로 오도록 한 후, 약 15°로 2mm 정도 진피층을 향해 주사
④ 표피 아래 3 ~ 4mm 크기의 작은 물집이 형성되도록 약물 주입
⑤ 낭포의 둘레를 표시하고 주사약명과 시간 기록
⑥ 알레르기 검사는 15분 후, 투베르쿨린 반응 검사 시 48 ~ 72시간 후 주사 부위 확인

TIP 주사침 제거 후 주사 부위는 문지르지 않는다.

❼ 인슐린 요법(피하주사)

(1) 종류

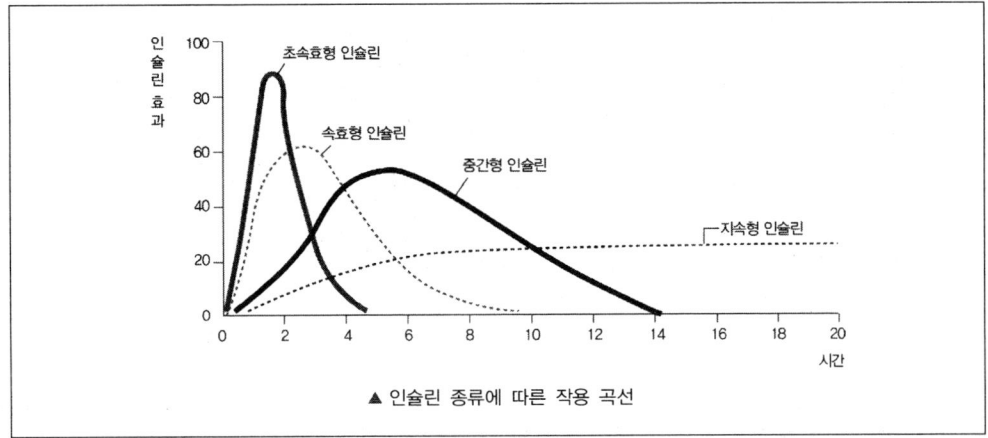

▲ 인슐린 종류에 따른 작용 곡선

종류	종류	약효 시작 시간	지속 시간
초속효성 인슐린	휴마로그, 애피드라, 노보래피드	15분	2 ~ 4시간
속효성 인슐린(RI)	노보린알, 휴물린알, 노보렛알	30분	3 ~ 6시간
중간형 인슐린(NPH)	휴물린엔, 노보린엔 노보렛엔	2 ~ 4시간	10 ~ 16시간
지속형 인슐린	란투스, 레버미어	2 ~ 4시간	24시간
혼합형 인슐린	노보믹스, 휴마로그믹스, 휴물린	15분	24시간

TIP 일반 주사기와 인슐린 주사기 비교

일반 ——
인슐린 ——

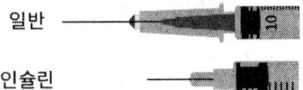

CHECK 실제 면접장에서 이렇게 물어본다!

* **2018 | 경북대** 자가 인슐린 투약환자가 실수로 용량을 2배 투여하였을 경우 어떻게 대처해야 하는지 말해보시오.
* **2016 | 중앙보훈병원 2018 | 경북대** 지속형 인슐린 처방을 받은 당뇨병 환자가 고혈당일 경우 추가로 무엇을 줄 것인가?
* **2019 | 양산부산대 2015 | 대구보훈병원** 인슐린이 체내에서 하는 역할을 말해보시오.
* **2021 | 순천향서울 2019 | 아주대의료원** 인슐린 주사의 목적과 효과를 말해보시오.

(2) **주사 부위**

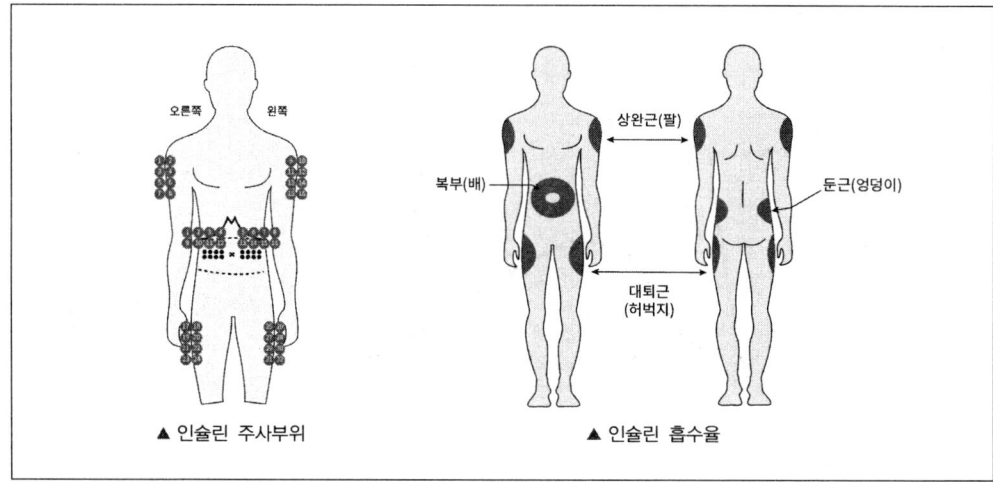

▲ 인슐린 주사부위   ▲ 인슐린 흡수율

① 신경과 혈관 분포가 적은 곳이나 관절로부터 떨어진 곳
② 피하 지방층이 두꺼운 복부 권장(복부 → 상완근 → 대퇴근 → 둔근)
③ 임산부 또는 복부 수술 상처가 있는 경우 허벅지나 팔의 바깥쪽에 주사

(3) **주의사항** 기출 '21 '19 '18

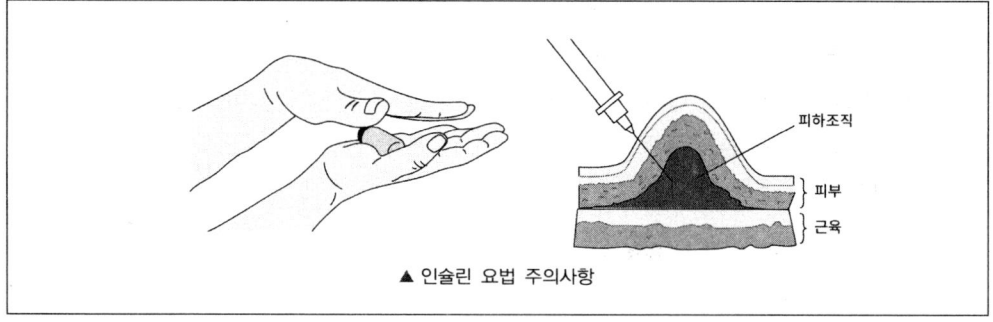

▲ 인슐린 요법 주의사항

① 피하지방 손상 및 위축 방지 위해 주사 부위는 매일 교체, 피하지방 상태에 따라 40~90° 각도로 주사
② 인슐린은 가볍게 굴려 사용
③ 저혈당 증상(어지러움, 식은땀, 구역감 등)이 나타나는 경우, 혈당을 측정하고 당분이 함유된 음식(주스, 사탕 등) 복용
④ 경련이 있거나 의식 장애, 금식 환자인 경우 포도당주사제제 투여

TIP 인슐린 주사 후 마사지를 할 경우 빠르게 흡수되어 저혈당 발생 위험이 높아지므로 이를 금지한다.

❽ 수혈

(1) 목적

① 순환 혈액량 보충 및 산소 운반 능력 증가
② 급·만성 빈혈 시 적혈구 수 증가 및 혈색소 유지
③ 출혈로 인해 부족한 혈액량 보충

(2) 수혈의 종류 ✅ 기출 '23 '21

구분		방법
전혈 (Whole blood)	사용	급성 출혈이나 대량의 출혈 시 혈액 보충 및 산소 운반
	주입 속도	2 ~ 3시간 내 주입
적혈구 농축액 (Pack RBC)	사용	• 사고나 수술, 위장 출혈 같이 급성으로 혈액 손실이 있을 경우 • 빈혈이나 적혈구 기능 저하 같이 만성 혈액 손실일 경우
	주입 속도	2 ~ 3시간 내 주입
신선동결혈장	사용	혈액 응고인자 보충
	주입 속도	1 ~ 1시간 30분 내
혈소판 농축액 (PC)	사용	혈소판 감소증이나 혈소판 기능 장애 시 출혈 예방
	주입 속도	성분 파괴 방지를 위하여 최대한 **빠른 시간 내에 주입**

(3) 수혈 과정 ✅ 기출 '23 '22 '21 '20 '19 '17

① 수혈 처방 및 수혈동의서 확인
② 의료인 2인이 적십자 혈액원 스티커와 후면의 본원 혈액 부착 스티커에 기재된 환자의 이름, 성별, 나이, 등록번호, 혈액제제, 혈액고유번호, 혈액형, 방사선 조사 유무, 교차검사 결과, 유통기한, 혈액의 상태(혼탁도, 색깔이상 등) 확인 후 서명
③ 혈액백과 환자 정보 대조
④ 환자의 과거 수혈 여부, 수혈 부작용 여부 확인
⑤ 수혈의 필요 목적과 부작용 설명
⑥ Drip Chamber에 2/3 ~ 3/4 이상 혈액을 채운 후, 수혈세트의 공기는 완전히 제거
⑦ 수혈 첫 15분 동안 15 ~ 20gtt/min 속도로 주입
⑧ 수혈 직후 15분간 주의 깊게 관찰(부작용이 가장 많이 나타나는 시기)
⑨ 수혈 시작, 수혈 중, 수혈 후 활력징후 등 기록지에 기록

TIP 간호기록지 및 수혈기록지 기록 내용

구분	내용
간호기록지	정확한 교육(Right Teaching)
수혈기록지	정확한 기록(Right Document) : 혈액 종류, 혈액형, 방사선 조사 유무, 혈액 주입 시작 시간과 주입 속도, 수혈 전·중·후 활력징후, 수혈 부작용 발생 유무

(4) **수혈 전 간호중재** ✓기출 '23 '21 '20 '19

① 수혈 전 환자의 ABO, Rh type 검사 시행
② 수혈을 위한 정맥 Route(18G ~ 20G) 확보
③ 환자에게 과거 수혈 받은 경험 및 수혈 부작용 유무, 환자가 알고 있는 혈액형 확인
④ 활력징후를 측정하여 발열 유무 확인
⑤ 혈액 수령 후 의료인 2인 이상이 수령한 혈액 확인

> **자주 묻는 질문**
> **Q** Hb 수치가 8g/dL일 때 수혈 방법을 말해보시오. '23
> **A** 환자가 어지럼증, 호흡곤란 등의 증상을 나타낼 때 적혈구 농축액(RBCs)으로 수혈합니다.

(5) **수혈 중 간호중재** ✓기출 '23 '21 '20 '19

① 수혈 여과장치가 있는 수혈세트 사용
② 생리식염수 이외에 수혈 중인 정맥로에 다른 수액제제를 같이 주입하면 용혈반응을 유발할 수 있으므로 따로 주입
③ 수혈 시작 후 첫 15분 이내에 대부분의 부작용이 발생하므로 부작용 여부를 관찰하고 발생하면 즉시 수혈 중단 및 의사에게 보고

TIP 수혈 중 부작용
오심, 구토, 발적, 오한, 핍뇨, 혈뇨 등

④ 수혈기록지에 수혈 시작 시간, 종료시간, 부작용 발현 유무, 이상반응 등 기록

(6) 수혈 부작용 ✅기출 '23 '22 '21 '20 '19 '18 '17 '16 '14 '13

① 증상

구분		내용
용혈반응	원인	대상자-공혈자 간 혈액 부적합
	증상	발열, 혈뇨, 빈맥, 두통, 저혈압, 호흡곤란, 청색증 등
	간호	• 수혈 후 첫 15분 동안 15gtt/min로 주입하여 부작용 관찰 • 이상반응이 나타날 경우 즉시 수혈 중단, 생리식염수 주입
발열	원인	혈액 성분에 대한 민감한 반응
	증상	오한, 열, 두통, 붉은 피부 등
	간호	• 즉시 수혈 중단, 처방된 해열제 투여 • 30분마다 V/S 측정
알레르기 반응	원인	혈장 단백질, 항원-항체 반응
	증상	두드러기, 천식, 전신 가려움, 발적 등
	간호	• 천천히 수혈하며 심한 반응이 나타날 경우 수혈 중지 및 의사에게 보고 • 항히스타민제 투여
패혈증	원인	미생물에 오염된 혈액의 수혈
	증상	고열, 오한, 구토, 설사, 저혈압, 빈맥 등
	간호	• 즉시 수혈 중단, 생리식염수 주입 • 처방에 따라 수액 및 항생제 투여 및 혈액배양검사 실시
순환기계 부담	원인	과도하게 빠른 혈액 공급
	증상	호흡곤란, 기좌호흡, 청색증, 빈맥, 고혈압 등
	간호	• 순환기계가 부담되지 않도록 천천히 주입 속도 유지 또는 즉시 수혈 중단 • 다리를 내리고 앉는 체위를 취하게 함 • 처방에 따라 이뇨제 및 산소 투여

> **CHECK** 실제 면접장에서 이렇게 물어본다!
>
> ※ 2023 한림대성심병원 수혈 전 시행해야 하는 검사는 무엇인가?
> ※ 2023 순천향천안 수혈 시 준비한 혈액과 환자가 말하는 혈액이 다른 경우 어떻게 할 것인가?
> ※ 2023 울산대 2022 연세대의료원 2021 인하대 2021 영남대 2020 경상대 2020 순천향서울 2019 경희대 2018 단국대 2016 서울아산
> 수혈의 부작용과 부작용에 대한 간호를 어떻게 할 것인지 말해보시오.
> ※ 2021 인하대 2017 강원대 수혈 시 주의점에 대하여 말해보시오.
> ※ 2021 아주대의료원 수혈을 하는 이유와 수혈의 종류는 무엇이 있는지 말해보시오.
> ※ 2023 건강보험공단 2021 아주대의료원 2020 이화여대 2019 인하대 수혈 전·중·후 간호에 대해 말해보시오.
> ※ 2023 분당차병원 수혈 중인 환자가 호흡곤란을 호소할 경우 어떻게 할 것인가?
> ※ 2023 인제대부산백병원 수혈 시 고열이 나는 경우 어떻게 할 것인가?

CHAPTER 06 영양

출제빈도 ●●○○○ | 학습결과 ☺☺☺

학습목표
1. 영양액 주입 방법을 설명할 수 있다.
2. 비위관 위치 확인을 설명할 수 있다.

기출 키워드 | ☐ 비위관 ☐ 총비경구영양 ☐ 체액불균형

❶ 경장영양(EN, Entral Nutrition)

(1) 정의

음식물을 씹고 삼킬 수 없으나 소화하고 흡수가 가능한 환자에게 관을 삽입하여 위 또는 장으로 영양소를 제공하는 영양법

> **자주 묻는 질문**
>
> ❶ 위관영양 시 환자가 설사와 장 경련을 호소할 경우 원인과 간호중재를 말해보시오. '20
>
> ❶ 고농도 식이나 차가운 영양액, 빠른 주입일 경우 설사나 장 경련을 호소할 수 있습니다. 영양액을 천천히 주입하거나 영양액의 농도를 묽게 조절하고, 이를 예방하기 위해서 실내온도와 비슷한 정도의 영양액을 준비해야 합니다.

(2) 합병증

흡인(부적절한 비위관 위치), 오심 및 구토(빠른 주입), 설사(고농도 식이), 장 경련(차가운 영양액), 변비(섬유소 및 수분 부족), 고혈당(고농도 식이), 저혈당(영양 부족), 탈수(수분 부족), 부종(나트륨 및 수분 과다 섭취)

(3) 단기간 영양액 ✓기출 '23 '20 '19 '17

구분	내용
비위관 (코 ~ 위장)	• 목적 : 구강 섭취가 불가능한 대상자에게 투약 또는 영양 공급, 위세척, 가스 제거 • 흡인 위험 대상자는 금기 • 폐 흡인 위험성
비장관 (코 ~ 소장)	• 목적 : 기계적 장폐색의 일시적 치료나 장내 압력 감소 • 소화 흡수가 정상적인 대상자에게 적용 • 유문관을 지나쳐 위치하기 때문에 덤핑 증후군 발생 위험성

(4) **단기간 영양액 주입 방법** ✓기출 '23

① 손씻기, 대상자 확인, 영양액 날짜 확인
② 시행 전 튜브 삽입 시 구역감, 불편감 설명
③ 흡인 예방을 위해 좌위 또는 반좌위(단, 일어날 수 없는 환자는 측위)
④ 코에서 귓불을 지나 검상돌기까지의 튜브 길이 측정 후 표시
⑤ 튜브 끝 10 ~ 20cm에 수용성 윤활제 바르고 비강을 통해 삽입
⑥ 튜브 위치 확인
⑦ 영양액 주입 후 30 ~ 60분간 좌위 또는 반좌위 유지

(5) **비위관 위치 확인** ✓기출 '23 '21 '19 '16 '14 '13

① 위액 흡인 : '황갈색' 또는 '녹색'일 경우 비위관이 위장 내 위치
② 산도 확인 : pH 0 ~ 4일 때 위장 내 위치
③ 복부 청진 : 상복부에 청진기를 대고 5~10ml 공기를 주입했을 때 '휙' 소리가 나면 위장 내 위치
   TIP 공기 주입 시 트림이 발생하면 위장관이 식도 내 위치한 것이다.
④ 복부 X-ray 촬영

> **자주 묻는 질문**
> **Q** 영양액 주입 전 확인해야 할 사항을 말해보시오. '19
> **A** 먼저 대상자의 의식과 전반적인 상태를 확인합니다. 영양액의 종류 및 용량, 약물과 영양액의 혼합 여부, 튜브의 위치 및 막힘을 확인합니다.

(6) **장기간 영양액**

구분	내용
위루 영양	• 대상자 : 위장관 질환자, 연하곤란 • 흡인성 폐렴 환자 금기 • 기관지로 잘못 삽입할 위험이 적음
공장루 영양	• 대상자 : 흡인성 폐렴 가능성 대상자 • 위장 수술 후 바로 삽입 가능

❷ 완전비경구영양(TPN, Total Parenteral Nutrition) ✓기출 '19 '17

(1) 정의
고장성 영양액(포도당, 탄수화물, 미네랄, 비타민 등)을 중심정맥을 통해 주입하는 영양법

(2) 대상자
① 경구영양이 불가능하거나 위장관 흡수가 방해받는 대상자
② 궤양성 장염 등의 위장관 손상 치료 대상자, 수술 전후 적절한 영양이 필요한 대상자

(3) 간호중재
① 적정 속도로 주입(빠를 경우 고혈당, 탈수, 삼투성 이뇨 등 발생)
② 투여 중단 시 서서히 감량(저혈당 예방), 24시간마다 용액 및 수액세트 교환하여 감염 예방
③ 주기적으로 정맥 천자 부위 드레싱 시행
④ 공기색전, 혈전증, 정맥염 증상 및 대상자의 수분과 전해질 불균형 모니터링
⑤ 투여 전 TPIV 용액의 변색 및 침전 여부 확인

❸ 체액불균형

(1) 세포외액

구분	내용
정의	세포막 밖에 있는 체액으로 체중의 약 20% 정도 차지
과다(부종)	• **증상**: 기침, 호흡곤란, 폐 잡음, 혈압상승, 의식수준의 변화 등 • **간호중재**: 이뇨제 투여 및 수분 제한, 침상머리 상승 등
결핍(탈수)	• **증상**: 갈증, 피부탄력성 저하, 안구 함몰, 체온 상승, 빈맥 저혈압, 체중감소, 핍뇨 등 • **간호중재**: 수분 보충, 저염 식이, 피부 및 구강 간호 등

(2) 세포내액

구분	내용
정의	세포막 안에 있는 체액으로 체중의 약 40% 정도 차지
과다(수분 중독)	• **증상**: 두통, 서맥, 혈압, 동공크기 변화, 운동 및 감각기능 저하 등 • **간호중재**: 수분제한, 손상 예방
결핍	• **증상**: 갈증, 발열, 핍뇨, 혼돈 등 발생 • **간호중재**: 수분 공급

관련 의학용어 알고가기

약어	용어	의미
ICF	intracellular fluid	세포내액
ECF	extracellular fuid	세포외액
EAR	esti-mated average requirement	평균 필요량
DRI	dietary reference	영양섭취기준표
RI	recommended intake	충분섭취량
UI	tolerable upper intake level	상한섭취량
RDA	recommended dietary allowances	영양권장량
KDRLs	dietary reference intakes for Koreans	영양소 섭취기준
EN	enteral nutrition	경장영양
TPN	total parenteral nutrition	완전비경구영양
	dysphagia	연하곤란
IBW	ideal body weight	이상체중
BMR	basal metabolic rate	기초대사율
NPO	nothing by mouth	금식
PEG	percutaneous endoscopic gastrostomy	내시경 위조루술
PEJ	percutaneous endoscopic jejunostomy	내시경 공장루조루술

CHECK 실제 면접장에서 이렇게 물어본다!

* 2023 | 해운대백병원 위관영양 하려고 할 때 주사기 흡인 시 200cc 이상이면 어떻게 대처할 것인가?
* 2019 | 인하대 L-tube 사용 시 흡인 예방법은 무엇인지 말해보시오.
* 2019 | 고려대 2019 | 인하대 2016 | 서울아산 2016 | 인천성모 L-tube 삽입 길이 측정과 위치 확인 방법에 대해 말해보시오.
* 2019 | 인하대 TPN의 Full term과 간호중재에 대해 말해보시오.
* 2017 | 인하대 TPN 주입 시 확인해야 할 사항 세 가지를 말해보시오.
* 2016 | 서울성모 L-tube 환자가 구토한다면 어떻게 대처할 것인지 말해보시오.
* 2023 | 영남대 L-tube으로 영양액을 주입하는 방법을 말해보시오.
* 2023 | 대구가톨릭대 무의식 환자에게 위관 영양 시 주의사항에 대해 말해보시오.

07 산소화요구

출제빈도 ●●●●○ | 학습결과 ☺☺☺

학습목표
1. ABGA검사에 대해 설명할 수 있다.
2. 흡인 요법에 대해 설명할 수 있다.

기출 키워드 | ☐ ABGA 정상범위 ☐ 알렌 테스트(Allen's Test) ☐ 흡입요법

❶ 산소화요구 사정 및 진단 검사

(1) 산소화요구 사정

구분	내용
신체 사정	• 호흡유형, 활력징후 측정, 폐음 청진 • 지남력 및 의식수준 사정 • 피부 및 점막, 입술, 손톱 양상
저산소증 징후	• 호흡곤란, 기좌호흡, 빠르고 얕은 호흡, 호흡수 증가, 호흡 보조근 사용, 청색증, 코 벌렁거림 등 • 빠른 맥박, 혈압 상승, 안절부절못함, 불안, 졸음, 혼미 등

(2) 진단검사

구분	내용
기관지경	내시경을 삽입하여 후두, 기관, 기관지를 직접 확인하는 검사
동맥혈가스분석 (ABGA)	• 동맥혈을 채취하여 시행 • 동맥혈 내 산소포화도, 신체 산염기 균형 평가
폐기능검사(PT)	폐 환기, 관류, 확산 기능을 평가하는 검사

> **CHECK** 실제 면접장에서 이렇게 물어본다!
>
> ✱ 2020 | 이화의료원 비강 캐뉼라를 적용하고 있는 환자의 산소포화도가 85%까지 떨어지는데 주치의와 연락이 되지 않을 경우 어떻게 대처할 것인지 말해보시오.
> ✱ 2020 | 인제대 2020 | 해운대 백병원 2016 | 서울아산 비강 캐뉼라에 대해 말해보시오.
> ✱ 2016 | 서울아산 흡인 절차에 대해 말해보시오.

(3) ABGA 정상 범위 ✅기출 '24

검사	정상 범위	비정상 및 의미
pH(산소)	7.35 ~ 7.45	• pH < 7.35 산증 • pH > 7.45 알칼리증
PaO_2(산소분압)	80 ~ 100mmHg	• PaO_2 < 80 저산소증 • PaO_2 > 100 과산소증
$PaCo_2$(이산화탄소분압)	35 ~ 45mmHg	• $PaCo_2$ < 35mmHg 호흡성 알칼리증 • $PaCo_2$ > 45mmHg 호흡성 산증
HCO_3(중탄신형)	22 ~ 26mEq	• HCO_3 < 22mEq 대사성 산증 • HCO_3 > 26mEq 대사성 알칼리증

(4) 알렌 테스트(Allen's Test)

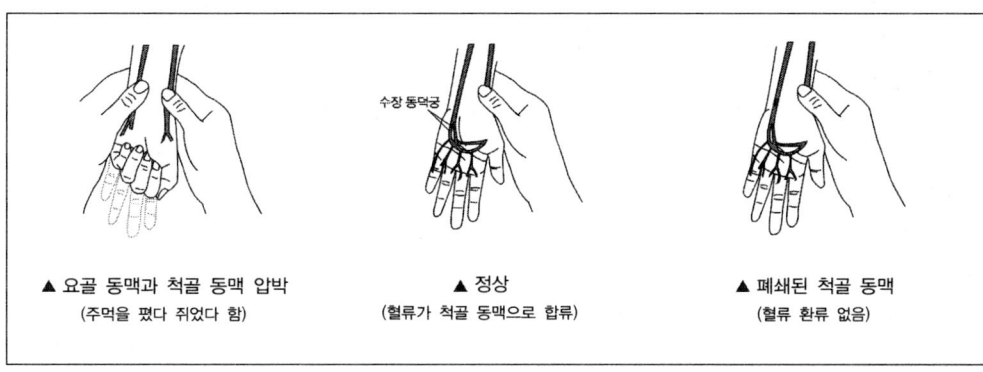

▲ 요골 동맥과 척골 동맥 압박
(주먹을 폈다 쥐었다 함)

▲ 정상
(혈류가 척골 동맥으로 합류)

▲ 폐쇄된 척골 동맥
(혈류 환류 없음)

① 정의 : 요골 동맥이 손상·폐색 시 척골 동맥까지 혈액 공급 및 순환이 적절한지 평가하기 위해 시행하는 동맥 순환 상태 평가 테스트

② 과정
- 손목 주름 아래에 위치한 요골 동맥과 척골 동맥을 압박하며 순환 차단
- 압박한 상태로 주먹을 쥐었다가 폈다가 10회 반복
- 새끼손가락 쪽의 동맥에서 손을 떼고 혈색이 돌아오는 시간 확인
- 5초 이내에 혈색이 돌아오면 정상

❷ 산소화 간호

(1) 산소화요법

구분	내용
비강캐뉼라	• 쉽고 단순한 방법으로 가장 많이 사용 • 1 ~ 6L/분으로 산소 공급
산소마스크	• 비강캐뉼라에 비해 높은 농도, 속도의 산소 공급 가능 • 단순마스크, 부분재호흡마스크, 비재호흡마스크, 벤츄리마스크(COPD 환자에게 적합)

(2) 흡인요법

구분	내용
목적	기도 내 분비물 제거, 호흡기능 증진 및 환기 도모, 감염 예방을 위한 분비물 채취 등
간호중재	• 반좌위 후 적정 흡인압 확인(성인 : 110 ~ 150mmHg, 아동 : 95 ~ 110mmHg) • 카테터의 굵기 : 기도 지름의 1/2(흡인 시마다 교체) • 1회 흡인 시간 : 15초 미만(전체 흡인 시간 : 5분 미만) • 흡인 사이 20 ~ 30초 간격을 두고 심호흡, 기침 유도(저산소증 예방)

(3) 호흡 및 기침

구분	내용
호흡	• 입술오므리기호흡 : 세기관지의 허탈 방지 및 이산화탄소 효과적인 배출, 만성 폐쇄성 폐질환 환자에게 효과적 호흡 • 강화 폐활량계 : 흡기량을 평가하여 심호흡을 격려, 무기폐 예방 및 치료, 분비물 제거
기침	기도 분비물 배출, 이물질 흡인 방지

(4) 흉부물리요법

구분	내용
타진법	• 손을 컵 모양으로 만들고, 손 안의 공기가 흉벽을 통해 분비물까지 진동 전달 • 한 부위에 여러 번, 30 ~ 60초 시행 • 척추, 유방, 흉골, 신장, 골다공증, 출혈성 질환 등 금기
진동법	• 두 손을 펴서 포개고 떨림을 만들어 흉벽에 전달 • 진동 전 약물 투여, 진동 후 기침을 통해 분비물 배출 • 한 부위에 여러 번 시행 • 영아, 소아, 척추, 유방, 흉골, 신장 등 금기

관련 의학용어 알고가기

✔	약 어	용 어	의 미
✔	ECG	electrocardiography	심전도
✔	CPT	chest physiotherapy	흉부물리요법
✔	PET	pulmonary function test	폐기능 검사
✔		hypoventilation	과다환기
✔		respiratory acidosis	과소환기
✔	PND	paroxysmal nocturnal dyspnea	발작야간호흡곤란
✔		percussion	타진
✔		bronchoscope	기관지경
✔		pulmonary ventilation	폐환기
✔		nasal cannula	비강 캐뉼라
✔		pursed lip breathing	입술오므리기호흡
✔	ABGA	arterial blood gas analysis	동맥혈가스분석
✔	FiO_2	fraction of inspired oxygen	흡인 산소농도
✔	LPM	liter per minute	분당 산소량
✔		reservoir bag	저장백
✔		collapse	허탈
✔		partial rebreathing mask	부분재호흡마스크
✔		nonrebreathing mask	비재호흡마스크
✔	NIV	non invasive ventilation	비침습적 기계환기
✔	EPS	electrophysiological study	전기생리학검사
✔		chest percussion	흉부타진법
✔		chest vibration	흉부진동법
✔		tracheostomy	기관절개술
✔	E-T tube	endotracheal tube	기관내관
✔	NPA	nasopharyngeal air way	비강인두관

CHAPTER 08 배뇨·배변

학습목표
1. 비정상적인 배뇨 특징을 설명할 수 있다.
2. 도뇨관 유치방법을 설명할 수 있다.
3. 요실금 종류에 대해 설명할 수 있다.
4. 관장 종류와 절차에 대해 설명할 수 있다.

기출 키워드 | ☐ 비정상 배뇨 ☐ 유치도뇨 ☐ 요실금 종류 ☐ 배출관장 절차

1 배뇨

(1) 배뇨작용

① 비뇨기계 구조 : 신장, 요관, 방광, 요도

② 과정
- 성인은 200 ~ 300ml(성인 용량 500ml), 아동은 100 ~ 200ml일 때 요의를 느낌
- 요의 → 배뇨반사중추(천골 2 ~ 4번째 위치) → 부교감 신경 자극 → 배뇨근 수축 → 내괄약근 이완 → 요도 → 대뇌피질 전달 → 회음부 근육과 외괄약근 이완 → 배뇨

(2) 비정상 배뇨 ✓ 기출 '23

구분	내용
배뇨량	• 무뇨(Anuria) : 100ml/24hr 이하 • 핍뇨(Oliguria) : 100 ~ 400ml/24시간 이하, 30ml/hr 이하 • 다뇨(Polyuria) : 3,000ml/24시간 이상
배뇨양상	• 혈뇨(Hematuria) : 혈액 검출, 콜라색 ~ 붉은색의 소변 • 세균뇨(Pyuria) : 세균 검출, 혼탁한 소변 및 악취 나는 소변 • 당뇨(Glycosuria) : 비정상적으로 당 검출 • 단백뇨(Proteinuria) : 비정상적으로 단백질 검출, 거품 섞인 소변
배뇨장애	• 배뇨곤란(Dysuria) : 배뇨 시 통증 및 작열감 • 빈뇨(Frequency) : 수분 섭취 증가와 관련 없이 1일 10회 이상 배뇨 • 긴박뇨(Utgency) : 긴박한 요의감 • 야뇨(Nocturia) : 수면 시 2번 이상 소변을 보기 위해 깸 • 배뇨지연(Hesitency) : 배뇨 시 시작이 지연되고 배출이 어려움 • 요실금(Incontinence) : 배뇨 조절 기능을 상실하여 불수의적으로 배출 • 유뇨증(Enuresis) : 방광 조절이 가능한 나이(4 ~ 5세)가 지나도 소변을 가리지 못함

(3) 정상 배뇨 ✅기출 '23

구분	내용
색깔	옅은 노란색 혹은 호박색
혼탁도	금방 배뇨한 소변은 맑거나 투명
pH	4.6 ~ 8.0
요비중	1.010 ~ 1.025
포도당	나타나지 않음
단백질	8mg 이하/100mL

TIP 콩팥 질환이 없는 경우 높은 비중은 탈수를 의미하고 낮은 비중은 과다 수분 공급을 의미한다.

(4) 배뇨장애 간호중재
① 정상적인 배뇨 습관 유지
② 충분한 수분 섭취, 배뇨반사 자극
③ 방광 조절 훈련, 케겔운동
④ 도뇨관 삽입

(5) 단순도뇨(Simple Catheterization) ✅기출 '23 '22 '19 '16
① 목적 : 1회 도뇨관 삽입으로 방광 내 소변을 제거, 배뇨 후 잔뇨량을 측정 및 무균적인 소변 검사물 채취
② 삽입 절차
• 사생활 보호를 위해 커튼을 치고 여성은 배횡와위, 남성은 앙와위를 취함
• 도뇨관 끝(5cm)에 윤활제를 바르고, 소독 솜으로 외음부 주위소독

TIP Size 및 소독 순서

구분	성별	방법
도뇨관 Size	여자	6 ~ 7Fr
	남자	7 ~ 8Fr
소독 순서	여자	• 대음순 → 소음순 → 요도 순으로 위에서 아래로 소독을 시행한다. • 한 번 닦을 때 마다 새 소독 솜을 사용한다.
	남자	요도구 바깥 방향으로 둥글게 소독한다.

• 삽입 시 요도 후상방으로 5 ~ 8cm 삽입(이때, 남자는 12 ~ 18cm 삽입)
• 소변이 흘러나오면 2 ~ 4cm 더 삽입

(6) **유치도뇨(Foley Catheterization)** ◎ 기출 '23 '21 '20 '19 '16
① 목적 : 요도 폐쇄 방지, 중환자의 소변량 측정, 계속적 또는 지속적인 방광세척
② 삽입 절차
- 사생활 보호를 위해 커튼을 치고 여성은 배횡와위, 남성은 앙와위를 취함
- 도뇨관 풍선의 팽창 여부 확인
- 도뇨관 끝(5cm)에 윤활제를 바르고, 소독 솜으로 외음부 주위 소독
- 삽입 시 요도 후상방으로 5~8cm 삽입
- 소변이 흘러나오면 소변이 흘러나오는 출구를 섭자로 고정한 후 도뇨관을 2~4cm 삽입
- 멸균증류수를 주입하여 도뇨관을 Ballooning 한 후, 도뇨관을 부드럽게 당겨서 고정여부 확인
- 도뇨관과 소변주머니를 연결 후 섭자 제거
- 도뇨관을 반창고로 대퇴에 고정시킨 후 소변주머니를 항상 방광보다 낮게 유지

> **자주 묻는 질문**
> Q. 복압성 요실금 환자에게 적절한 운동으로 옳은 것은? '24
> ① 유산소 운동   ② 전신 스트레칭
> ③ 팔 근력운동   ④ 골반저근운동
> A. ④

③ 주의사항
- 수분 섭취 권장(소변량을 늘려서 도뇨관 내에 침전물의 축적을 억제)
- 도뇨관이 꼬이거나 접히지 않게 관리
- 소변주머니는 항상 방광보다 낮게 하되 바닥에 닿지 않도록 주의
- 소변을 다 비우고 배액관이 잠긴 상태에서 이동

> **자주 묻는 질문**
> Q. 유치도뇨 시 카테터가 방광에 들어간 것을 어떻게 확인하는가? '23
> A. 방광으로 삽입되었다면 소변이 카테터를 통해 배출됩니다.

(7) **요실금 종류** ◎ 기출 '24

구분		내용
복압성 (스트레스성)	원인	요도괄약근 허약
	증상	복압 상승 시 발생(웃음, 기침, 재채기, 구토, 물건을 들 때 등)
긴박성	원인	운동 신경장애
	증상	갑작스러운 강한 요의 및 방광수축으로 발생
반사성	원인	인지 장애, 환경 장애
	증상	예측할 수 없는 실금 발생
역리성	원인	신경전달 차단으로 소변이 차면 반사적으로 방광이 수축되어 발생
	증상	반사 자극 시 즉시 배뇨
기능적	원인	방광 과잉 팽만
	증상	소변이 방광을 넘쳐 불수의적으로 발생

❷ 배변

(1) 하제 종류 ✅기출 '22

구분	내용
대변연하제	물과 지방이 대변을 윤활하게 하여 배출(예 : 도큐세이트)
윤활제	장으로부터 흡수되고 변을 무르게 하여 통과하기 쉽게 함(예 : 광유)
자극제	장의 점막과 장 신경 말단을 자극하여 연동운동 촉진(예 : 비사코딜제제, 센나, 알로에 등)
부피형성제	대변이 물을 흡수하여 부피를 팽창, 부드러워지면서 연동운동 촉진(예 : 해초, 폴리카보필 등)
삼투성 완화제	삼투압 작용으로 장내 수분량을 증가시켜 연동운동 촉진(예 : 소르비톨제제, 락툴로오스제제 등)

(2) 관장 종류 ✅기출 '24 '23 '22

구분		내용
청결관장 (배출관장)	저장액	• 수돗물 500 ~ 1000ml • 자극이 없으나 반복 관장 시 수분이 대장에서 혈액으로 흡수되어 수분 중독 유발 • 신기능 저하, 급성 심부전 환자에겐 금기
	등장액	• 생리식염수 500 ~ 1000ml • 노인, 소아에게 사용 가능 • 가장 안전한 방법
	고장액	• 120ml • 수분을 대장으로 끌어들여 대장이 팽만하고 배변을 촉진 • 관장액이 상대적으로 적어 피로가 덜함
	비눗물	• 500 ~ 1000ml(물 1L당 비누 3 ~ 5g) • 직장 점막 자극하여 연동운동 촉진 • 화학적 자극 발생
정체관장	투약관장	• 치료를 위해 장내에 약물 보유 • 투약 종류 : Kayexalate(고칼륨혈증 시), Neomycin(장수술 전후 세균 감소를 위해)
	영양관장	• 수분, 영양분 공급 • 관장용액 : 포도당
	수렴관장	• 조직을 수축시켜 지혈 작용 • 관장용액 : 생리식염수, 찬 수돗물
	구풍관장	장내 가스 방출 촉진, 복부 팽만 제거
	오일관장	• 윤활작용을 통해 대변 배출 촉진 • 관장용액 : 글리세린, 광물성 기름

(2) 배출관장 절차

① 손을 씻은 후 필요한 물품 준비
② 주사기 내관을 직장 튜브에 연결하고 공기 제거
② 튜브 끝(10 ~ 15cm)에 윤활제 바름
③ 환자에게 관장의 목적 및 절차 설명
④ 사생활 보호를 위해 커튼을 치고 환자에게 심스위 또는 좌측위를 취하게 함
⑤ 일회용 장갑을 착용한 후 환자에게 숨을 입으로 내쉬면서 긴장을 풀도록 유도
⑥ 튜브의 끝을 환자의 배꼽을 향하게 하여 5 ~ 10cm 정도 삽입한 후, 관장액을 천천히 주입
⑦ 관장액을 주입하는 동안 불편감과 팽만감을 느낄 수 있음을 설명
⑧ 15분 동안 변의를 참고 화장실을 가야 함을 설명
⑨ 손을 씻은 후 사용한 물품 정리
⑩ 관장 종류, 관장 용액, 주입량, 관장 후 대변 양상을 간호기록지에 기록

> **자주 묻는 질문**
> ◎ 관장의 목적에 대해 설명해보시오. '23
> ◉ 가장 큰 목적은 변 배출입니다. 변비뿐만 아니라 검사나 수술 전, 특정 물질 배출 등을 위해서입니다.

> **자주 묻는 질문**
> ◎ 장내 가스 방출을 촉진하기 위해 시행하는 관장은? '24
> ① 구풍관장   ② 영양관장
> ③ 수렴관장   ④ 오일관장
> ◉ ①

(3) 장루

① 정의 : 항문이 아닌 복벽을 통해 장 내용물 또는 대변을 배설하기 위해 소장이나 대장 일부를 복벽을 통해 몸 밖으로 꺼내어 고정한 구멍
② 장루 위치 : 회장루, 상행결장루, 횡행결장루, 하행결장루, S상결장루
③ 장루 간호

구분	내용
목적	• 장루 주위 피부 청결 및 피부 합병증 예방 • 자가간호가 가능하도록 교육
간호중재	• 장루 주위 피부 발적, 궤양, 자극 등 관찰 • 장루 주위 피부를 중성 비누를 이용하여 청결하게 하고 건조시킴 • 장루 주위 털을 면도하여 모낭염 예방 • 장루 주위 피부에 피부 보호제 도포 • 피부 보호제 도포 후 새 장루주머니 부착 • 장루 주머니 부착 시 부착 부위 지름이 장루보다 커야 함 • 장루 주머니는 1/3 또는 1/2 정도 찼을 때 비움 • 따뜻한 수돗물과 비누를 사용하여 장루 주머니 세척

> **CHECK** 실제 면접장에서 이렇게 물어본다!
>
> * `2021` `인제대부산백병원` `2020` `순천향서울` 유치도뇨관 관리법에 대해 말해보시오.
> * `2023` `대구가톨릭대` `2021` `영남대` 유치도뇨 적용 중 자연배뇨가 되지 않을 때 어떻게 할 것인지 말해보시오.
> * `2016` `인천성모` `2016` `인하대` `2016` `아주대` 유치도뇨의 목적과 순서를 말해보시오.
> * `2023` `인천성모` `2023` `인하대` `2023` `의정부성모` `2021` `연세대` `2014` `이화의료원` 관장의 종류와 목적에 대해 말해보시오.
> * `2020` `성균관대삼성창원` LC(간경변) 환자는 어떤 관장을 해야 하는지 말해보시오.
> * `2020` `단국대` 글리세린 관장의 목적과 절차, 준비물을 말해보시오.
> * `2022` `울산대` 락툴로오스 관장의 이유를 말해보시오.

관련 의학용어 알고가기

✔	약 어	용 어	의 미
✓	FOBT	fecal occult blood test	대변잠혈검사
✓		colon	결장
✓		peristalsis	연동운동
✓		ostomy	장루
✓		flatus	장내 가스
✓		cystoscopy	방광경검사
✓		polyuria	다뇨
✓		enuresis	야뇨증
✓		incontinence	실금
✓		albuminuria	단백뇨
✓		residual urine	잔뇨
✓		urinary retention	요정체
✓	PR	per rectum	직장
✓	CFS	colonofiberscope	대장내시경
✓		haemorrhoids	치질

CHAPTER 09 안전 · 안위 · 임종

출제빈도 ●●●●○ | 학습결과 ☺☺☹

학습목표
1. 낙상사고 예방 방법을 설명할 수 있다.
2. 억제대 사용 목적에 대해 설명할 수 있다.
3. 통증사정도구를 설명할 수 있다.

기출 키워드 | □ 낙상 □ 억제대 □ 통증사정도구 □ 임종간호

1 안전

(1) 낙상 ✓기출 '24 '23 '22 '21 '20 '13

구분	내용
정의	바닥에 떨어지는 사고
위험 요인	• 65세 이상 또는 낙상경험이 있는 환자(6개월 또는 1년 이내) • 보행장애 및 균형감각 장애 • 진정제, 수면제, 이뇨제, 신경안정제 등 약물 복용 • 시력 저하, 허약, 낯선 환경 • 혼돈 또는 지남력 상실
예방 간호	• 침대 Side Rail 올리기 • 미끄럼 방지 슬리퍼 착용 및 바닥 물기 제거 • 야간등 사용

(2) 억제대 ✓기출 '23 '22 '20 '19

구분	내용
목적	움직임을 제한하여 낙상 등 안전사고 및 타인의 손상 예방
주의사항	• 환자의 움직임은 가능한 범위 내에서 최대로 허용 • 맥박 측정 및 피부색, 억제된 부위 감각을 통해 혈액 공급 및 순환상태 확인 • 적용 시 손가락 한 개가 들어갈 정도의 여유 확인 • 2시간마다 30분씩 억제대를 풀어 순환 유지 • 관절 부위는 고정하지 않으며 피부 손상 예방 위해 뼈 돌출 부위에는 적용하지 않음
종류	• 화학적 억제대(항불안제, 진정제, 수면제 등) • 물리적 억제대(재킷 억제대, 벨트 억제대, 사지 억제대, 장갑 억제대, 팔꿈치 억제대, 전신 억제대 등)

(3) 억제대 ✓기출 '24 '23 '22

구분	내용
재킷 억제대	• 대상자의 등 쪽에 적용 • 의자 및 휠체어에 앉아 있을 때, 침대에 누워있는 동안 낙상 방지 • 지나친 흉부압박으로 인한 호흡곤란, 질식 유발 사정
벨트 억제대	• 대상자의 가슴 또는 복부에 적용 • 운반차 및 휠체어에 앉아 있는 동안 낙상 방지 • 적용 부위가 지나치게 조이는지 사정
사지 억제대	• 손·발목 적용(사지 또는 신체 일부의 움직임 제한) • 붕대와 드레싱 패드로 8자 억제대(clove hitch)를 만듦
장갑 억제대	• 손모아장갑 모양으로 신체 삽입 기구, 각종 튜브나 드레싱 보호 • 긁는 행위를 제한하여 피부 손상 예방
팔꿈치 억제대	• 영아의 팔꿈치 굴곡 예방 • 정맥주사 및 상처 부위 긁음 방지
전신 억제대	• 홑이불을 이용해 전신 억제 • 영아의 머리나 목 부위 정맥투여 또는 채혈, 검사, 치료 등의 원활한 진행

관련기사 — 노인 낙상 사고, 이렇게 대처해라

겨울철에는 두꺼운 옷을 입어 민첩성이 떨어지고, 추운 날씨로 근육이 경직되며, 눈길이나 빙판길에서 낙상이 자주 발생한다. 관절의 퇴행성변화가 진행된 노인에게 심각한 관절 손상을 유발할 수 있으므로 낙상 사고 예방만큼 대처도 중요하다. 손목 부상 시 손목을 사용하지 않고 충분히 휴식을 취해야 한다. 15 ~ 20분 간격으로 냉찜질을 하며, 압박대를 부드럽게 감고 손목을 심장보다 높게 유지해 부종을 줄여야 한다. 손목 통증이 심해 움직일 수 없다면, 골절이 의심되므로 병원을 방문한다. 꼬리뼈를 다쳤다면 냉찜질로 부종을 줄이고, 딱딱한 의자 대신 도넛 모양 방석을 사용해 압력을 줄인다. 통증이 1 ~ 3주 이상 지속되거나 앉기 어려운 경우, 병원을 방문해 골절 여부를 확인하고 물리치료나 소염제 처방 등 추가 치료를 받아야 한다. 허리를 삐끗한 경우 흔히 요추 염좌나 근육 손상이 발생하며, 심한 경우 디스크 손상으로 이어질 수 있다. 초기 24 ~ 48시간 동안은 냉찜질로 염증과 부종을 줄이고, 이후 온찜질로 근육 이완을 돕는 것이 효과적이다. 충분히 쉬어야 하며, 통증이 심할 때는 무리하게 스트레칭이나 자세 교정을 하지 않는 것이 좋다. 통증이 1주 이상 지속되거나 하지 방사통이 동반되면 병원을 방문하도록 한다.

☑ 이렇게 물어볼 수 있어요!
1. 낙상 고위험 대상자에게 교육할 내용을 말해보시오.
2. 겨울철 낙상 사고 예방 방법에 대해 말해보시오.

❷ 안위

(1) 통증 사정도구 ✅기출 '21 '20 '19 '18 '16

① NRS(Numeric Rating Scale)
- 0점에서 10점까지의 숫자로 통증 사정
- 0점 : 통증 없음
- 1 ~ 3점 : 경미한 통증
- 4 ~ 6점 : 중증도 통증
- 7 ~ 10점 : 심한 통증

② VAS(Visual Analogue Scale)
- 환자가 현재 느끼는 통증의 강도와 일치하는 점을 선위에 표시
- 가장 낮은 곳(통증 없음)에서부터 거리 측정

> **자주 묻는 질문**
>
> **Q** 의료진과 환자의 보호를 위해 적용하는 억제대(신체보호대)로 옳은 것은? '24
> ① 장갑 억제대 ② 사지 억제대
> ③ 벨트 억제대 ④ 팔꿈치 억제대
>
> **A** ②

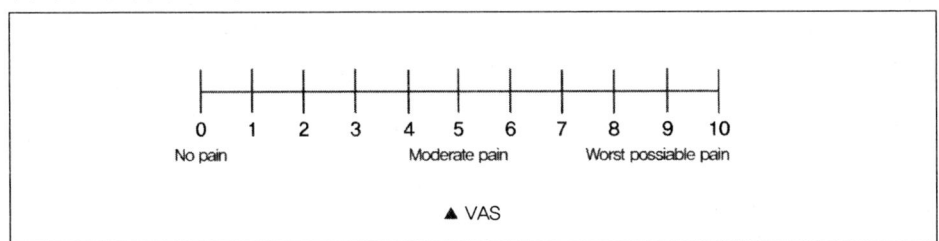

▲ VAS

- 0cm : 통증 없음
- 1 ~ 3cm : 경미한 통증
- 4 ~ 6cm : 중증도 통증
- 7 ~ 8cm : 심한 통증
- 9 ~ 10cm : 격렬한 통증

③ FPRS(Faces Pain Rating Scale)
- 통증 정도에 따른 얼굴 표정의 변화 그림
- 3세 이상의 소아나 의사소통 장애가 있는 성인에게 사용

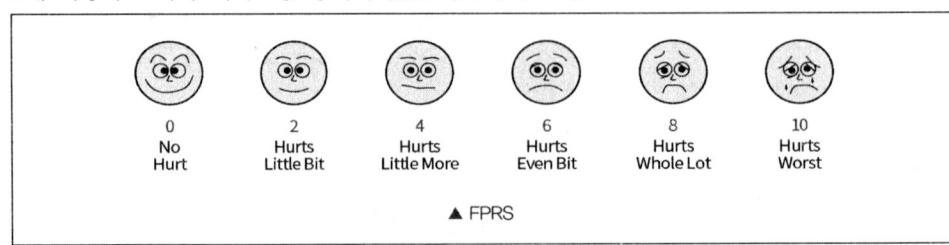

▲ FPRS

④ FLACC(Face Leg Activity Cry Consolability Scale)
- 얼굴, 다리, 활동, 울음, 마음의 안정도에 점수 표기
- 3세 미만 소아나 의사소통이 불가능한 환자에게 사용
- 0점 : 통증이 없거나 편한 상태
- 1 ~ 3점 : 약간 불편
- 4 ~ 6점 : 중간 정도 불편
- 7 ~ 10점 : 매우 불편하고 아픈 상태

> **자주 묻는 질문**
>
> **Q** NREM 2단계 특징으로 옳은 것은? '24
> ① 깊은 수면 상태로 깨어나기 어렵다.
> ② 전체 수면의 45~55%를 차지한다.
> ③ 몽유병과 야뇨증이 나타난다.
> ④ 어린 아이에게 더욱 필요한 수면이다.
>
> **A** ②

(2) 수면

① 수면장애 영향 요인

구분	내용	구분	내용
신체·정서	통증, 호흡곤란, 오심, 정서장애, 스트레스 등	생활양식·환경	• 낮밤 교대 근무자, 주간수면 과다 등 • 조도, 온도, 습도, 소음 등
약물	이뇨제, 마약류(REM수면 억제) 등	식이습관	취침 전 과식, 카페인 및 알코올 섭취

② 수면단계 ✓ 기출 '24

구분		내용
NREM	1단계 (얕은 수면)	• 가장 가벼운 수면(1 ~ 2분) • 졸립고 이완된 상태 • 다른 감각에 의해 쉽게 잠에서 깸
	2단계 (얕은 수면)	• 1단계보다 이완된 상태(10 ~ 15분) • 전체 수면의 45 ~ 55% 차지
	3단계 (깊은 수면)	• 깊은 수면 초기 단계(10 ~ 30분) • 잠에서 깨기 어려움 • 코를 골기도 함 • 근육 이완 및 반사 감소
	4단계 (깊은 수면)	• 가장 깊은 수면상태(델타 수면)(15 ~ 30분) • 성장호르몬을 분비하는 단계로 어린아이에게 많이 요구됨 • 신체회복과 휴식을 취하는 단계 • 몽유병과 야뇨증이 나타날 수 있음
REM		• 주기가 거듭되면서 점차 길어짐(20분) • 근긴장 저하, 활동적인 뇌파 • 생생한 꿈, 위액분비 증가, 혈압 및 호흡 증가

TIP 수면 주기가 반복되면서 NREM 3·4단계는 짧아지고 REM 단계가 길어진다.

③ 수면장애

구분	내용
불면증	수면의 양과 질이 충분하지 못하고 잠들기 어렵거나 오래 잠들지 못하는 상태
과수면증	과도하게 많은 수면으로, 투약 또는 대사 장애 등으로 유발
기면증	수면과 각성을 조정하는 중추신경계의 기능 부전으로 비정상적인 REM 수면이 발생하여 수면을 참을 수 없는 상태
수면 무호흡증	• 수면 중 호흡이 10초 이상 느려지거나 중단되는 현상 • 50세 이상 남성, 완경기 이후 여성에게 호발
하지불안증후군	• 가만히 누워있지 못하고 다리가 떨리거나 저린 감각이 느껴짐 • 장딴지, 발목-대퇴 사이에서 발생

❸ 임종 ✅기출 '20 '18 '16 '15

(1) 커블러 로스의 죽음에 대한 심리 단계

구분		내용
1단계	부정	현실을 부정하는 단계
2단계	분노	자신에게 왜 이러한 일이 일어났는지 분노하며 적개심을 표출하는 단계
3단계	협상	생명 연장을 위한 착실한 행동으로 운명을 신에게 타협하려는 단계
4단계	우울	극도의 상실감과 우울을 겪으며 죽음 전 비탄의 기간을 갖는 단계
5단계	수용	더 이상의 분노와 우울을 표출하지 않고 죽음을 받아들이고 임종에 대한 준비를 하는 단계

(2) 임종 환자의 신체적 징후 ✅기출 '23 '16 '15

① 근긴장도 상실
  • 대화 곤란, 안면근의 이완 및 신체 움직임 감소, 구개반사 소실
  • 괄약근 조절 감소로 요실금 및 변실금 발생
② 순환 속도 저하
  • 발에서 시작되어 손, 귀, 코 순서로 피부가 차가워짐
  • 끈적한 피부, 청색증, 얼룩털룩한 반점
  • 맥박이 약하고 느려짐
③ 혈압 하강, 빠르고 얕은 불규칙적인 호흡(체인스톡 호흡)
④ 시각이 흐려지고 미각과 후각 손상, 가장 마지막으로 청각 상실

(3) 간호중재 ⊘기출 '22 '20 '17

구분	내용
신체적 간호	• 적극적인 통증관리, 규칙적인 진통제 투여, 심상 요법, 마사지, 지압, 냉온 요법, 이완요법 등 • 반좌위 유지, 산소 공급, 기관지 확장제 공급, 기도분비물 흡인, 습도 증가 제공, 기호식품 제공 • 오심구토 시 원인 파악 후 진토제 투여, 구토 후 구강간호 실시 • 분변매복 제거, 신체활동 격려, 수분과 섬유질 많은 음식 제공, 기저귀 적용, 유치도뇨관 삽입, 피부 청결 유지 • 취침 전 따뜻한 음료 제공, 필요시 수면제 제공 • 체위 변경, 부분 목욕, 오일이나 크림 바르기 실시, 청결한 공기 유지
심리적 간호	• 불안과 우울과 관련하여 약물 요법, 격려 및 지지·교육 실시 • 통증, 호흡곤란, 외로움, 소외감, 두려움에 대한 지지 및 표현 • 의사소통 시 감정이입과 적극적인 경청
영적 간호	• 환자의 죽음 수용, 평안한 죽음을 준비 • 의미추구의 요구, 용서에 대한 요구, 사랑에 대한 요구, 희망에 대한 요구로 구분
임종 간호	• 저체온은 담요를 덮어 보온 증진, 의사소통 시 부드럽고 명확히, 기도분비물은 고개를 옆으로 돌려 배액 유도, 필요시 흡인 시행 • 책 읽어주기, 편안한 음악 들려주기 등 시행 • 수면 시간 증가 시 환자를 흔들어 깨우지 않음 • Cheyne – Stokes 호흡 시 머리를 높여주는 등 호흡간호 시행
가족 돌봄	• 환자의 신체, 정신적 요구 충족에 중요 역할을 수행하며 정서적 지지 시행 • 환자를 돌보는 가족이 가능한 일상적 활동을 지속하도록 배려, 휴식할 수 있는 자원 연계와 지지체계의 구축 돕기
간호사를 위한 돌봄	스트레스 완화를 위한 취미, 자신만을 위한 동료 지지체계 유지 등

(4) 임종 후 기록 및 사후 처치 ⊘기출 '21 '19

구분	내용
임종 후 기록	사망 시각, 사망 선언을 한 의사, 기증의 형태 및 준비, 개인 물품 정리, 사체 분비물 배액 시간 및 삽입된 관의 위치, 기타 진술, 퇴실 시각과 목적지
사후 처치	• 사용한 의료기구 제거 • 분비물에 의한 신체 부위는 따뜻한 물수건으로 닦음 • 둔부 밑에 흡수용 패드 대어줌 • 홑이불로 사체를 완전히 감싸고 두 번째 이름표 부착(감염 대상자일 경우 특별한 라벨) • 병실 정리 후 환기 및 10초 이상 손 씻기

TIP 사후 신체 변화 순서

강직 → 체온하강 → 피부변색 → 각막혼탁 → 조직연화 → 연조직 액화

> **CHECK** 실제 면접장에서 이렇게 물어본다!

* 2023 | 대구가톨릭대 낙상사고 발생 시 대처 방법을 말해보시오.
* 2023 | 국민건강보험공단 2023 | 인천성모 2023·2021 | 울산대 2021 | 은평성모 2021 | 순천향천안 2021 | 인하대 2021 | 충북대 2020 | 순천향서울 2021 | 강동경희대 낙상 예방법을 말해보시오.
* 2021 | 이화의료원 2020 | 순천향서울 2021·2019 | 인하대 낙상 위험 사정 도구와 점수 판정에 대해 말해보시오.
* 2021 | 아주대의료원 2021 | 연세의료원 낙상 중재에 대해 말해보시오.
* 2021 | 인하대 낙상 고위험진단 기준은 무엇이며 낙상 시 어떤 간호를 해야 하는지 말해보시오.
* 2023 | 국민건강보험공단 2021 | 인하대 소아 낙상의 경우 어떻게 해야 하는지 말해보시오.
* 2021 | 단국대 낙상 위험 요인과 예방 방법에 대해 말해보시오.
* 2021 | 단국대 어떤 약물을 투여하고 있는 환자가 낙상 위험이 높은지 말해보시오.
* 2024 | 창원파티마 2023 | 은평성모 2021 | 강동경희대 환자가 낙상했을 때 어떻게 대처할 것인지 말해보시오.
* 2021 | 아주대의료원 낙상을 일으키는 약물과 낙상 도구에 대해 말해보시오.
* 2023·2021 | 삼성창원 통증관리(통증사정도구)에 대해 설명해보시오.
* 2020 | 국립암센터 죽음을 앞두고 있는 환자와 가족에게 어떤 간호를 제공할 것인지 말해보시오.
* 2020 | 이화여대 소아와 노인을 상대로 낙상사고를 어떻게 교육할 것인지 말해보시오.
* 2019 | 인하대 억제대 적용 환자 간호중재 세 가지를 말해보시오.
* 2020 | 영남대 2015 | 경북대 임종의 5단계를 말해보시오.
* 2023 | 인하대 임종환자의 신체적 변화를 말해보시오.
* 2023 | 강동경희대 억제대 적응증을 말해보시오.
* 2022 | 용인세브란스 A환자가 임종이라 임종 면회를 시켜줬는데 B환자의 보호자가 왜 우리는 면회 안시켜주냐, A환자가 임종이라는 증거가 있냐고 항의할 때 어떻게 할 것인가?

관련 의학용어 알고가기

✔	약 어	용 어	의 미
✓		terminal illness	말기 질환
✓		psychological loss	심리적 상실
✓		algor mortis	사후한랭
✓		rigor mortis	사후경직
✓		impaired comfort	안위 장애
✓		death anxiety	죽음불안

CHAPTER 10 수술 주기 간호

출제빈도 ●●○○○ | 학습결과 ☺☺☺

학습목표
1. 수술 전 간호사정 자료를 구분할 수 있다.
2. 수술 준비 및 수술실 간호사의 역할을 설명할 수 있다.

기출키워드 | □ 수술 전 교육 □ 수술 후 간호중재 □ 수술실 간호사의 역할

❶ 수술 전 간호

(1) 간호사정 자료 '23 '21 '16

구분	내용
주관적 자료	연령, 흡연 및 음주 여부, 약물 사용, 질병력, 과거 수술력, 마취 경험 등
객관적 자료	신체사정을 통한 현재의 건강문제, 마취 합병증, 수술 후 합병증 가능성

(2) 계열별 간호사정

구분	내용
심혈관계	• 협심증, 고혈압, 부정맥, 심부전 등 과거력을 통해 급·만성 문제 확인 • 혈액응고에 영향을 미치는 약물 및 건강식품 사용 여부 확인 • 심혈관계 기능에 대한 검사결과 확인
호흡기계	• 흡연 여부 파악, 수술 6주 전부터는 금연 필요 • 호흡음을 청진 및 호흡수, 리듬, 규칙성 확인 • COPD, 기흉, 기관지염, 천식 등의 과거력 확인 • 폐기능 검사, 흉부 X선 검사, 동맥혈 가스검사 실시
신경계	• 시간, 장소, 사람에 대한 지남력 사정 • 뇌졸중, 일시적 뇌 허혈성 발작, 신경계 질환 등 과거력 확인
간담도계	간기능 검사 결과 확인
면역계	자가면역질환 및 면역억제제 복용 여부 확인
수분과 전해질	• 설사, 구토, 연하곤란 증상 확인 • 혈청 전해질 수치 확인 및 탈수 여부 확인
내분비계	• 수술 아침, 혈당 측정 • 인슐린 또는 경구용 혈당강하제 투여 여부 확인

(2) **수술 전 준비** ✓ 기출 '23 '21 '20 '19 '16 '14
   ① 수술동의서 작성
   ② 호흡기계 기능 증진(호흡곤란 시 기침, 심호흡, 체위 배액 등을 통해 분비물 제거를 시행)
   ③ 영양상태 확인
   ④ 수술 전 하제 투여 및 관장 시행
   ⑤ 수술 전 6 ~ 8시간 금식상태 유지
   ⑥ 투약 확인
   - Digoxin(Lanoxin), Phenytoin(Dilantin), 항고혈압제, 항응고제 등은 갑작스럽게 투여를 중단하면 상태를 악화시킬 수 있으므로 투여 중단하기 전에 주치의와 상의 필요
   - 아스피린, 항응고제와 같은 제제는 출혈 위험성을 증가시킬 수 있으므로 수술 7 ~ 14일 전부터 중단
   - 심장약 또는 항고혈압제제는 수술 2시간 전 소량의 물과 복용
   ⑦ 피부준비, 삭모 시행 및 마커 펜을 이용하여 수술 부위 표시

(3) **수술 전 교육** ✓ 기출 '23 '20 '19
   ① 수술 후 부동자세, 진정제 투여, 마취 등으로 인한 폐 환기 감소로 무기폐 발생 및 기도 분비물 축적이 기관지염 및 폐렴을 발생시킬 수 있음을 설명
   ② 반좌위를 취하고 숨을 깊게 들이마신 후 천천히 내쉬는 횡격막 호흡법 실시
   ③ 무기폐를 예방하기 위해 Mouthpiece에 입술을 붙이고 숨을 크게 들이마신 상태로 3 ~ 5초 참게 함
   ④ 환부를 지지해 기침과 심호흡을 시행(눈이나 탈장 수술 시에는 기침으로 인한 압력으로 수술 부위 손상될 수 있으므로 주의)
   ⑤ 하지 근육을 긴장 및 이완시킬 수 있도록 등척성 운동 권장
   ⑥ 하지 정맥 귀환량을 증진시키기 위해 수술 전 항혈전 스타킹 착용 권장
   ⑦ 조기이상과 관절가동범위 운동 시행

> **자주 묻는 질문**
> Q 수술 전에 피부준비를 하는 이유를 말해보시오. '14
> A 피부 청결 및 감염 예방을 위해 시행합니다.

> **자주 묻는 질문**
> Q 수술 전에 금식하는 이유를 말해보시오. '23
> A 구토, 장폐색, 흡인성 폐렴 등을 예방하기 위해서입니다.

❷ 수술 중 간호

(1) 수술실 간호사의 역할

① 소독 간호사(Scrub Nurse)
- 수술에 필요한 멸균용품 및 수술기구 준비
- 수술과정에서 외과의에게 필요한 기구 제공
- 수술과정 동안 순환 간호사와 함께 사용된 물품의 수 확인(거즈, 바늘, 기구 등의 개수)
- 혈액 손실을 위해 사용한 세척용액 계산
- 수술에서 사용한 에피네프린 용액 및 국소마취제 양 보고

② 순환 간호사(Circulating Nurse)
- 수술의 해부생리 및 수술과정을 점검
- 수술계획표를 확인하고 수술방 및 수술장비가 제대로 작동하는지 점검 및 준비
- 수술상 필요한 멸균용품 제공
- 수술 중 간호를 계획하고 조정하며 기록
- 수술과정 동안 멸균법이 지켜지는지 감독하고 필요한 물품과 기구 제공
- 소독 간호사와 함께 3회 이상(수술 시작 전, 수술 부위 봉합 전, 봉합 후 등) 거즈 수 확인, 바늘과 기구 개수 확인
- 수술 종료 후 회복실 간호사에게 필요한 정보 인계
- 검사나 배양을 위한 검사물품 관리

(2) 마취 ✓기출 '20

① 마취 종류

구분	내용
척수 마취	• 주입 위치 : 요추(L3와 L4사이 지주막하강의 뇌척수액)에 국소 마취제 주입 • 장점 : 비용이 저렴하며, 마취유도가 빠르고 근육이완이 잘 됨
경막외 마취	• 주입 위치 : 국소마취제를 경막 외 공간에 주입 • 장점 : 뇌척수액이 빠져나오지 않아 수술 후 두통이 없음
국소 마취	• 주입 위치 : 국한된 부위에 도포하거나 정맥 또는 피하주사로 마취 유도 • 장점 : 감각만 소실
전신마취	• 뇌의 기능을 억제하고 의식 및 감각, 수의운동, 반사활동 등 차단 • 기도 내 흡입, 혈관 내 주입, 밸런스 마취 등이 있다.

TIP 저혈압, 호흡근 마비, 두통과 하반신 마비 증상이 동반될 수 있다.

> TIP 척수 마취 후 저혈압 증상이 나타날 경우 에피네프린, 에페드린을 투여하며 마취 초기에 머리를 상승시켜 호흡근 마비를 예방한다. 두통과 하반신 마비 증상이 나타날 경우 수술 후 베개 없이 평편하게 누워 안정을 취해야 한다.

② 전신마취 단계

구분	내용
1단계 마취유도기	• 유도기에서 의식소실까지의 단계 • 어지러움과 졸음을 동반하며 통증감각 소실
2단계 흥분기	• 의식소실에서 이완까지의 단계 • 규칙적으로 호흡하며 안검반사 소실 • 불규칙한 호흡과 근긴장도 긴장 • 사지의 불수의적 움직임이 나타날 수 있음 • 후두경련과 구토발생 • 외부 자극에 민감
3단계 외과적 수술기	• 전신근육 이완에서 반사소실과 주요기능 저하까지의 단계 • 규칙적으로 호흡하며 턱이 이완되고 청력 및 감각 소실
4단계 위험기	• 주요기능 저하에서 호흡부전, 심장마비, 사망까지의 단계 • 호흡근 마비로 인한 무호흡과 동공은 확장 및 고정

(3) 수술 중 간호중재

구분	내용
감염 예방	• 무균법 숙지, 무균상태 유지 • 수술복 및 가운 착용 실시
수술 부위 오류 방지	수술 부위 표시 및 타임아웃(Time Out)시행
간호기록	수술 정보 기록
이물질 잔류 방지	수술 계수(거즈, 바늘, 수술기구 등) 확인
실혈량 측정	수술 중 흡입기, 상처배액, 흉관, 세척액 등 계산
라텍스 알레르기 확인	수술 전 라텍스 민감성 확인

> TIP 타임아웃(Time Out) 진행
> 환자(마취 유도 전의 경우), 마취의, 집도의, 간호사가 함께 정확한 대상자 확인, 수술명, 수술 부위를 확인하고 매뉴얼에 서명한다. WHO 권고는 마취 유도 전, 수술 시작 직전(피부 절개 전), 수술실을 떠나기 전이다.

❸ 수술 후 간호

(1) **목적** ✅기출 '23 '22 '21 '16

회복 증진과 합병증의 예방으로 건강을 적정 수준으로 회복하는 것으로, 통증 조절, 감염 방지, 상태 변화별 대처 등 시행

(2) **수술 직후(회복실)** ✅기출 '20 '15 '14

① 마취로부터의 회복 및 안정된 활력징후, 출혈의 징후가 없어질 때까지 간호
② 회복실 입실 시 기초 사정 : 기도개방성, 호흡음 청진, 심전도 모니터링, 활력징후, 피부색, 의식수준 및 지남력, 수술 부위 상처배액, 출혈 유무, 섭취량과 배설량 등

(3) **마취 회복**

① 연하반사가 나타나고 자가호흡이 유지되면 기관 내 삽관 제거
② 분비물에 의한 기도폐쇄를 막기 위해 필요시 흡인 실시
③ 회복실 첫 15분 동안은 5분마다, 그후에는 매 15분마다 활력징후 측정
④ 피부색, 입술, 손톱 색을 통해 청색증 유무 확인
⑤ 구강 분비물, 혈액 등이 성대를 자극하면서 생기는 후두경련 확인
⑥ 지남력 및 의식수준 사정

(4) **수술 후 간호중재** ✅기출 '23 '22 '20 '16

① 심호흡, 사지 움직임 권장
② 마취에서 깰 때 혼돈이 나타날 수 있으므로 침상 난간을 올리며 관찰함
③ 척수 마취 환자는 뇌척수액 유출로 두통이 발생할 수 있으므로 두통 시 수분섭취 증가시키고, 머리를 바르게 눕힘
④ 수술 직후 인두반사 회복 시까지 머리를 비스듬히 옆으로 한 자세나 측위 권장
⑤ 효율적 기침, 분비물 제거, 산소요법, 호흡운동 권장
⑥ 매 15분마다 활력징후로 순환기능 장애 확인
⑦ 부정맥, 고혈압, 저혈압 발생 유무 관찰
⑧ 수술 부위 배액량과 출혈량 사정
⑨ 수술 직후 2시간 내에 오심, 구토가 발생하기 쉬우므로 필요시 시원한 수건과 얼음 제공

> **자주 묻는 질문**
> **Q.** 수술 후 기침과 심호흡을 격려하는 이유가 무엇인가? '22
> **A.** 수술 후 합병증인 무기폐, 폐렴, 폐색전증 등을 예방하기 위함입니다.

(5) 수술 후 병동 간호 ✓기출 '21

구분	내용
호흡기계	• 폐음 청진 및 타진으로 분비물 정도 파악 • 무기폐, 폐렴, 폐색전증 같은 호흡기 합병증 증상 확인 • 심호흡 및 기침, 강화 폐활량계 권장
순환기계	• 활력징후 측정, 양쪽 족배 맥박 비교, 말초혈관순환 사정 • 조기이상 시행 • 다리 운동 및 항혈전 스타킹 착용 권장
신경계	• 지남력 및 의식수준 사정 • 관절강직, 감각 저하 등 합병증 사정
수분 – 전해질 균형	• 섭취량과 배설량 측정, 수분 과다 및 결핍 확인 • 영양상태 사정, 체중 측정
요로계	• 배뇨곤란 시 도뇨관 삽입 • 소변의 색, 혼탁, 양 등 관찰
위장관계	오심, 구토 및 장 연동운동 감소 확인
통증	통증자가조절장치(PCA)나 비약물 요법 등으로 통증 조절
출혈주의	차고 축축하며 창백해지는 피부, 맥박수 증가, 혈압저하 등 출혈 징후 관찰
상처 치유	반좌위로 눕힌 상태에서 무릎을 구부려 보고 이완, 돌출된 부위에 소독된 생리식염수를 적신 거즈로 덮어줌

CHECK 실제 면접장에서 이렇게 물어본다!

* 2015 | 경북대 수술 전 방광을 비우는 이유를 말해보시오.
* 2014 | 국민건강보험공단 수술 전 부위를 확인하는 방법을 말해보시오.
* 2023·2018 | 경북대 수술간호에서 환자 안전을 위해 시행하는 것은?
* 2017 | 서울대 수술을 위해 NPO 및 수술준비를 마친 상태에서 응급수술로 인해 예정된 수술이 취소되었다. 대상자에게 어떻게 설명할 것인가?
* 2023 | 경북대 수술 중 환자 안전을 위해 시행하는 것은 무엇인가?
* 2023 | 용인세브란스 2021 | 아주대의료원 수술 전 간호에 대해 말해보시오.
* 2023 | 인천성모 2021 | 계명대동산 2021 | 연세의료원 수술 후 간호를 말해보시오.
* 2020 | 계명대동산 2017 | 부산백병원 2017 | 인하대 수술 후 합병증을 예방하기 위해 어떤 것을 해야 하는지 말해보시오.
* 2019 | 동아대 수술 전 간호 시 준비해야 하는 것을 말해보시오.
* 2015 | 서울성모 2014 | 아주대 수술 후 환자에게 쇼크가 온 경우 어떻게 할 것인지 말해보시오.
* 2023 | 울산대 수술 후 환자에게 교육할 내용을 말해보시오.
* 2023 | 부산백병원 2014 | 아주대 수술실 물품 개수를 확인하는 이유를 말해보시오.

관련 의학용어 알고가기

약 어	용 어	의 미
OR	operating room	수술실
TAH	Total abdominal hysterectomy	복부를 통한 자궁적출술
C/S	cesarean section	제왕절개
K-T	kidney transplantation	신장이식술
I&D	incision & drainage	절개와 배농
D&S	debridment & suture	박리와 봉합술
PDA	patent of ductus arterious	동맥관 개존증
VSD	ventricular septal defect	심실중격결손
	anesthesia	마취
	postoperative recovery room	수술 후 회복실
ABR	Absolute bed rest	절대 안정
	Drapping	방포
	surgical procedure	수술 절차
ER	emergency room	응급실
ICU	intensive care unite	중환자실
OD	every day	매일
OP	operation	수술
I&O	intake and output	섭취량과 배설량
NPO	nothing by mouth	금식
hx	history	병력
Dx	diagnosis	진단
cath	catheter, catheterrize	카테터 삽입
RD	regular diet	일반식

CHAPTER 11 기출문제 맛보기

학습목표
1. 복원한 기출 문제를 통해 필기 유형을 익힐 수 있다.
2. 해설을 통해 전공 개념을 확실히 할 수 있다.

2024 한국보훈복지의료공단

1 낙상 예방 중재로 옳지 않은 것은?

① 침상난간 올리기
② 미끄럼방지 슬리퍼 착용
③ 어두운 조명
④ 상단바 사용
⑤ 천천히 기상하기

✅Advice 어두운 조명은 낙상의 주요 원인이다. 주변 환경을 볼 수 없기 때문에 넘어질 위험이 증가한다. 특히 야간에는 수면 방해를 최소화하는 정도의 조도로 조명 밝기를 유지해야 한다.

2022 부산대

2 3세 아동이 한밤 중 열이 올라 응급실로 내원하였다. 대상자는 현재 오한을 호소하고 있으며 피부는 차고 창백하며 소름이 돋아있다. 적절한 간호중재는?

① 담요를 덮어 체온을 보온한다.
② 아이스백을 적용한다.
③ 미온수 목욕을 시킨다.
④ 벤츄리 마스크를 적용하여 산소를 공급한다.
⑤ 냉각 도모를 위하여 환기시킨다.

✅Advice 대상자는 발열의 단계 중 오한기(상승기)에 있다. 오한기는 시상하부가 기존 체온을 올려 열 생산의 기전이 일어나는 시기이며 10 ~ 40분간 지속된다. 활동을 제한하고 담요 등으로 보온하며 수분섭취를 증가시키는 것이 이 시기에 적절한 간호중재이다.

✅ 1.③ 2.①

2022충북대 2022부산대 2022경상대 2021서울보라매 2018전남대

3 다음 중 욕창 간호중재로 옳은 것은?

① 2시간마다 체위 변경을 시행한다.
② 침상머리를 30° 이상 올려둔다.
③ 순환 촉진을 위해 돌출 부위를 마사지한다.
④ 욕창 부위 세척 시 알코올을 사용한다.
⑤ 괴사된 조직은 건조하게 유지한다.

✅Advice ② 침상머리를 30° 이상 높일 경우 응전력이 발생하여 욕창이 호발할 수 있다.
③ 손상된 피부나 조직, 뼈 도출 부위 마사지는 금기다.
④ 알코올은 혈관을 수축하여 혈류를 감소시키므로 사용하지 않는다.
⑤ 괴사조직은 습윤 상태로, 주변 조직은 건조한 상태로 유지하여야 한다.

2021부산대 2021부산양산대 2021한국보훈복지의료공단

4 TPN 제공 대상자의 간호에 대한 설명으로 옳지 않은 것은?

① 빨리 투여되지 않도록 철저한 관리가 필요하다.
② TPN 용액을 다른 약물, 혈액과 같은 관으로 투여하면 안 된다.
③ 투여 중단 시 용량을 서서히 감량해야 한다.
④ 감염 예방을 위해 주입용 튜브를 48시간마다 교환해야 한다.
⑤ 혈당 조절에 신경을 써야 한다.

✅Advice 감염 예방을 위해 주입용 튜브를 24시간마다 교환해야 한다.

2021원주세브란스 2021양산부산대

5 항생제 내성균인 VRE를 가진 입원환자가 전동을 왔을 때 간호중재로 옳은 것은?

① 표준주의가 아닌 접촉주의를 적용하여 관리한다.
② 병실에 들어갈 때에는 마스크를 착용해야 한다.
③ 이동 시에는 대상자에게 덴탈마스크를 착용시켜야 한다.
④ 환자와 90cm의 거리를 유지하여야 한다.
⑤ 되도록 1인실에 격리하며 불가능한 경우 코호트 격리한다.

✅Advice ① 표준주의와 더불어 적용한다.
②③ 공기주의 격리 방침에 속한다.
④ 비말주의 격리 방침에 속한다.

☑ 3.① 4.④ 5.⑤

2021전북대 2021한국보훈복지의료공단

6 수혈을 받던 환자가 발열, 빈맥, 두통, 저혈압, 청색증 등의 증상이 나타났을 때 우선적으로 해야 하는 조치로 옳은 것은?

① 해열제를 투여한다.
② 혈액 주입 속도를 늦추며 반응을 확인한다.
③ 이뇨제를 투여한다.
④ 생리식염수를 정맥에 주입한다.
⑤ 즉시 수혈을 중단한다.

✿**Advice** 수혈 부작용인 용혈반응에 대한 특징이다. 용혈반응이 나타났을 때는 우선적으로 즉시 수혈을 중단해야 한다.

2021서울의료원

7 연하곤란으로 입원한 환자에게 비위관을 삽입하라는 처방이 났다. 다음 중 비위관 삽입 절차로 옳은 것은?

① 튜브의 길이는 대상자의 코에서 검상돌기까지의 길이이다.
② 삽입이 잘 이뤄지지 않을 때에는 꿀꺽 삼키게 한다.
③ 무의식 환자의 경우 좌측위를 취하거나 고개를 옆으로 돌려서 삽입한다.
④ 삽입 시 인두를 지날 때에는 고개를 뒤로 젖히도록 한다.
⑤ 튜브 삽입 시에는 코로 호흡을 하도록 한다.

✿**Advice** ① 튜브의 길이는 대상자의 코에서 귓불을 지나 검상돌기까지의 길이로 측정한다.
③ 무의식 환자의 경우 우측위를 취하거나 고개를 옆으로 돌려서 삽입한다.
④ 삽입 시 인두를 지날 때에는 고개를 약간 앞으로 숙여 식도를 넓힌다.
⑤ 튜브 삽입 시에는 삽입이 용이하도록 입으로 숨을 쉬게 한다.

2021충북대 2021전북대 2021원주세브란스 2021한국보훈복지의료공단 2021서울의료원

8 다음 중 혈압 측정에 대해 올바르게 말한 사람은?

① 가현 "혈압계 커프의 폭이 넓으면 혈압은 높게 측정된다."
② 나현 "대퇴혈압은 상완혈압보다 10 ~ 40mmHg 정도 높다."
③ 다현 "상완혈압 측정 시 양쪽의 혈압 차이가 5 ~ 10mmHg이면 정상이다."
④ 라현 "혈압 측정 시 커프는 팔이나 대퇴 둘레보다 20% 넓은 것이 이상적이다."
⑤ 마현 "혈압기의 밸브를 너무 빨리 푼다면 수축압이 높게 측정된다."

✿**Advice** ① 커프의 폭이 넓으면 혈압이 낮게 측정된다.
② 대퇴혈압은 상완혈압보다 수축기압이 10 ~ 40mmHg 정도 높으나 이완기압은 동일하다.
④ 혈압측정 시 커프는 팔이나 대퇴의 둘레의 40% 정도의 너비, 혹은 팔의 지름보다 20% 넓은 것이 이상적이다.
⑤ 혈압기의 밸브를 너무 빨리 풀 경우 수축압은 낮게, 이완압은 높게 측정된다.

☑ 6.⑤ 7.② 8.③

2023서울의료원 2021한국보훈복지의료공단 2019충북대

9 배뇨에 대한 내용으로 옳은 것은?

① 정상 소변은 산성 ~ 염기성을 모두 띨 수 있다.
② 성인은 방광에 소변이 500ml 이상 모일 경우 요의를 느낀다.
③ 정상 성인의 1일 배뇨량은 2L 이상이다.
④ 24시간 소변량이 100ml 이하일 경우 이를 핍뇨(Oligu ria)라고 부른다.
⑤ 소변에 비정상적으로 당이 포함될 경우 과다한 거품이 생성된다.

✓Advice ② 200 ~ 300ml 축적될 경우 요의를 느낀다.
③ 정상 성인의 1일 배뇨량은 1,500 ~ 2,000cc이다.
④ 무뇨(Anuria)라고 부른다.
⑤ 단백뇨의 특징이다.

2024강원대

10 우리나라에서 가장 흔한 요실금은?

① 절박성 요실금
② 복압성 요실금
③ 기능성 요실금
④ 반사성 요실금
⑤ 기능적 요실금

✓Advice 복압성 요실금은 중년 여성이나 출산 후 여성에게 흔히 발생하는 요실금 유형이다. 전체 요실금 사례 중 약 60 ~ 80%를 차지한다.

9.① 10.②

주주쌤의 슬기로운 실습 4컷

🔖 PICU 편

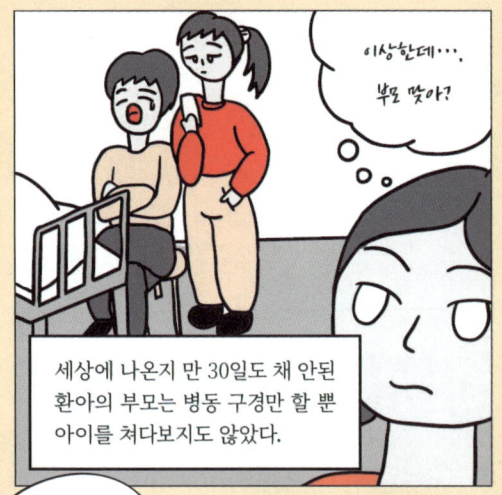
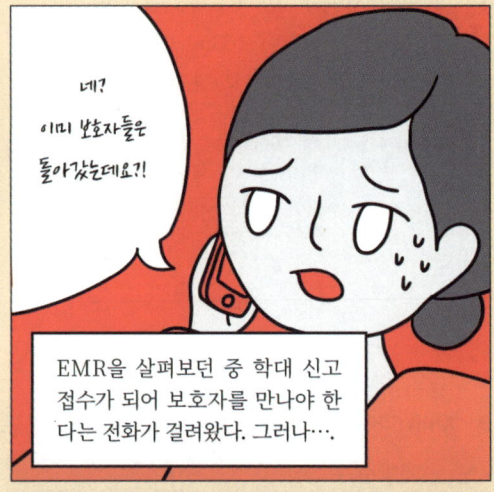
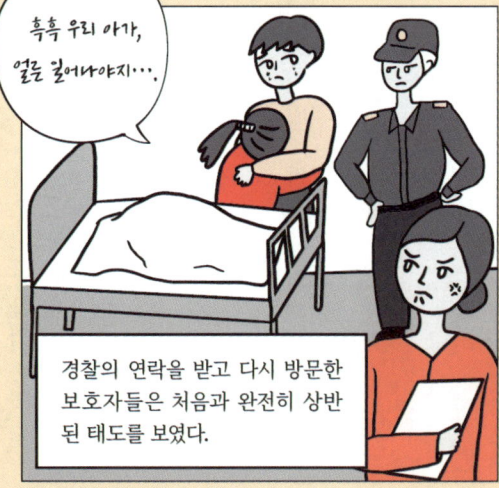
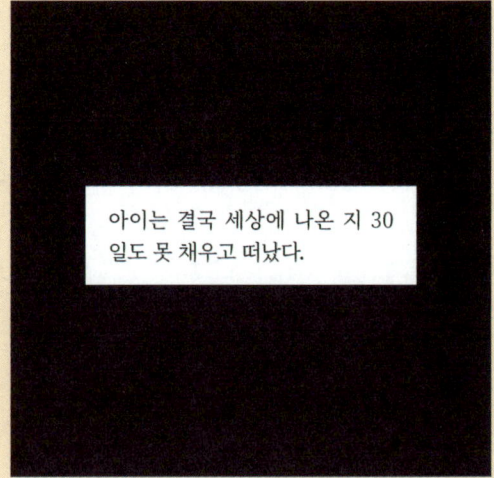

생각보다 학대의 현장은 가까이에 있다.
나는 안일한 마음으로 아동학대를 마주했지만, 앞으로 실습하게 될 모두는 약자인 아동에게 옹호자로서 의료인의 의무에 대해 늘 생각하며 예민하게 반응하길 바란다.

PART 02

성인간호학

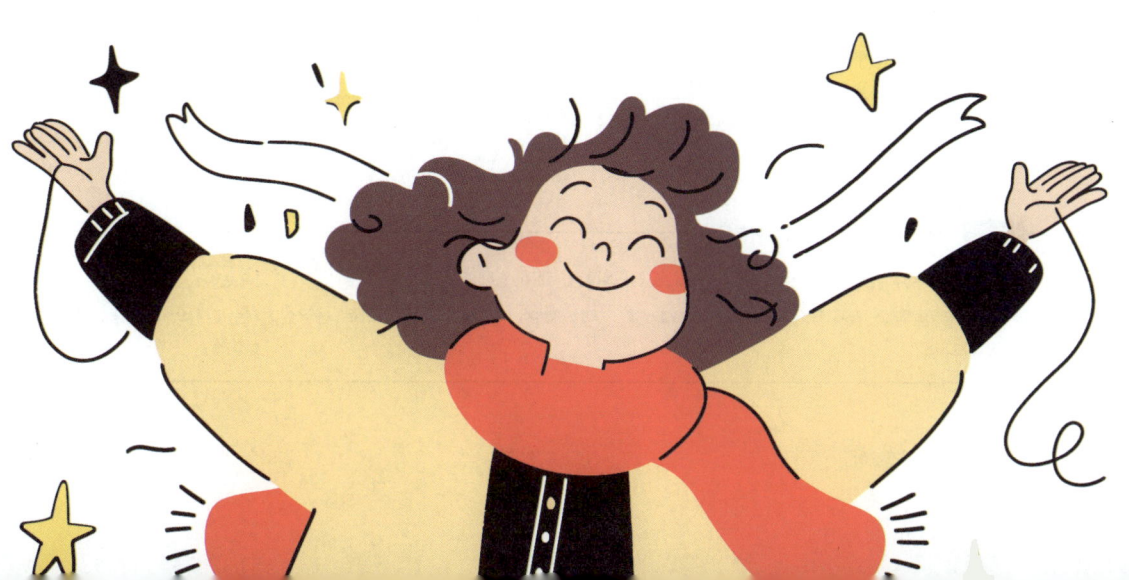

CHAPTER 01 총론

출제빈도 ●●●○○ | 학습결과 ☺☺☹

학습목표
1. 쇼크의 원인과 증상에 대해 설명할 수 있다.
2. 노인 간호중재 및 재활 과정에 대해 설명할 수 있다.
3. 통증관리에 대해 설명할 수 있다.

기출 키워드 | ☐ 아나필락시스 쇼크 ☐ 알레르기 반응 유형 ☐ 재활간호 ☐ 통증 관리

1 쇼크

(1) 원인  기출 '23 '19 '17 '16

구분		내용
저혈량성 쇼크	원인	혈액 또는 체액 손실 시 심장으로 돌아오는 정맥혈량이 감소로 인해 전부하와 심박동량 감소, 심박출량 감소와 조직관류 저하, 세포대사 부전으로 인한 쇼크 발생
	증상	출혈, 구토, 설사, 요붕증, 고혈당증, 화상
심인성 쇼크	원인	심수축력 장애로 심박출량이 감소하며 정상적인 대사요구가 일어나지 못할 때 발생
	증상	심근경색, 심정지, 심실세동, 심근비대
아나필락시스 쇼크	원인	알레르기원에 노출되었을 때 신체 전신의 혈관 내에서 항원 – 항체반응으로 발생
	증상	혈압 저하, 심근 수축력 감소, 기관지의 심한 부종 및 폐쇄
신경성 쇼크	원인	전신혈관 이완으로 발생
	증상	척수 손상, 심한 스트레스, 심한 통증
패혈성 쇼크	원인	혈관 내 미생물 침입으로, 미생물이 생성한 다량의 독소가 혈관 내로 들어가 전신성 염증 반응을 일으켜 발생
	증상	오한, 쇠약함, 차갑고 창백한 피부, 호흡곤란

> **CHECK** 실제 면접장에서 이렇게 물어본다!
> * 2023 | 인천성모병원 아나필락시스 쇼크 증상 및 치료약물에 대해 말해보시오.
> * 2023 | 국민건강보험공단 2023 | 인천성모병원 2022 | 은평성모병원 2016 | 전남대 아나필락시스 쇼크로 응급실에 온 환자의 간호중재를 말해보시오.

(2) 증상 ✅기출 '16

구분	내용
호흡기계	• 빠르고 얕아지며, 호흡수 증가 • 저산소증, 호흡성 알칼리증, 좌심부전 동반 시 호흡곤란과 수포음(Crackles) 발생
심혈관계	빈맥 상태로 맥박수 증가, 저혈압 유발
신경내분비계	안절부절못하거나 흥분, 불안, 저산소증 진행 시 혼돈과 기면, 의식상실
비뇨기계	• 소변량 감소로 인한 핍뇨 • 한 시간 이상의 저산소 상태 지속 시 급성 세뇨관괴사와 신부전 발생
근골격계	• 조직 저산소증, 혐기성 대사 등으로 골격근 허약 및 통증 발생 • 근육 약화 및 심부건 반사 감소
피부계	• 혈관 수축 및 조직 관류 감소로 인해 피부가 차고 창백해짐 • 청색증 및 축축한 피부

(3) 쇼크 3단계

구분	내용
1단계 (보상단계)	• 지남력 있음, 의식수준의 변화, 호흡 수 증가, 맥압 감소, 폐 혈류 감소 등 • 쇼크 발생 1~2시간 내 원인 교정 시 상태 호전
2단계 (진행단계)	• 말초 맥박 감소, 피부·골격근·신장·위장관 관류 감소, 부정맥, 심근 괴사 등 • 생명이 위급한 응급상태(1시간 이내 원인 교정 필요)
3단계 (불응단계)	• 심각한 저혈압, 불규칙하고 극단적인 서맥, 뇌손상으로 인한 혼수, 반사 소실 • 다발성 장기부전 증후군

(4) 치료 ✅기출 '18 '16 '15

구분	내용
수액 요법	• 정질성 용액 : 0.45%Nacl, 0.9%Nacl 등 • 교질용액 : 5%알부민은 모세혈관의 교질삼투압 증가시킴 • 혈액 성분 : 출혈로 인한 쇼크인 경우 전혈(Whole blood), 농축적혈구(Packed Red Cell) 주입하여 급성출혈로 인한 저산소증 예방
약물	• 혈관수축제 : Dopamine, Epinephrine, Norepinephrine • 심근수축력 강화제 : Dobutamine • 심근관류 강화제 : Sodium Nitroprusside(Nitropress) • 항생제 : 패혈성 쇼크 의심 시 혈액배양 검사 진행 및 광범위 항생제 복합적으로 사용 **TIP** 수액 요법만으로 적절한 관류를 유지하기 어려울 경우 약물을 사용하여 심근 수축력을 강화시켜 심박출량 증가, 혈관 수축, 심박동 수를 조절한다.

(5) 간호중재

① 저산소혈증 시 고농도의 산소공급이 필요(단 지속적으로 pH 저하, $PaCO_2$ 상승을 보이면 기계적 환기)

② 기도 분비물 정체 시 진동, 타진, 체위배액 등 흉부 물리 요법 적용

③ 뇌조직관류 저하로 인한 행동변화, 안절부절못함, 혼돈 등의 의식변화 관찰

④ 매시간 소변량을 측정하여 신장 관류상태 확인

> **TIP** 등장액은 혈액 내 전해질 불균형이 없을 때 저혈량 쇼크에서 가장 먼저 사용되며 성인의 경우 2 ~ 3L 수액을 공급한다. 과도한 수액 공급으로 인한 합병증을 예방하기 위해 소변량을 측정한다.

⑤ 체온 상승 및 저하 확인

⑥ 변형 트렌델렌버그 체위(Modified Trendelenburg's Position) : 하지를 30 ~ 45° 높인 상태에서 무릎을 곧게 펴고 흉부와 머리를 약간 높게 두어 하지로부터 정맥귀환을 돕도록 함

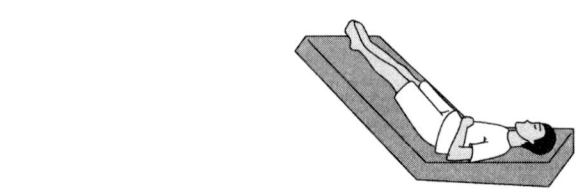

▲변형 트렌델렌버그 체위

관련 기사

벌 쏘임 사망자 24명 중 15명은 아나필락틱 쇼크로 사망

응급실 손상환자 심층조사 결과 최근 5년간 벌 쏘임 사고는 총 5,457건 중 151명이 입원하고, 24명이 사망하였는데, 이 중 15명은 아나필락틱 쇼크로 사망하였다. 혈압 저하, 목과 혀가 붓는 증상, 호흡 곤란, 구토 등의 증상이 대개 30분 이내 빠르게 진행되며 심할 경우 사망에 이를 수 있다. 아나필락틱을 예방하는 가장 좋은 방법은 알레르기 물질을 멀리하는 것이다. 외출 시 향수, 화장품 사용을 자제하고 꽃가루 알레르기는 마스크를 착용한다. 또한 벌초 등을 하는 경우 혈압을 높이고 심장박동과 호흡수를 늘려주는 에피네프린 주사를 처방받아 소지하는 것이 안전하다.

☑ **이렇게 물어볼 수 있어요!**
1. 아나필락시스를 우려하는 환자에게 어떻게 설명할 것인지 말해보시오.
2. 아나필락시스 환자에게 우선적으로 시행할 간호중재를 말해보시오.

❷ 노인간호

(1) 노년기 변화 ✓기출 '19 '16 '15

① 생리적 변화

구분	내용
피부	• 피부탄력성 저하, 표피가 얇아짐, 건조하고 거칠어짐 • 멜라닌 생성 감소로 모발색이 백색으로 변화
근골격계	• 허리가 굽어져 자세가 앞으로 쏠림 • 척추 압박으로 길이가 감소하여 키가 줄어들고 골밀도 및 근력 감소
심폐기능	• 좌심실 크기 감소, 심장판막과 동맥이 두꺼워지고 탄력 감소 • 호흡기계 근육 효율 저하 • 폐동맥압 증가 • 기침 능력이 떨어지고 분비물 제거가 어려워짐 • 폐의 강직, 폐포 표면적이 감소하여 폐 기능 저하
소화기계	• 치아 상실, 위산 분비효소 감소 • 소화 능력 저하 • 쓴맛, 신맛을 제외한 맛들의 역치 상승 • 항문 괄약근 긴장도가 떨어져 변실금 유발
비뇨생식기	• 불수의적 방광 수축으로 긴박뇨, 요실금 발생 • 방광용적, 신장 혈류 및 사구체 여과율 감소 • 여성은 질 분비물 감소로 질 건조와 소양증 발생, 남성은 전립선비대증 발생
감각 · 신경계	• 신경 전도가 느려져 반응 지연, 기억력 감퇴 • 숙면이 어렵고 자는 동안에도 깨어나는 횟수 증가 • 안구 건조와 시야 감소, 노안

② 심리 · 사회적 변화 및 의사소통

구분	내용
심리 · 사회적	• 또래 집단과 애착 형성 • 최근 기억 회상력, 기억 능력, 추리력, 논리력 감소 • 신체적 변화에 끊임 없는 적응
의사소통	• 반응 및 이해에 충분한 시간 제공 • 반복 설명 및 그림 · 요약 설명 • 얼굴을 보며 천천히 대화

(2) 간호중재
① 목욕 시 따뜻한 물을 이용하고 비누는 가급적 피하도록 함
② 피부 건조를 예방하기 위해 로션, 보습제 사용
③ 골다공증 예방 위해 칼슘제 복용, 체중부하 운동 권장
④ 낙상 예방 교육
⑤ 분비물을 묽게 하기 위해 수분 섭취 권장
⑥ 호흡기 감염에 취약하므로 감기와 폐렴 예방 위해 예방접종 실시
⑦ 소량의 음식을 자주 섭취
⑧ 취침 전 커피, 알코올, 수분 섭취 제한
⑨ 요실금 예방 위해 케겔운동 권장.
⑩ 야간등 설치
⑪ 규칙적인 수면패턴유지, 낮잠 제한

> **자주 묻는 질문**
> Q. 노인 간호에서 중요하다고 생각하는 것을 말해보시오 '19 '15
> A. 노인은 감각, 지각 능력 및 신체기능이 저하되기 때문에 낙상이나 욕창과 같은 신체 손상 위험성이 큽니다. 따라서 손상을 예방하기 위한 간호가 중요합니다.

TIP 노인의 통증사정

사정	내용
P(통증 위치)	대상자가 통증을 느끼는 특정 위치를 조사한다.
Q(통증 양상)	대상자가 느끼는 통증을 비교적 알기 쉬운 경험에 빗대어 표현하도록 한다. 예 날카로운 통증 – 바늘에 찔리는 느낌
R(통증 요인)	통증을 완화시키기 위하여 대상자가 수행했던 일이나 효과를 보았던 것을 이야기 하도록 한다.
S(통증 강도)	통증 강도 기준을 구체적으로 제시한다. 예 0점은 통증이 없을 때, 5점은 통증이 강할 때를 의미한다면 현재 왼쪽 허리에서 느끼는 통증은 몇 점입니까?
T(통증 시기)	대부분 통증이 서서히 시작되어 구체적으로 기억하기 어렵다.

CHECK 실제 면접장에서 이렇게 물어본다!
* 2020 | 대구파티마 골절된 노인환자에게 생길 수 있는 합병증은?
* 2022 | 용인세브란스 노인에게 호발하는 질환이 무엇이라고 생각하며 이를 어떻게 교육할 것인가?
* 2023 | 국민건강보험공단 노인과의 의사소통 세 가지를 말해보시오.
* 2019 | 일산병원 일반 성인과 75세 이상 노인의 차이점 및 간호에 대하여 말해보시오.
* 2023 | 순천향대 2022 | 성빈센트 노인 간호중재에 대해 말해보시오.

❸ 재활간호

(1) 목적

① 자신의 기능을 최대로 활성화시키고 효능 발휘
② 삶의 질 유지 및 달성 목표
③ 합병증 예방 안녕감 증진, 사회 재적응
④ 환자와 가족이 변화된 삶의 형태를 받아들이고 적응할 수 있도록 함

(2) 과정

구분	내용
평가	• 의학적 평가, 신체적 장애 정도, 일상생활 능력, 사회심리적 문제 평가 • 현실적인 목표 설정
동기부여	대상자의 내·외적 환경요인 고려 및 대상자의 심리적 안정과 사기 증진
재활	구체적인 목표 설정 및 재활 프로그램 수정
퇴원 및 추후 관리	퇴원 후 규칙적인 방문과 검진으로 2차적 장애 예방

(3) 재활운동 ✓기출 '19 '14

구분	내용
치료적 운동	• 수동적 운동 : 관절의 가동범위 및 순환 유지를 위해 물리치료사에 의하여 수행되는 운동 • 능동보조 운동 : 대상자가 물리치료사나 간호사의 도움을 받아 정상적인 근육의 기능을 유지하기 위해 수행하는 운동 • 능동운동 : 도움 없이 대상자 스스로 근력 증진을 위해 수행하는 운동 • 저항운동 : 손이나 기계에 의한 저항에 대항하며 근력 증진을 위해 수행하는 운동 • 신장운동 : 물리치료나 또는 기계의 힘을 이용하여 근육을 신장시키는 운동
근수축 운동	• 등척성운동 : 근섬유의 길이가 변하지 않고 근육 장력만 변화하는 정적운동으로, 근육의 위축 및 근력 저하 방지 • 등장성운동 : 근섬유 길이가 변동하며 근육 장력은 그대로 유지되는 동적인 운동(아령, 윗몸 일으키기, 팔굽혀 펴기, 턱걸이 등) • 등속성운동 : 운동속도가 미리 정해져 있는 운동기계에서 실시하는 저항운동
관절가동 범위운동 (ROM)	• 관절이 최대로 움직일 수 있는 한도를 유지하기 위한 운동 • 편안하게 똑바로 누워 팔은 옆으로 놓고 무릎은 신전상태를 유지 • 각 관절을 1일 1회 이상 세 번씩 시행 • 관절은 천천히, 부드럽게 움직임

(4) 기형 및 합병증 예방 체위 ✓기출 '23

구분	내용
앙와위	• 머리와 척추를 일직선으로 위치 • 팔은 팔꿈치에서 굴곡되고 손은 복부 측면에 놓게 함 • 하지는 신전시키고 대전자 부위에 trochanter roll 적용하여 하지 외회전 예방 • 매트리스와 발판 사이 공간에 발뒤축이 뜨게 하고 발가락은 위를 향하게 함
측위	• 머리와 척추를 일직선으로 위치 • 고관절 윗부분을 앞쪽을 향하게 하고 약간 외전된 위치가 되도록 베개로 지지
복위	• 머리를 외측으로 돌리고 신체 나머지 부분과 일직선으로 위치 • 팔은 견관절에서 외전 또는 외회전, 팔꿈치는 구부림 • 발뒤꿈치는 매트리스에 닿지 않도록 함

(5) 물리치료 ✓기출 '20 '18 '13

구분	내용
열요법	• 진통 작용과 근연축 감소, 부종 흡수 촉진 • 금기 대상 : 급성 염증, 외상, 출혈, 무감각한 부위, 동맥부전, 허혈, 악성종양, 심맥관 질환, 호흡질환, 신부전, 노인 및 유아
냉요법	• 진통 작용과 항염증 효과, 근경련 억제 • 금기 대상 : 혈관부전, 냉과민증 또는 불인내성, 노인 및 유아, 감각 저하 부위
마사지	• 국소적 혈액공급과 림프순환 촉진, 관절 주위의 부종과 근 긴장도 감소 • 금기 대상 : 급성 염증, 혈전성 정맥염, 악성 종양, 화농성 피부염

(6) 목발보행(Crutch Gait) ✓기출 '19

구분	내용
계단 내려갈 때	목발, 환측 다리 먼저 내리고 건강한 다리를 움직임
계단 올라갈 때	건강한 다리 먼저 올린 후 목발, 환측 다리를 움직임
4점 보행	양쪽 하지에 체중부하가 가능할 경우 이용, 안정적이나 느림
2점 보행	양쪽 하지에 체중부하가 가능할 경우 이용, 4점 보행보다 속도가 빠름
3점 보행	한쪽 하지에 체중부하가 가능할 경우 이용
그네 보행	양쪽 하지에 체중부하가 불가능할 경우 이용

④ 통증

(1) 급성 통증 및 만성 통증 ✓기출 '23

구분	내용
급성 통증	• 지속시간이 짧고 가역적 • 경증 ~ 중증까지 다양 • 불안, 안절부절못함 • 치통, 수술 후 통증, 화상 등
만성 통증	• 3개월 이상 지속, 비가역적 • 점진적 시작, 경증 ~ 중증까지 다양 • 관절염, 요통, 섬유근육통 등

TIP 통증 종류

구분	내용
표재성 통증	피부나 피하조직에 관련되며 국소화, 예리한 통증 수반
심부통증	혈관, 신경, 건 등에서 시작, 표재성 통증보다 오래 지속
내장통	복강이나 두개강 등에서 시작, 통증이 지속적이고 넓음
연관통	통증 부위에서 떨어진 다른 부위에서 통증을 느낌

(2) 통증 사정 ✓기출 '21 '20 '19 '18 '16

비경구적 약물 투여 시 15 ~ 39분 후, 경구적 약물 투여 시 1시간 후 통증 재사정

TIP 통증 사정 도구

• PQRST : 환자가 통증을 호소 시 기초자료를 확보하기 위한 도구이다.

구분	내용
P(Position)	통증의 위치
Q(Quality)	통증 양상
R(Relief or Aggravating Factor)	통증에 영향을 주는 요인
S(Severity or Intensity)	통증 강도
T(Time)	통증 시작 시기와 지속시간

• 숫자통증척도(NRS, Numeric Rating Scale) : 현재 있는 통증을 점수로 나타내어 평가하는 도구로 임상에서 가장 많이 사용한다.
• 얼굴통증척도(FPRS, Pain Affect Face Scale) : 표정을 보고 통증을 평가하며 어린이나 노인에게 사용한다.

(3) 통증관리 ✓기출 '23

① 약물요법

구분	내용
비마약성 진통제	• NSAIDs(비스테로이드성 소염진통제), acetaminophen(아세트아미노펜; tyrenol), aspirin(아스피린) 등 • 염증을 감소시켜 통증을 완화하는 1차 치료제 • 신체적·정신적 의존성, 내성이 없음 • 위장관 출혈 예방을 위해 소화성 궤양용제와 함께 투약 • 천장효과(ceiling effect) 발생 시 다른 약물로 전환 **TIP 천장효과(ceiling effect)** 약물의 용량을 증가시켜도 일정 용량 이상에서는 부작용만 증가하는 현상이다. 내성과 다른 현상이다.
마약성 진통제	• 약한 마약성 진통제 : codein(코데인), tramadol(트라마돌) 등 • 강한 마약성 진통제 : oxycodone(옥시코돈), hydromorphone(하이드로몰폰), morphine(모르핀), fentanyl(펜타닐) 등 • 척수의 신경전달물질 방출 차단 및 통증 완화 • 천장효과가 없어 용량의 제한 없이 증량 가능 • 장기간 사용 시 내성·신체적 의존성이 올 수 있으나 마약 중독과는 구별됨 • 오심·구토(항구토제 투여), 변비(수액, 변 완화제, 섬유식이 제공), 진정작용·혼돈(용량 감량 및 호흡·산소포화도 사정), 호흡억제(투여 전·투여 중 호흡수, 호흡상태 확인, 호흡 8회/분 이하일 시 길항제 Naloxone 투약) 부작용
자가통증 조절장치 (PCA)	• 수술 후 또는 암 환자 등 급성·만성 통증 관리 • 과다 용량 투여 제한 장치 • 정맥, 피하, 경막외강 등을 통해 지속적인 약물 투여(진통 효과 유지) • 환자 스스로 주입 용량을 조절하여 투여

TIP 비마약성 진통제 특징

구분	내용
NSAIDs (비스테로이드성 소염진통제)	• 심한 통증 환자에게 마약성 진통제와 함께 사용할 경우 마약 요구량 감소 • 위장장애, 신장장애, 혈소판 억제, 천식 유발(악화), 출혈 부작용
acetaminophen (아세트아미노펜 ; tyrenol)	• 위장 점막에 영향이 없음 • 혈소판 응집 억제 작용 없음 • 천식, 과민증, 위궤양 및 위출혈, 혈소판 감소증, 출혈 경향이 있는 경우 우선 고려 • 고용량 투여 시 간 손상 위험(간 기능 장애 우려 시 비스테로이드성 소염제 고려)
aspirin (아스피린)	• 경한 통증 사용 • 위장장애 출혈 위험 • 천식 환자 금기

② 비약물 요법 : 물리치료, 경피적 신경자극, 마사지, 열·냉요법 등

③ 진통보조제

구분		내용
신경병증성 통증	항우울제	• amitriptyline(아미트립틸린), paroxetine(파록세틴), imipramine(아미트립틸린), nortriptyline(노르트리프틸린) 등 • 진통제로서 작용하며 화끈거리는 지속성 신경병증성 통증에 효과적 • 통증과 우울증이 있는 수면장애에도 유용(취침 전 투여) • 심근경색 회복 초기 및 부정맥이 있는 경우 순환기계에 영향을 미쳐 심근경색이 악화될 수 있으므로 주의 • 입마름, 졸음, 변비, 현기증 부작용
	항경련제	• gabapentin(가바펜틴), carbamazepine(카르바마제핀) 등 • 진통제로서 작용하며 말초 신경 장애에 따른 급성 통증에 사용 • 암에 의한 신경 손상에 효과적 • 백혈구·혈소판 감소, 간 장애, gabapentin(가바펜틴) 투여 시 초기 어지러움, 졸림 부작용
	스테로이드	• dexamethasone(덱사메타손), prednisolone(프레드니솔론) 등 • 종양 및 신경주위의 부종 감소 • 뇌압 상승, 척수신경 압박, 전이성 골통증, 신경 침범에 의한 증상에 효과적 • 식욕 증진 효과, 행복감, 편안함 제공 • 최소의 효과량을 투여하고 중단 시 서서히 감량 • 위장관 장애 예방을 위해 제산제 병용 • 경구와 식도의 캔디다증, 근육 쇠약, 고혈당증, 체중 증가, 급성 신경증, 위장관 장애 부작용
	벤조다이아제핀계	• diazepam(디아제팜), lorazepam(로라제팜), midazolam(미다졸람) 등 • 진통 효과는 없음 • 급성 불안증과 통증 관련 근육 경련에 사용 • 호흡 억제 부작용
	페노사이아진계	• chlorpromazine(클로르프로마진), haloperidol(할로페리돌) 등 • 진통 효과는 없음 • 마약성 진통제 보조제로 사용 • 졸림, 기립성 저혈압, 추체외로 증상 부작용
골성통증 (비스포스포네이트계)	pamidronate (파미드로네이트)· etidronate(에티드로네이트)	• 골 전이에 의한 통증 조절 및 골절 예방, 고칼슘혈증 조절 • pamidronate(파미드로네이트) 투여 시 권태감, 구역질, 설사 부작용 • etidronate(에티드로네이트) 투여 시 발열 및 경련 부작용
	칼시토닌 (calcitonin)	• 골 전이에 의한 통증 조절 및 골절 예방, 고칼슘혈증 조절 • 만성 신경병증성 통증에도 효과적 • 안면 홍조, 구역질, 구토, 설사 부작용

❺ 알레르기 반응

(1) 과민반응 유형 ✅기출 '24 '20 '19 '18 '16

구분	제1형 아나필락틱 과민 반응	제2형 세포독성반응	제3형 면역복합체성 과민반응	제4형 지연성 과민반응
항체	IgE	IgG, IgM	IgG, IgM	없음
발현 시간	즉시	즉시	즉시, 지연	24 ~ 72시간
매개 물질	히스타민, 비만세포, 프로스탄글란딘	조직 내 대식세포	보체용해	사이토카인, 독성T세포, 대식세포
증상	천식, 알레르기 비염, 아나필락시스 쇼크, 부종, 콧물, 호흡곤란, 청색증	수혈반응	전신성 홍반루푸스, 류마티스 관절염	접촉성 피부염, 장기이식 거부반응

(2) 진단검사

구분	내용
혈액검사	높은 IgE(면역글로불린E) 수치, 호산구 증가
피부검사	• 첩포검사(Patch Test) : 알레르기원을 피부에 부착하여 확인 • 피내반응검사 : 가장 정확한 검사, 소량의 항원을 피내에 직접 주사하여 10 ~ 20분 후 반응 확인 • 긁는 자극검사 : 피내반응검사보다 둔감하지만 안전하여 소아나 민감한 환자에게 실시

(3) 치료 및 간호중재

① 노출차단, 환경 조절
② 약물 요법 aminophyline(호흡기 평활근 이완 효과), corticosteroid(항염증 작용, 면역억제 효과), 항히스타민제(부종과 가려움에 효과)
③ 탈감작 요법
  • 제1형 아나필락틱 과민 반응 치료에 사용
  • 알레르기원을 일정 기간 동안 규칙적으로 주사하며 횟수를 거듭할수록 용량 증가

> **TIP** 면역요법 주의사항
> - 주사할 항원용액은 냉장고에 바로 세워서 보관한다.
> - 주사 시 아나필락시스 쇼크에 대비하고 응급처치를 준비한다.
> - 규칙적인 주사주입이 안 된 경우 주치의에게 보고하고 계획을 새로 세워야 한다.
> - 이전 주사에 부작용이 없었는지 확인 후 주사한다.
> - 매 주사 시, 주사 부위를 변경한다.

(4) 아나필락시스(Anaphylaxis) 쇼크 ✓ 기출 '20 '19 '16
① 제1형 과민반응의 가장 치명적인 형태
② 혈관과 기관지 평활근에 작용하게 되면 광범위한 혈관확장이 일어나 심박출량 감소, 저혈압, 심각한 기관지 협착 발생

> **TIP** 점막세포를 자극하여 콧물, 재채기, 눈물, 충혈, 콧물 등을 유발한다.

③ 관리
- 파울러 자세(Fowler's Position)를 취하고 기도 유지
- 필요시 고농도의 산소 투여
- 정맥 수액 유지(필요시 항경련제, 항히스타민제, 코르티코스테로이드 사용)
- 가능한 빨리 Epinephrine(1:1,000) 0.3 ~ 0.5ml를 피하주사
- 상기도 협착 증가 시 기관 삽관이나 응급 기관절개술 시행

(5) 라텍스 알레르기(Latex Allergy) ✓ 기출 '19 '18
① 자극성 접촉성 피부염
- 라텍스 장갑과 관련하여 가장 빈번하게 일어나는 반응
- 자극 물질에 대한 비알레르기성 피부 반응
② IgE 매개 과민반응(제1형)
- 접촉 후 30 ~ 60분 이내에 발생
- 두드러기, 발진, 비염, 결막염, 저혈압, 가려움증 등이 발생 심한 경우 아나필락시스 반응
③ 알레르기성 접촉성 피부염 또는 지연성 과민반응(제4형)
- 접촉 후 24 ~ 48시간 내에 발생하는 지연성 면역반응
- 접촉한 부위의 소양감, 발적, 부종 등 발생

> **CHECK** 실제 면접장에서 이렇게 물어본다!
>
> * 2025 | 한국원자력의학원 통증을 호소하는 환자에게 통증을 경감시킨 경험이 있는가?
> * 2024 | 삼성창원병원 2024 | 국민건강보험공단 통증 간호중재 방법을 말해보시오.
> * 2023 | 서울아산병원 감염으로 통증을 호소하는 환자에게 어떤 중재를 해줄 것인지 말해보시오.
> * 2023 | 대구가톨릭대 만성통증 관리 방법을 말해보시오.
> * 2023 | 인천성모병원 노인에게 가장 적절한 통증사정도구는 무엇인지 말해보시오.
> * 2023 | 순천향대 통증을 호소하는 환자에게 통증을 완화시켜줄 방법이 무엇인지 말해보시오.
> * 2022 | 국민건강보험공단 실습 중 통증을 호소하는 환자를 해결했던 경험이 있는가? 있다면 해결되었을 때 어떤 마음이 들었는가?
> * 2022 | 인하대 통증 간호중재 시 진통제를 사용할 때 주의사항을 말해보시오.
> * 2022 | 인하대 PCA에 대해 말해보시오.

✅ 관련 의학용어 알고가기

✔	약 어	용 어	의 미
✓	SIRS	systemic inflammatory response syndrome	염증 반응 증후군
✓	TNF	tumor necrosis factor	종양괴사인자
✓	DIC	disseminated intravascular coagulation	파종성혈관내응고
✓	AST	antibiotics skin test	항생제 피부 반응 검사
✓		amputation	절단
✓	PT	physical therapy	물리치료
✓	OT	occupational therapy	작업치료
✓	SWT	shuttle walking test	셔틀 워킹 시험
✓		hemiplegia	편마비
✓		gait ataxia	보행실조
✓	RM	rehabilitation medicine	재활의학과
✓	ROS	review of symptom	증상 검토

CHAPTER 02 심혈관계

출제빈도 ●●●●○ | 학습결과 ☺☺☺

학습목표
1. 허혈성 심장질환에 대해 설명할 수 있다.
2. 심부전과 폐부종, 심부정맥혈전증의 차이와 간호중재를 설명할 수 있다.

기출 키워드 | □ 경피적 관상동맥 중재술   □ 협심증   □ 심근경색   □ 심부전

1 심장

(1) 심장의 구조 ✓기출 '21

심방(우심방, 좌심방), 심실(우심실, 좌심실), 심낭, 방실판막(삼첨판, 이첨판), 반월판막(폐동맥판막, 대동맥판막)

(2) 심전도계 ✓기출 '23 '22

① 전기생리적 : 자동성, 흥분성, 전도성, 수축성, 불응성
② 전도체계 : 동방결절 → 방실결절 → 히스(His)다발 → 좌·우 다발 갈래 → 푸르킨예 섬유
③ 심박출량
  • 1회 심박동량 × 심박동수
  TIP 성인의 정상 평균 심박출량 4~7L/분
  • 심박동량에 영향을 주는 요인 : 전부하, 심근수축력, 후부하

> **자주 묻는 질문**
> Q. 심박출량에 영향을 주는 요인으로 거리가 먼 것은? '23
> ① 승모판   ② 후부하
> ③ 전부하   ③ 심박동수
> A. ①

(3) 기능사정

① 주요 증상 : 흉통, 호흡곤란, 피로, 졸도, 기절, 간헐적 파행증, 부종
② 과거력 : 연쇄상구균 감염, 류마티스 열
③ 신체 검진
  • 시진 : 피부색, 경정맥 팽창, 호흡, 말초부종
  • 촉진 : 말초맥박, 심첨맥박
  • 청진 : 심잡음, 심막마찰음

(4) 심전도 검사
  ① 정의 : 피부에 전극을 부착하여 심장에 나타나는 전기적 활동을 감지, 그래프상의 파형으로 기록하는 방법
  ② 심전도 기본 파형

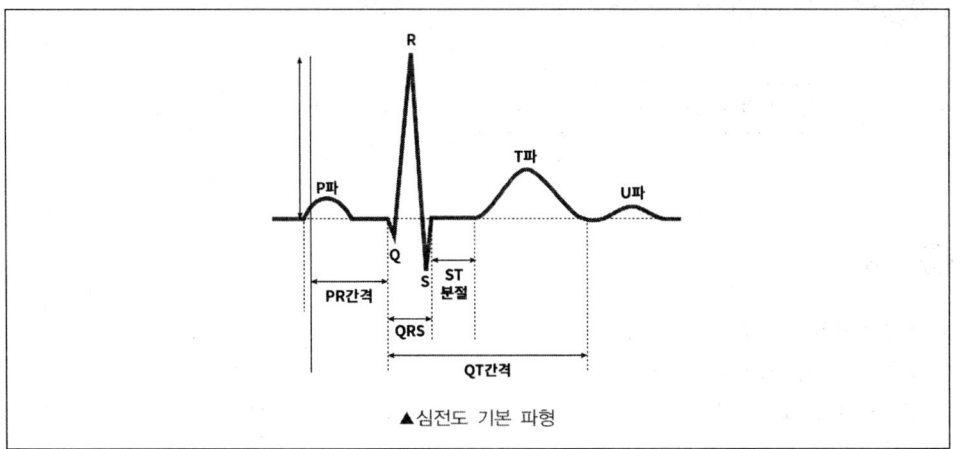

▲심전도 기본 파형

- P파 : 심방의 탈분극(심방수축), 규칙적이지 않고 너무 크거나 변형된 경우 좌심방 또는 우심방 비대 의심, 폭<3칸, 높이<2.5mm
- T파 : 심실의 재분극(정상 소요 시간 : 0.16초, 4칸), 뒤집혀 있거나 뾰족한 경우 허혈성 변화 또는 전해질 이상 의심
- U파 : T파 후에 보일 수 있는 작은 파형
- PR간격 : 동방결절에서 방실결절까지의 전도시간(정상 소요 시간 : 0.12~0.2초), 간격이 길면 방실차단(AV block) 의심, 짧으면(3칸 미만, <0.12초) WPW 증후군과 같은 우회전도 가능성
- QT간격 : 심실의 탈분극부터 재분극이 끝나는 전체 구간, 11칸 미만(<0.44초)
- ST분절 : 심실의 탈분극(심실수축) 후 재분극이 나타나기 전까지 상태(ST 상승 시 급성 심근경색 가능성, ST 하강 시 허혈성 심질환 또는 디곡신 복용 효과)
- QRS파 : 심실의 빠른 탈분극(정상소요시간 : 0.05~0.1초, <2.5칸), QSR이 넓으면 심실성 부정맥 또는 심근 손상 의심, 고전압 QRS는 좌심실 비대 의심

③ 심전도상 심박수 계산

- 분당심박수 = $\dfrac{300}{\text{R사이 큰 칸 수}}$

◉ R-R 간격이 2칸일 경우, 300 ÷ 2 = 150bpm

- 분당심박수 = $\dfrac{1500}{\text{작은 눈금 수}}$

◉ R-R 간격이 20칸일 경우, 1500 ÷ 20 = 75bpm

- 분당심박수 = 6초간 QRS 수 × 10

◉ 6초간 QRS가 9개일 경우, 9 × 10 = 90bpm

- 분당심박수 = 60 ÷ PR간격(초)

◉ PR간격이 0.7일 경우, 60 ÷ 0.6 = 100bpm

TIP 심전도 눈금 시간 및 전압
- 작은 눈금 1칸 = 0.04초
- 큰 칸 = 0.2(큰 칸 5칸 = 1초)
- 수직 최소눈금 1mm = 0.1mV(10mm = 1mV)

④ 심전도 흉부 전극 부착 위치

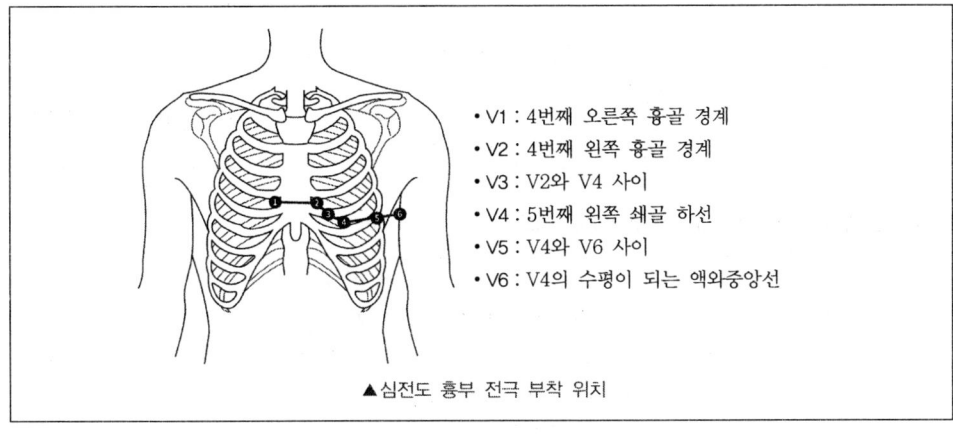

- V1 : 4번째 오른쪽 흉골 경계
- V2 : 4번째 왼쪽 흉골 경계
- V3 : V2와 V4 사이
- V4 : 5번째 왼쪽 쇄골 하선
- V5 : V4와 V6 사이
- V6 : V4의 수평이 되는 액와중앙선

▲심전도 흉부 전극 부착 위치

❷ 허혈성 심장질환

(1) 협심증(Angina Pectoris) ✅기출 '23 '21 '20 '19 '18 '16 '13

구분	내용
정의	심근으로 공급되는 혈류의 감소로 인해 심장근육에 충분한 혈액 공급이 이루어지지 않아 갑작스럽게 발생하는 흉통
원인	• 죽상경화증, 대동맥 협착, 저혈압, 빈혈, 동맥경련 등으로 인한 심근의 산소 공급이 부족 • 피로, 심근비대, 과도한 운동 등으로 산소 요구량 증가
특징	• 쥐어짜는 듯한 흉통 • 3~5분 정도 지속되나 안정을 취하면 사라짐 • 흉골 중앙 아래, 왼쪽 가슴, 팔 안쪽, 견갑골 방사통 • 심전도상 편평한 T파 또는 역전, ST분절 상승
치료	• 약물 치료 : 혈관확장제(NTG, nitroglucerin), 교감신경차단제(β-blocker), 칼슘차단제, 항혈소판, 항응고제제 • 외과적 중재 : 경피적관상동맥중재술(PCI), 관상동맥우회술(CABG) • 통증관리 : 니트로글리세린투여, 아스피린투여
종류	• 안정형 협심증 : 협심증 초기 단계, 휴식 또는 nitroglycerin(니트로글리세린)으로 완화, 통증(5~15분 지속), 심전도 정상 • 불안정형 협심증 : 협심증과 심근경색의 중간, 휴식 또는 nitroglycerin 효과 없음, 통증(15분 이상 지속), 심전도 T파 역전 • 이형성 협심증 : 비특이적 협심증, 관상동맥 경련으로 발생, 신체활동과 무관하게 특정 시간에 통증 발병, 심전도 ST분절 상승

(2) 심근경색(MI, Myocardiac Infarction) ✅기출 '23 '21 '20 '19 '18 '16 '13

구분	내용
정의	이미 좁아진 관상동맥에 혈전으로 막힌 상태
원인	죽상경화반의 파열로 파열부위에 혈소판이 응집되면서 혈전 생성 및 관상동맥 폐색
증상 및 진단	• 격렬하고 쥐어짜는 듯한 분쇄성 흉통(30분 이상) • 휴식 또는 NTG효과 없음 • 수치 변화 : myoglobrin, CK-MB, LDH1, Troponin 상승 • 심전도검사(EKG) : T파 역전(초기), ST분절 상승(급성기), 이상 Q파 발견(후기)
치료	• 약물 치료 : Aspirin, NTG, morphine, 교감신경 차단제(β-blocker) 등 • 혈전용해요법 : Streptokinase, Urokinase, Tissue Plasminogen Activator(t-PA) • 외과적 중재 : 경피적 관상동맥 중재술(PCI), 관상동맥우회술(CABG)
합병증	• 부정맥, 심인성쇼크, 폐수종, 심부전, 폐색전증 등

(3) 협심증과 심근경색 차이 ☑기출 '23 '21

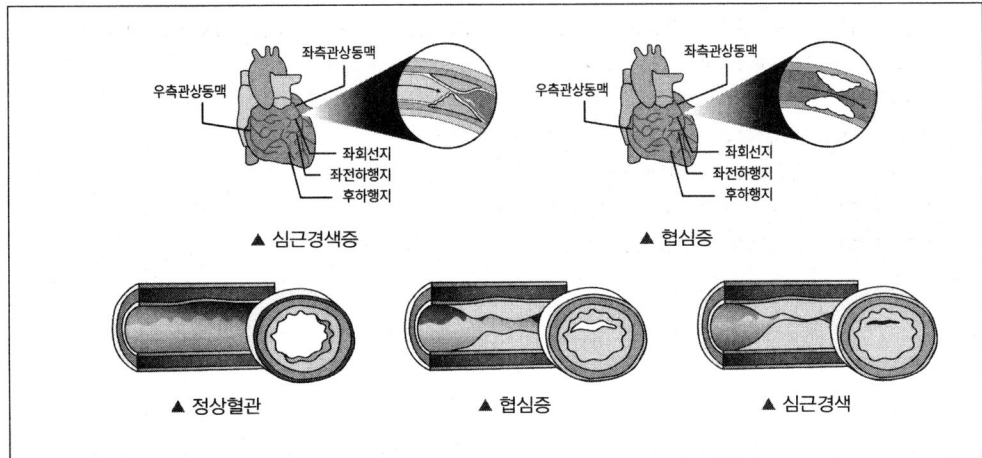

구분	내용
협심증	5분가량 통증이 지속되며 안정을 취하거나 NTG 복용 시 소실
심근경색	• 혈액 공급이 완전히 차단되기 때문에 심장 근육 괴사 발생 • 특정한 상황 없이 갑작스러운 흉통 발생 • 왼쪽 어깨, 양팔, 등, 목 아래, 턱 부위에서 방사통 발생 • 휴식을 취하거나 NTG 복용을 해도 30분 이상 통증 지속 • 통증 강도가 매우 강하여 마약성 진통제 사용

(4) 간호중재 ☑기출 '23

구분	내용
경피적 관상동맥중재술 (PCI)	• 관상동맥 내로 카테터 삽입하여 협착, 폐쇄된 관상동맥 재확장 • 요골동맥, 대퇴동맥을 통해 삽입 • 시술 후 혈전 예방을 위해 항응고제 투여 • 카테터 삽입 부위에 12 ~ 14시간 동안 모래주머니를 얹어 압박(움직임 최소화)
관상동맥우회술 (CABG)	• 협착된 관상동맥 원위부에 내유선동맥, 복재정맥, 우위대망동맥 이식으로 심장에 원활한 혈류 공급 • 다혈관 질환으로 PCI 시행이 어려울 때 또는 PCI를 실패했을 때 시행
니트로글리세린 (NTG)	• 5분의 간격을 두고 3회까지 투여 가능, 설하에 넣고 녹여서 복용 • 약의 효과가 완전할 경우 혀에서 작열감을 느낌 • 빛을 차단해야 하므로 갈색 병에 보관 • 두통, 저혈압, 현기증, 오심, 구토 등이 발생할 수 있음

> **CHECK** 실제 면접장에서 이렇게 물어본다!
>
> * 2023 삼성차원병원 2023 순천향대 2023 인천성모병원 2023 울산대 2023 이화의료원 2021 성남시의료원 2019 인하대 협심증이랑 심근경색의 차이에 대해 말해보시오.
> * 2020 계명대동산 심근 강화에 필요한 약물은 무엇이며 환자에게 어떻게 설명할 것인지 말해보시오.
> * 2023 은평성모병원 심근경색임을 알 수 있는 수치 변화를 말해보시오.
> * 2023 계명대 협심증 진단 방법을 말해보시오.
> * 2023 삼성창원병원 협심증의 외과적 중재로 무엇이 있는지 말해보시오.
> * 2022 은평성모병원 심근경색과 협심증을 진단하는 검사가 무엇인지 말해보시오.

관련 기사

초기 사망률 40% 급성 심근경색

스트레스가 건강을 해치는 주범이란 사실은 익히 알고 있을 것이다. 특히 심혈관 질환의 가장 큰 위험 요소로 혈압 상승, 혈당 변화 등을 유발하고 동맥경화를 일으켜 심근경색 발생 가능성을 크게 높인다. 환절기는 낮과 밤의 기온 변화로 혈관 수축, 혈압 상승으로 갑자기 가슴 통증을 일으키는 등 심근경색의 위험이 높아진다. 돌연사의 주범인 급성 심근경색은 심장으로 향하는 혈류가 차단되어 심장 근육에 치명적인 손상을 일으켜 심한 경우 사망에 이를 수 있다. 건강보험심사평가원의 최근 5년간 급성 심근경색 진료 추이를 보면, 2019년 약 11만 9,000명에서 2023년에는 약 13만 9,000명으로 약 16.8% 증가했다. 2022년 통계청 사망 원인 집계에서도 급성 심근경색증 등 허혈성 심장질환 사망자가 1만 4,739명으로 나타났다. 사회생활이나 일상에서 스트레스가 쌓이면 신체적, 정신적 피로도가 높아지고 면역력도 떨어진다. 이와 함께 식습관, 흡연 등으로 최근 국내 심장질환 환자 수는 꾸준히 증가하고 있다. 급성 심근경색 환자도 20대부터 중년 이상까지 다양한 연령대에서 증가 추세다. 급성 심근경색은 초기 사망률이 40%로 증상 발현 후에 병원으로 옮겨 치료해도 병원 내 사망률이 5~10%에 이른다. 급성 심근경색의 대표적인 전조증상은 가슴 통증이다. 가슴을 조이거나 쥐어짜는 듯한 통증이 나타나는데, 통증이 10분 이상 지속되면 참지 말고 재빨리 병원으로 가야 한다. 통증이 심해지면 목, 턱, 어깨, 왼쪽 팔로 뻗치기도 하며 안색이 창백해지고 식은땀을 흘리기도 한다. 병증이 많이 진행되면 심장 기능 저하로 호흡곤란과 심한 부정맥을 유발해 심장마비의 위험성이 높아진다.

☑ **이렇게 물어볼 수 있어요!**
1. 심근경색 예방을 위해 환자에게 교육해야 할 생활 습관 개선에 대해 말해보시오.
2. 심근경색으로 응급실에 내원한 환자에게 투여할 수 있는 주요 약물과 그 기전을 설명해보시오.

③ 울혈성심부전

(1) 정의
심장기능의 저하로 신체에 충분한 혈액량을 박출하지 못하는 상태

(2) 특징
① 좌심부전 → 우심부전으로 초래
② 심부전은 각각 발생할 수 있으나 어느 한 쪽의 심부전은 다른 쪽에 영향을 미침

TIP 타진음의 종류 및 특징

구분	내용
공명음	소리가 크고 낮은 음, 정상적인 폐의 전체 영역에서 들림
과공명음	공명음보다 크고 낮은 음, 흉막강 내 공기가 다량으로 들어있을 때 들림
편평음	낮고 둔탁한 음, 정상 폐보다 공기가 적고 밀도가 높을 때 들림
둔탁음	• 중간 정도 음 높이 • 정상 폐 조직이 물이나 딱딱한 조직이 되었을 때 폐 위치에서 탁음이 들림
고장음	소리가 크고 높은 음, 위 또는 심한 기흉 시 들림

(3) 좌심부전 및 우심부전 기출 '23 '22 '19 '18 '17

구분		내용
좌심부전	정의	울혈로 인한 가스교환 장애로 발생
	병태생리	좌심실 기능부전 → 좌심실 혈액이 폐정맥으로 역류 → 폐 압력 증가로 폐울혈, 폐부종 발생
	증상 (호흡기)	• 폐울혈 : 발작성 야간 호흡곤란, 기좌호흡(Orthopnea), 청진 시 악설음, 천명음, 많은 양의 거품 섞인 분홍색 객담, 빈호흡, 기침 • 심박출량 감소 : 피로, 허약감, 빠르고 약한 맥박, 심계항진, 안절부절못함, 뇌혈류 감소로 인한 어지러움
우심부전	정의	정맥혈 귀환 장애로, 말초부종 및 정맥울혈 등이 발생하는 심장 기능 저하 상태
	병태생리	우심실 기능부전 → 혈액이 우심실로 역류 → 우심실의 압력 증가 → 정맥울혈 증가 → 정맥귀환 감소 → 중심 정맥압이 증가되어 말초 부종 발생
	증상 (전신)	• 울혈 : 경정맥 확장, 간 비대, 요흔성 부종(Pitting edema), 복수, 중심 정맥압 상승, 말초 부족 • 식욕부진, 오심, 복부팽만, 체중 증가, 혈압 상승 또는 감소

(3) 치료 및 간호중재
  ① 심수축력 강화
   • Digitalis(강심제) 투여 : 심실을 이완하여 심실 내 혈액 귀환량을 높임
   • Dopamine, Dobutamine 투여 : 1회 박출량 및 심근수출력 강화
  ② 심근부하 감소

구분		내용
전부하 감소	이뇨제	• furosemide(푸로세미드) 등 • 나트륨, 수분 배출→ 순환 혈액량 감소→ 전부하 및 폐울혈 감소 • 저칼륨혈증, 저혈압 등 부작용
	정맥확장제	• nitroglycerin 등 • 혈관 확장→ 혈관 내 용적 증가→ 귀환 혈액량 감소→ 전부하 감소 • 두통 및 저혈압 등 부작용
후부하 감소	안지오텐신 전환효소(ACE) 억제제	• captopril 등 • 세동맥 이완→ 후부하 감소 • 심부전 치료 및 예방에 효과적 • 마른 기침, 저혈압 등 부작용
	베타차단제 (β - blocker)	• 교감신경 차단→ 후부하 감소 • 저혈압 등 부작용

  ③ 방문객 제한, 휴식 및 안정
  ④ 가스교환 증진을 위한 산소 공급
  ⑤ 세미 파울러 자세(Semi fowler's Position)로 정맥 환류 감소
  ⑥ 수분과 염분 섭취 제한, 알코올 및 카페인 금지
  ⑦ 소량씩 자주 음식 섭취

(4) **Digitalis 투여 간호** 기출 '20 '19 '17 '16
  ① 투여 전 1분 동안 심첨맥박 측정(서맥 주의)
  ② Digitalis 독성 사정
   TIP 시야가 흐리거나 노랗게 보이며 피로, 식욕부진, 오심, 구토, 졸림, 부정맥, 서맥 등의 증상이 나타난다.
  ③ K+ Monitoring
   • 낮은 혈청 칼륨 수치는 Digitalis의 작용을 높여 독성 가중
   • 높은 혈청 칼륨 수치는 DIgitalis의 효과를 저하시키므로 투여 시 정상수치 유지
   • furosemide(푸로세미드)는 혈청 칼륨 수치를 낮출 수 있으므로 주의

④ 폐부종

(1) 정의
폐에 체액이 과도하게 축적되는 상태

(2) 증상
① 객담을 동반한 기침, 호흡곤란, 빈호흡, 빈맥
② 저산소증
③ 폐의 천명음과 수포음 유발

(3) 치료 및 간호중재 기출 '19
① 적정 농도의 산소 공급 또는 좌위를 취해 호흡부담을 줄이고 산소교환 개선
② Digitalis, Dopamine 용법(심근 수축력 강화시켜 심박출량 증가)
③ 이뇨제로 정맥 귀환량 감소
④ 안지오텐신전환효소(ACE) 억제제로 전부하와 후부하 감소

> **자주 묻는 질문**
> Q. 울혈성 심부전에서 폐부종 등이 나타날 때 간호중재를 말해보시오. '22
> A. 적정 농도의 산소를 공급하고, 폐부종 초기라면 이뇨제나 혈관확장제를 사용하여 정맥 귀환량을 줄입니다. 또는 ACE 억제제로 전부하와 후부하를 감소시켜 심장 부담을 줄이고 좌위를 취하게 하여 산소 교환을 개선합니다.

⑤ 심부정맥혈전증(DVT, Deep Vein Thrombosis)

(1) 정의
하지 내 정맥의 혈액이 저류되거나 혈관 내피세포의 손상으로 인해 과응고되어 혈전이 생긴 상태

(2) 원인
① 장기간의 부동, 심부전, 비만 등
② 정맥혈관 내피세포 손상
③ 탈수 및 경구용 피임약 장기복용으로 인한 혈액응고 고위험

(3) 증상
하지 피부색의 변화, 갑작스런 하지 부종 및 감각이상, 압통, 열감 등

(4) 진단검사 ✅기출 '18
① 정맥 도플러 초음파 검사, CT
② 호만씨 징후(Homan's Sign) : 누워서 다리 들고 발을 굽혔을 때 종아리의 통증 및 압통 발생

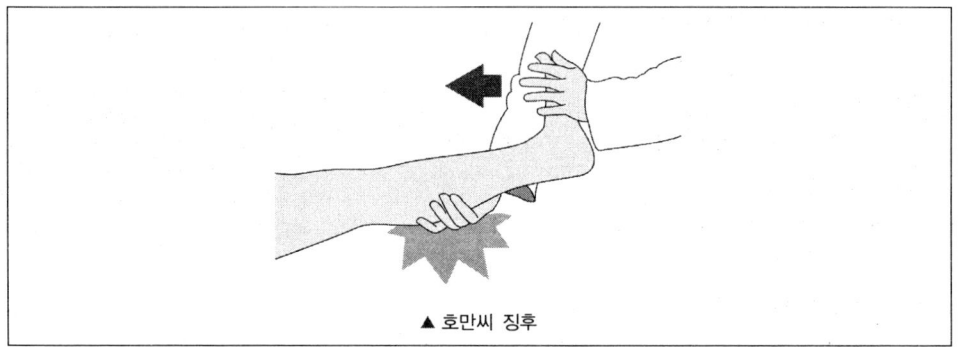

▲ 호만씨 징후

(5) 예방 및 치료 ✅기출 '20
① 조기이상으로 다리 근육을 활성화하고 체위 변경을 통해 혈전 생성 예방
② 다리를 심장 높이보다 높이 상승시켜 부종을 완화 압박스타킹 착용으로 혈액 정체 예방
③ 온찜질로 정맥 경련을 감소시켜 통증 및 염증 완화
④ 저분자량 헤파린, Coumadin(Wafarin), 혈전 용해제 투여
⑤ 심한 경우 중재 시술 Thrombectomy를 통해 혈전 제거

TIP 혈관 내부 손상을 예방하기 위해 다리에 정맥주사를 금지하며, 마사지는 혈전이 떨어져 나갈 수 있으므로 금지한다.

CHECK 실제 면접장에서 이렇게 물어본다!

* 2020 | 이화여대 Digitalis 주의사항에 대해 말해보시오.
* 2019 | 인하대 Digoxine 투여 시 주의사항에 대해 말해보시오.
* 2019 | 동아대 Digoxine 투여 후 중독 증상에 대해 말해보시오.
* 2018 | 동아대 Digitalis 투여 후 관찰 시 두 가지 방법을 말해보시오.
* 2016 | 서울성모 Digoxine을 복용하는 이유에 대해 말해보시오.
* 2023 | 대구가톨릭대 2021 | 아주대 울혈성 심부전 환자 간호중재를 말해보시오.
* 2023 | 삼성한원병원 울혈성 심부전에 사용되는 약물을 말해보시오.
* 2019 | 영남대 좌심부전과 우심부전 차이를 말해보시오.

CHAPTER 03 신경계

출제빈도 ●●●●○ | 학습결과 ☺☺☹

학습목표
1. 의식수준에 대해 설명할 수 있다.
2. 두개내압 상승 증상과 뇌졸중 증상에 대해 설명할 수 있다.
3. 파킨슨병의 원인 및 간호를 설명할 수 있다.

기출 키워드 | □ 뇌신경 □ 의식수준 5단계 □ 허리 천자 □ 파킨슨병 □ 척수 쇼크

1 신경계 기능 사정 ✓ 기출 '23 '21 '20 '19 '17 '18 '16 '13

(1) 중추신경계

구분		내용
대뇌	전두엽	지적 기능 담당, broca 영역(운동성 언어영역으로 말하는 기능)
	두정엽	감각 기능(미각, 촉각, 공간적 이해, 크기 인지, 신체 인지 등), 예술적 기능 담당
	측두엽	청각 중추, wernike's 영역(언어를 이해하는 기능)
	후두엽	일차적 시각 중추
	변연계	정서(분노, 불쾌, 쾌감, 공격성 등), 자율신경계 장기 지배에 영향, 학습 및 기억 담당
간뇌	시상	냄새를 제외한 통증, 온도, 촉각 등 감각을 대뇌피질로 전달
	시상하부	• 자율신경계 활동 관장 • 체온, 대사, 식욕, 수면 등 관여 • 뇌하수체 전엽과 후엽의 호르몬 분비 조절
뇌간	중뇌	안구운동, 동공반사
	뇌교	중뇌 바로 밑에서 신경정보 전달
	연수	호흡, 연하, 구토 중추
소뇌		골격근 활동 및 정교한 운동 조절, 근육 긴장 유지
뇌척수액		• 뇌와 척수 보호, 완충작용, 영양 공급, 노폐물 제거 • 투명한 액체로 포도당, 칼륨, 단백질, 나트륨 포함 • 뇌척수액의 순환 경로 폐쇄 시 두개내압 상승

(2) 자율신경계

구분	내용
교감 신경계	• 신경전달물질인 norepinephrine(노르에피네프린) 분비 • 긴장 및 위기상황 대처 기능 • 활성화 시 심박동수 및 심근수축력 증가, 피부 및 내장 혈관 수축, 근육혈관 확장, 혈압 상승, 빠르고 깊은 호흡, 동공 확장, 배뇨근 이완, 혈당 증가(글리코겐 분해 촉진)
부교감 신경계	• 신경전달물질인 acetylcholine(아세틸콜린) 분비 • 안정 및 휴식 상태 유지 기능(교감신경과 길항작용) • 활성화 시 심박동수 및 심근수축력 감소, 혈관 이완, 혈압 하강, 느리고 얕은 호흡, 동공 수축, 배뇨근 수축, 혈당 감소(글리코겐 합성 촉진)

(3) 말초신경계

구분		내용
제1뇌신경	뇌신경	후각신경
	기능	냄새
	사정	눈을 감고 한쪽씩 코를 막은 상태에서 냄새를 맡게 한 후 어떤 냄새인지 맞추게 함
제2뇌신경	뇌신경	시신경
	기능	시각
	사정	시력 검사, 시야 검사
제3뇌신경	뇌신경	동안신경
	기능	안구운동, 안구거상, 동공 수축
	사정	• 대광반사에 양측 눈이 반응하는지 관찰 • 눈을 깜빡거려 안검의 개폐 사정 및 안구가 6방향으로 잘 움직이는지 평가
제4뇌신경	뇌신경	활차(도르래)신경
	기능	안구운동
	사정	안구가 6방향으로 잘 움직이는지 평가
제5뇌신경	뇌신경	삼차신경
	기능	저작, 연하기능, 안면감각
	사정	• 깨물고 삼키는 능력 • 눈 감고 안전핀으로 촉각 및 따뜻한 물을 떨어뜨려 온각 사정

구분		내용
제6뇌신경	뇌신경	외전신경
	기능	안구 측면운동
	사정	안구가 6방향으로 잘 움직이는지 평가
제7뇌신경	뇌신경	안면신경
	기능	안면근, 혀 전면 2/3 미각, 타액분비
	사정	얼굴의 대칭 및 안면근육의 수축과 혀 전면 2/3 미각 확인
제8뇌신경	뇌신경	청신경
	기능	청각, 평형감각
	사정	청력 검사 실시
제9뇌신경	뇌신경	설인신경
	기능	미각, 인두와 혀 후면 1/2 미각, 혀 움직임
	사정	구역 반사 및 혀 후면 1/3 미각 검사
제10뇌신경	뇌신경	미주신경
	기능	자율신경계 기능 조절
	사정	음성을 들어보고 연구개의 움직임 평가
제11뇌신경	뇌신경	부신경
	기능	흉쇄유돌근, 승모근 조절
	사정	흉쇄 유돌근 및 승모근을 움직여보고 평가
제12뇌신경	뇌신경	설하신경
	기능	혀 운동
	사정	혀의 움직임을 관찰

> **CHECK** 실제 면접장에서 이렇게 물어본다!
>
> ※ 2022 고려대 2021 분당차병원 2023 아주대 2021 인하대 2021 영남대 2020 인제대해운대백병원 2019 인하대 2019 동아대 의식 5단계를 말해보시오.
> ※ 2021·2019 인하대 2018 단국대 2018 서울아산병원 2013 서울성모 GCS 구성 요소 및 최저, 최고 점수에 대해 말해보시오.
> ※ 2023 가천대 명료한 의식상태일 때 특징을 말해보시오.
> ※ 2023 대구가톨릭대 제12뇌신경의 기능에 대해 말해보시오.
> ※ 2023 일산백병원 2022 고려대 2019 신촌세브란스 2023 의정부성모 GCS가 무엇인지 설명해보시오.

(4) 신경계 사정도구

① 의식수준 5단계

구분	내용
1단계 명료(Alert)	• 정상적인 의식 • 시각, 청각, 기타 감각에 대한 자극에 충분하고 적절한 반응을 즉시 보임
2단계 기면(Drowsy, Lethargy)	• 졸음이 오는 상태, 자극에 대한 반응이 느려지고 불완전 • 환자의 반응을 보려면 자극의 강도를 높임 보통 질문이나 지시, 통각 자극에 반응함 • 대답에 혼돈, 섬망, 불안을 보이며 외부 자극이 사라지면 다시 잠듦
3단계 혼미(Stupor)	• 지속적이고 강한 자극에 반응을 보이나 통증 자극에 피하려는 행동을 보이기도 함 • 간단한 질문 시 한두 마디로 대답함
4단계 반혼수(Semicoma)	• 자발적인 근육의 움직임이 거의 없음 • 통증 자극에 어느 정도 피하려는 반응을 보임 • 신음소리나 알아들을 수 없는 말을 중얼거리기도 함
5단계 혼수(Coma)	모든 자극에 반응 보이지 않으나, 뇌의 연수는 기능을 유지하고 있어 대광반사는 나타남

② GCS(Glasgow Coma Scale)

눈뜨기(E)	자발적으로 눈을 뜸	4
	소리에 의해서 눈을 뜸	3
	통증에 의해서 눈을 뜸	2
	반응 없음	1
언어반응(V)	지남력 있음	5
	혼돈된 대화	4
	부적절한 언어 사용	3
	이해할 수 없는 언어	2
	반응 없음	1
운동반사반응(M)	지시에 따름	6
	통증에 국소적 반응	5
	자극에 움츠림	4
	이상 굴절 반응(피질박리성 굴곡)	3
	이상 신전 반응(제뇌경직)	2
	반응 없음	1

TIP 13 ~ 15점은 경미한 뇌손상, 9 ~ 12점은 중증도 뇌손상, 8점 이하는 심각한 뇌손상으로 평가한다.

③ 요추천자(LP, Lumbar Puncture)

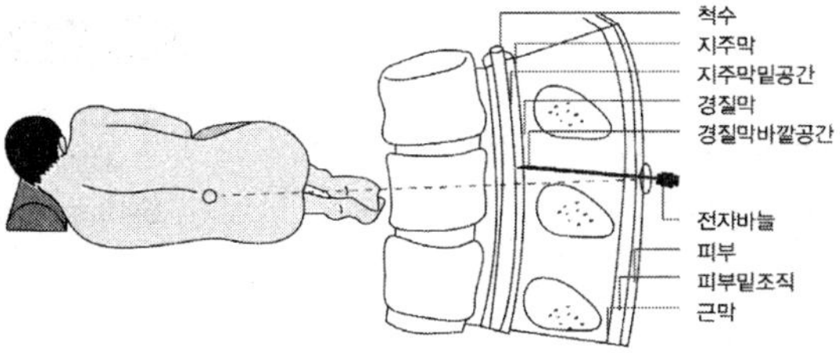

▲ 요추천자 위치

구분		내용
목적		• 진단 : 뇌척수액압 측정, 뇌척수액 검사물 채취 및 분석 검사 등 • 치료 : 뇌척수액의 배액, 지주막하강의 혈액 · 농 제거 등
특징		• 천자부위 : L_3 ~ L_4, L_4 ~ L_5 • 두개내압 상승 환자, 유두부종 대상자, 뇌종양 의심 환자는 금기(뇌척수액의 급격한 제거는 갑작스러운 압력 저하를 야기해 뇌 탈출 위험)
간호중재	검사 전	• 검사 방법 설명 및 동의서 작성 • 시행 시 움직이지 않도록 교육 • 배뇨 · 배변 격려 • 측위를 취해 다리를 복부에 위치하고 머리를 숙여 척추 간격을 넓힘
간호중재	검사 중	• 무균법 준수, 국소마취제 투여 • 지주막하에 천자바늘 삽입, 뇌척수액이 나오는 것 확인 • 대상자의 자세 유지 도움 • 필요시 척추조영술 시행
간호중재	검사 후	• 1시간 동안 복위 • 척수성 두통 감소 및 뇌척수액 유출 예방을 위해 6시간 이상 침상안정 • 침상안정 시 머리를 들지 않도록 교육 • 뇌척수액 유출 여부 및 두통, 통증, 출혈 등 사정, 필요시 진통제 투여 • 목의 강직, 요통, 근육경련, 체온 상승 등 합병증 여부 사정

TIP 정상 검사 결과

구분	정상 수치	구분	정상 수치
뇌척수액압	5 ~ 15mmHg (7 ~ 20cmH_2O, 80~200mmH_2O)	단백질	15 ~ 45mg/dL
비중	1.007	포도당	50 ~ 80mg/dL
색상	무색, 투명	적혈구	미검출

❷ 두개내압 상승(IICP, Increased Intracranial Pressure)

(1) 정의 ✅기출 '22

두개내압이 20mmHg 이상으로 상승한 상태

TIP 정상 수치는 0 ~ 15mmHg이다.

> **자주 묻는 질문**
> ⓠ 두개내압 상승 시 대표적인 증상 3가지 말해보시오. '19
> ⓐ 두통, 구토, 유두부종입니다.

(2) 원인

뇌척수액 흡수 장애 또는 과잉 생성, 발살바 수기로 인한 복부 및 흉부 내 압력 증가, 뇌용적 증가(뇌부종, 종창, 뇌종양, 뇌농양), 혈액용적 증가(뇌출혈)

(3) 쿠싱 3대 징후

① 혈압 상승
  - 뇌관류압 감소에 따른 뇌간의 방어기전으로 혈압 상승
  - 보상작용 상실 후 혈압 감소
② 서맥
  - 분당 60회 이하로 맥박 저하
  - 보상작용 상식 후 불규칙적으로 빨라지다가 약해지며 멈춤
③ 불규칙한 호흡(체인스톡 호흡)

(4) 증상 ✅기출 '23 '20 '19 '14

① 의식수준 변화
② 시상, 시상하부, 뇌교, 연수의 압력 증가로 활력징후 변화
③ 고열 : 악화된 뇌조직의 대사성 요구를 증가시키고 두개내압을 더욱 상승시킴
④ 안구증상
  - 동공 확대, 안검하수, 대광반사의 소실 혹은 느려짐
  - 유두부종(Papilledema) 발생
⑤ 운동 및 감각기능 감소
⑥ 두통 및 오심 없는 분출성 구토

(5) 치료 및 간호중재 ✓기출 '23 '21 '20 '19

① 기도개방 유지
② 적절한 산소 공급(PaO$_2$ 100mmHg 유지)
③ 약물 치료

구분	내용
삼투성 이뇨제	• mannitol(만니톨), glycerol(글리세롤) 등 • 두개강 내에 용액을 혈관 내로 이동시켜 이뇨작용을 하여 두개내압 감소 • 단, mannitol은 신질환 환자 또는 혈청삼투압 증가 시 금기
Loop 이뇨제	• furosemide(푸로세미드) 등 • mannitol과 병용하여 두개내압 감소 • 전체 혈액량과 조직의 양 감소 • 뇌척수액 축적을 완화하여 두개내압 감소
corticosteroid (코르티코스테로이드)	• dexamethasone(덱사메타손) 등 • 종양과 농양 주위의 혈관부종을 조절 • 뇌혈류를 증진, 신경기능 향상 • 위장관계 출혈 예방을 위해 제산제나 H$_2$ 수용체 차단제와 함께 투여 TIP 스테로이드 제제는 위장 자극으로 출혈을 야기 할 수 있으므로 고용량 스테로이드 또는 장기 스테로이드 투여 시 제산제(almagate 등), H$_2$ 수용체 차단제(famotidine 등)를 병용한다.
항경련제	• phenytoin(페니토인), carbamazepine(카바마제핀), phenobarbital(페노바르비탈), lamotrigine(라모트리진), levetiracetam(레베티라세탐) 등 • 신경 흥분을 억제하여 경련 예방 • phenobarbital(페노바르비탈)은 중증 발작 또는 지속적 경련상태에서 사용
진통해열제	• acetaminophen(아세트아미노펜) 등 • 두통이나 체온 상승 시 투여
변 완화제	• lactulose(락툴로오스) 등 • 복압 시 두개내압 상승을 초래하므로, 과도한 복압 방지
바르비튜레이트 (Barbiturate)	• thiopental(티오펜탈) 등 • 뇌혈류 공급을 위해 일정한 혈액 생산 자극, 뇌부종 감소 • 심각한 두개내압 상승을 제어하기 위해 의도적 혼수상태 유도 • 사망 초래 위험

④ 외과적 중재 : 뇌실루 형성술(Ventriculostomy), 뇌실 – 복막 단락술(V – P Shunt), 두개골 절제술(Craniectomy) 등

⑤ 두개내압 상승 예방
- 침상 머리 15 ~ 30° 상승
- 서맥 및 혈압상승 증상 관찰
- 고체온 주의, 수분섭취 제한, 삼투성 이뇨제 투여
- 혈관성 부종 감소를 위해 코르티코스테로이드 사용
- 변 완화제 투여, 고관절 굴곡 예방
- 정서적 안정을 위한 조용한 환경 제공
  > TIP 기침, 재채기, 발살바(Valsalva)수기는 두개내압을 상승시키므로 금지한다.
- 과도환기 유도, 필요 시 흡인은 10초 이내 시행

> **CHECK** 실제 면접장에서 이렇게 물어본다!
> * 2020 해운대백병원 ICP가 상승하는 경우를 말해보시오.
> * 2023 서울삼성병원 2019 인하대 2018 단국대 2014 서울성모병원 IICP에 대해 말해보시오.
> * 2020 인제대해운대백병원 ICP 상승 예방 간호에 대해 말해보시오.
> * 2023 이화의료원 2020 영남대 2019 인하대 ICP 상승 시 간호중재에 대해 말해보시오.
> * 2022 순천향대 두개내압 정상수치를 말해보시오.
> * 2019 인하대 요추 천자를 하는 이유를 말해보시오.
> * 2016·2013 서울성모병원 요추 천자 자세와 간호에 대해 말해보시오.

관련 기사

세브란스, 자발성 두개내압 저하증 진단 검사법 'DSM' 국내 유일 시행

세브란스가 '자발성 두개내압 저하증'을 정확하게 진단하는 검사법을 국내에서 유일하게 시행한다고 전했다. '자발성 두개내압 저하증(SIH)'은 뇌척수액의 누출로 인해 머리의 압력이 떨어지는 질환이다. 뇌척수액은 뇌를 외부 충격으로부터 보호하는데, 이런 수액이 흐르는 척수경막에 명확한 이유 없이 생긴 구멍이 뇌척수액 누출의 주요 원인이다. 세브란스는 기존 진단법의 한계를 극복하기 위해 DSM(Digital Subtraction Myelography, 디지털 감산 척수조영술)을 도입했다며, DSM은 조영제를 척수에 주입하고 그 흐름을 실시간으로 모니터링, 뇌척수액이 누출되는 구멍의 위치를 정확하게 찾아낸다고 덧붙였다. 특히 DSM은 시각적 관찰이 가능한 시간 해상도가 높아 척수의 흐름을 실시간으로 파악할 수 있는데 미국 등에서는 이미 도입돼 시행 중인 검사 방법이다. 국내에서는 세브란스가 유일하게 도입해 SIH 검사에 적용하고 있으며 신경과 교수진과 영상의학과가 긴밀하게 협력하여 진단과 치료를 원스톱으로 시행하고 있다.

☑ **이렇게 물어볼 수 있어요!**
1. 자발성 두개내압 저하증(SIH)의 주요 원인과 병리기전을 말해보시오.
2. SIH 환자가 호소하는 대표적인 증상과 이를 악화시키는 요인을 말해보시오.

❸ 뇌졸중(CVA, Cerebrovascular Accident)

(1) 정의

뇌혈관 폐쇄 또는 출혈 등 뇌혈류 장애로 인한 중추신경계 기능 장애

(2) 위험 요인 및 뇌졸중 종류

① 위험 요인 : 고혈압, 고지혈증, 흡연, 당뇨병, 비만, 심장질환, 음주, 스트레스, 경구피임약, 유전적 요인, 일과성 뇌허혈 경험 등

② 뇌졸중 종류

구분		내용
허혈성 뇌졸중	혈전성	• 뇌혈관에 혈전이 형성되어 발생 • 증상이 점진적으로 나타남 • 주로 동맥경화증에 의해 좁혀진 혈관에서 발생
	색전성	• 다른 부위에서 발생한 색전이 혈류를 따라 이동하면서 뇌혈관을 막아 발생 • 갑작스럽게 발생하며 증상도 빠르게 나타남 • 심장질환, 부정맥, 심박세동 등에서 색전이 발생할 수 있으며 뇌혈관 여러 부위에서 동시에 진행될 수 있음
출혈성 뇌졸중		고혈압 등으로 인해 뇌혈관이 파열되어 발생
일과성 뇌허혈		• 일시적인 혈류 차단 • 잠시간 나타나는 마비, 언어장애 등으로 수분~수 시간 내 해결

(3) 진단

① FAST
- F(Face) : 얼굴이 비뚤어지거나 얼굴 마비
- A(Arms) : 한쪽 팔이 떨어지거나 마비
- S(Speech) : 어눌한 말
- T(Time) : 위 증상 발견 시 즉시 병원 이송

② CT (주로 출혈성 뇌졸중 진단), MRI(허혈성 뇌졸중 진단), 뇌혈류검사, 혈액검사, 심전도 (심박세동 확인)

(4) 증상 ✓ 기출 '20 '17

① 오심, 구토, 두통발열, 느린 언어, 안구 진탕, 무의 강직, 고혈압
② 마비된 부위의 일측성 장애
③ 감각, 운동, 인지 및 기능 장애 등 다양한 신경 손상 증상
④ 실어증, 구음 장애, 연하곤란
⑤ 소변의 수의적 조절 장애로 인한 빈뇨, 긴박뇨, 요실금
⑥ 우울증 유발, 사회적으로 위축, 감정기복
⑦ 지남력, 의식수준 저하
⑧ 두개내압 상승

(5) 간호중재

① 일반적 간호중재
- V/S 및 신경학적 증상 사정, 의식 변화 및 뇌압 상승 Sign 확인
- 마비환자에게는 수동적 ROM을 실시하여 마비 부위 기형 예방
- 산소 제공, 뇌조직 관류를 위해 기도 유지
- 배변으로 인한 긴장, 과다한 기침, 발살바 수기는 두개내압을 상승시키므로 주의
- 항혈전제 투여 시 출혈에 주의하며 구토, 두통, 복부 팽만, 방광 팽만 관찰
- 침상머리 15 ~ 30° 상승
- 감각지각기능 증진 : 언어 · 촉각적 단서 제공(우측뇌손상), 날씨 및 일정 등 반복적인 알림 (좌측뇌손상)
- 편측지각기능 증진 : 옷 입을 때 침범된 사지부터 입도록 함
- 언어능력 증진 : 대화 시 충분한 시간 제공

② 연하곤란 대상자 간호중재
- 식전, 식후 구강 간호 실시
- 뺨을 잡고 머리와 목을 약간 앞으로 기울게 함
- 음식을 충분히 씹지 않은 상태로 음식물을 넘기지 않도록 함
- 액체보다는 연식이 더 좋으며 묽은 액체는 피함
- 조금씩 먹으며 마비가 없는 쪽으로 씹게 해야 함
- 섭취가 어려울 경우 위관영양 시행

(6) 치료

① 약물 치료

구분	내용
혈전 용해제	• 급성 허혈성 뇌졸중에 t – PA(Tissue Plasminogen Activator) 투여 • 죽상경화증이 발생한 부위의 피브린 용해 촉진 • 증상이 발현되고 3 ~ 4시간 이내 투여 • 치료 개시가 **빠를수록** 예후가 좋음
항응고제	• Heparin 투여, Warfarin 투여 • 출혈 가능성이 없는 색전성, 혈전성 뇌졸중 사용 • 멍, 혈뇨, 잠혈, 코피 등 출혈에 주의
항혈소판 제제	• Aspirin, Clopidogrel, Ticlopidine 투여 • 저용량의 아스피린은 2차 뇌졸중의 위험도 감소
두개 내압 하강제	• Mannitol(삼투성 이뇨제), Dexamethasone(스테로이드) 투여 • 두개내압 감소
항경련제	• Phenytoin, Phenobarbital 투여 • 급성 경련성 발작 시 사용
환원 효소억제제 (Statin)	• 관상동맥질환이나 뇌졸중 완화 • 콜레스테롤 수준과 상관없이 뇌졸중 예방에 사용

② 외과적 치료 : 두개 내외 우회로 조성술, 경동맥 내막 절제술, 경동맥 스텐트, 동맥류 경부 결찰 등

CHECK 실제 면접장에서 이렇게 물어본다!

* 2023 | 은평성모병원 2023 | 인천성모병원 2020 | 아주대 뇌졸중 증상에 대해 말해보시오.
* 2023 | 아주대 뇌졸중 진단은 어떻게 하는가?
* 2023 | 대구가톨릭 뇌졸중 종류를 말해보시오.
* 2023 | 대구가톨릭 뇌졸중의 정의를 말해보시오.
* 2023 | 울산대 2021 | 국민건강보험공단 뇌졸중 환자 간호중재를 말해보시오.
* 2022 | 울산대 뇌졸중 환자에게서 출혈이 발생했을 경우 어떻게 할 것인지 말해보시오.
* 2023 | 국민건강보험공단 혈전과 색전의 차이를 말해보시오.

④ 뇌수막염(Meningitis)

(1) 정의

뇌와 척수를 둘러싸고 있는 연막과 거미막의 급성 감염

(2) 세균성 뇌수막염과 바이러스성 뇌수막염의 비교

구분	세균성 뇌수막염	바이러스성 뇌수막염
원인균	폐렴구균, 수막구균 등	엔테로바이러스, 헤르페스바이러스 등
증상	고열, 심한 두통, 의식 저하(불안정, 혼미, 반혼수 순서로 의식상태 변화), 경련	발열, 두통, 비교적 경미한 증상
뇌척수액(CFS) 검사	단백 농도 증가, 포도당 감소, 백혈구 증가 (주로 다형핵 백혈구)	단백 농도 약간 증가, 포도당 정상, 백혈구 증가(주로 림프구)
치료	즉각적인 항생제 치료	수액, 해열제 등 대증적 치료

(3) 수막염의 3대 징후 ✓기출 '20 '19 '16 '15

① 브루진스키(Brudzinski) 징후 : 목을 굴곡을 시켰을 때 목의 통증 및 양쪽 하지에 굴곡

② 케니그(Kernig) 징후 : 환자의 대퇴를 복부 쪽으로 굴곡을 시키고 무릎은 대퇴와 90°로 신전 시켰을 때 대퇴후면의 통증 및 무릎의 저항과 통증 동반

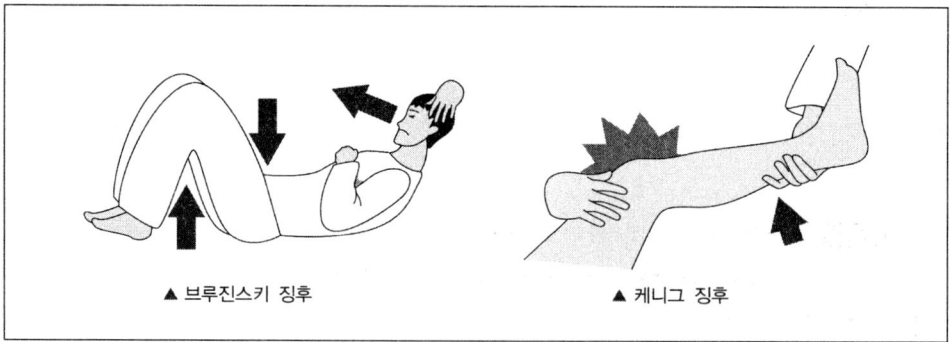

▲ 브루진스키 징후   ▲ 케니그 징후

③ 경부 강직(Neck Rigidity) : 목을 굴곡을 시켰을 때 목이 뻣뻣해지며 통증 동반

(4) 진단검사

뇌척수액 검사, 혈액 검사, CT 및 MRI

TIP 두개내압 상승 환자에게는 요추 천자를 금지한다.

(5) 치료 및 간호중재 ✅기출 '23

① 항생제(Ampicillin, Penicillin, Cephalosporin, Vancomycin) 투여
② 고삼투성 제제와 스테로이드 투여(두개내압 상승 예방 및 뇌부종을 감소)
③ 두통 완화를 위해 Acetaminophen 투여
④ 초기에 두통, 고열, 대뇌피질 자극으로 인한 경련 발생할 수 있음(항경련제 투여)
⑤ 방을 어둡게 유지 주위 환경자극 감소
⑥ 활력징후 및 제3, 4, 6, 7, 8 뇌신경 집중사정

관련기사 | 사망까지 이르는 뇌수막염, 영유아에 취약한 이유

영유아, 특히 1살 미만의 신생아에게 가장 위험한 질환 중 하나가 바로 뇌수막염이다. 뇌수막염의 초기 증상은 감기와 비슷하며 치료 시기를 놓치게 될 경우 사망에 이를 수 있고, 생존 시에도 15% 정도에게는 후유증이 남는다. 그동안 어른보다 영유아에게 더 치명적인지 정확한 이유가 밝혀진바 바 없었으나, 미성숙한 뇌수막의 면역 장벽으로 인해 영유아가 뇌수막염에 더 취약하다는 사실을 국내 연구진이 새롭게 밝혀냈다. 연구진은 뇌 전반을 감싸고 있는 뇌수막 중 가장 바깥 부분인 경막, 특히 정맥동혈관이 뇌수막염 바이러스의 이동 경로임을 찾아냈으며 또, 바이러스의 뇌 침입을 막는 장벽 역할을 하는 특정 세포를 찾아냈다. 연구진은 연구결과를 바탕으로 경막 면역 장벽을 견고·보강할 방법에 대한 후속연구를 이어갈 계획이라고 밝혔다.

☑ **이렇게 물어볼 수 있어요!**
1. 세균성 뇌수막염과 바이러스성 뇌수막염의 차이점을 설명해보시오.
2. 뇌수막염이 의심되는 환자에게 시행할 수 있는 진단 검사와 특징을 말해보시오.
3. 뇌수막염과 혼동될 수 있는 다른 신경계 질환에는 무엇이 있는지 말해보시오.

CHECK 실제 면접장에서 이렇게 물어본다!

* 2023 대구가톨릭대 뇌수막염 환자 간호중재를 말해보시오.
* 2020 영남대 뇌수막염 증상에 대해 말해보시오.

❺ 뇌전증(Epilepsy) ✓기출 '23 '22 '20 '18

(1) 정의

   뇌의 전기적 활동 이상에 의한 반복적인 발작

(2) 원인

   ① 원발성 : 불분명한 원인으로 발생하나 대부분 유전적 요인 간주
   ② 이차성 : 뇌졸중, 뇌종양, 뇌염, 알츠하이머, 두부 외상 등 다른 질환이나 손상에 의해 발생
   ③ 특발성 : 유전적 요인도, 병력도, 이차적인 원인도 없는 경우

(3) 병태생리

   세포의 삼투성을 변화시키는 요인과 이온 농도 변화로 비정상적인 신경세포 활성화 → 흥분성 및 억제성 신경세포의 불균형 → 뉴런 과흥분 → 뇌신경 세포의 비정상적인 전기 방출 → 경련

(4) 종류

   ① 부분 발작

종류	내용
단순 부분 발작 (Simple Partial Seizure)	• 의식 변화는 없음 • 운동, 감각, 자율신경, 정신증상 발생
복합 부분 발작 (Complex Partial Seizure)	• 의식 변화 있고 발작 동안 기억 못함 • 목적 없는 반복적인 행동(자동증), 초점이 없는 눈

   ② 전신 발작

종류	내용
소발작 (Petit Mal Seizure)	• 5~10세 호발 • 5~10초 이내 종료 • 행동의 일시적 정지가 있으나 근긴장성은 있음
대발작 (Generalized Tonic-Clonic Seizure)	• 전신 발작 중 가장 흔함 • 근육의 수축과 이완 교대로 발생 • 사지의 경직 • 30~60초 지속되며 근육이 율동적으로 경련 • 빈맥, 요실금, 청색증, 타액 과도분비 동반
근간대성 경련 발작 (Myoclonic Seizure)	빠르고 순간적인 근육의 경직, 경련이 한번 또는 연달아 반복
무긴장성 발작 (Atonic Seizure)	• 몇 초 동안의 갑작스런 근육 긴장 소실 • 갑자기 걷다가 넘어짐
간대성 발작 (Clonic Seizure)	의식소실, 갑작스러운 근긴장도 소실, 비대칭적 사지 경련

(5) 진단검사
뇌파검사(EEG), 양전자 방출 단층촬영법(PET), MRI

(6) 치료 및 간호중재
① 약물

종류	내용
고전적 항경련제	Phenytoin, Carbamazepine, Ethosuximide, Valproate, Phenobarbital
새로운 항경련제	Topiramate, Lamotrigine, Vigabatrin, Oxcarbazepine, Levetiracetam, Pregabalin, Gabapentin

TIP 장기 복용 시 규칙적인 복용과 부작용(무과립구증, 잇몸과잉증식, 소화장애, 구강염 등)을 관찰하고 간·신장 기능 모니터링이 필수적이다.

② 청색증이 발생할 경우 산소 공급
③ 혀로 인한 기도 막힘, 분비물로 인한 흡인이 되지 않도록 고개를 옆으로 돌려줌
④ 경련 중 억제대 적용은 금하며 조이는 옷은 느슨하게 함
⑤ 안전한 환경 마련
  • 낮은 침대 사용
  • 방을 어둡고 조용하게 유지하여 자극 없는 환경
  • Side Rail을 올려주며 푹신한 것을 대주어 손상 방지
⑥ 자극을 주는 스트레스 원인 제거

TIP 억지로 입안을 벌리는 행위나 물건을 물게 하는 행위, 환자를 억제하는 시도는 금지한다.

> **자주 묻는 질문**
> Q 발작 중인 뇌전증 환자를 발견했을 경우 간호중재를 말해보시오. '21 '20
> A 환자를 바르게 눕히고 주변에 위험한 물건을 치웁니다. 지지하되 억지로 잡거나 묶지 않고, 흡인이나 혀가 기도를 막지 않도록 고개를 옆으로 돌려줍니다. 혀를 깨물지 않게 하기 위해 손가락이나 물건을 물리는 것은 위험하므로 금지하고, 산소공급 및 호흡을 확인합니다.

관련 기사

자폐가 동반되는 뇌전증, 치료 가능성 나오고 있어…

자폐 환자에게 발병하는 뇌전증의 발병 기전을 밝혀 약물치료 가능성이 제시되고 있다. 사회적 상호작용 및 의사소통이 결여되고 상동행동 등을 나타내는 질병인 자폐증은 세계적으로 발병률이 꾸준하게 증가하고 있는 추세이다. 자폐 환자에게 빈번하게 동반되는 뇌전증 위험 유전자로는 ANK2 유전자로 뇌전증의 발병원인을 밝혀내고 있다.

☑ **이렇게 물어볼 수 있어요!**
  1. 뇌전증에 사용하는 약물을 말해보시오.
  2. 뇌전증 환자가 장기적으로 항경련제를 복용할 때 주의사항을 말해보시오.

❼ 파킨슨병(PD, Parkinson's Disease)

(1) 정의

뇌 기저신경절 안에 도파민 부족으로 발생하는 신경계 만성 퇴행성 질환

(2) 병태생리 ◎기출 '17

중뇌 흑색질무늬체 경로에 퇴행성 변화 발생 → 흑질에서 도파민 뉴런 파괴 → 도파민 양, 억제성 신경전달물질 감소 → 불수의적 운동 및 진전 발생, 근육 긴장도 상실, 경직 유발

(3) 증상 및 징후 ◎기출 '18 '15

구분	내용
떨림, 진전 (Tremor)	• 신체 부분이 율동적으로 흔들리는 상태 • 파킨슨 환자의 특징적인 최초 증상 • 전신 허약감, 피로감, 무표정한 얼굴, 저작 및 연하곤란, 우울, 치매 등의 2차 증상 발생 • 상지의 일부에서 시작하며 휴식 시 손, 발, 턱, 입술, 얼굴 하부근육, 머리에서 나타남 • 활동 시 감소하고 자는 동안에는 사라짐 • 환약 제조양 떨림(Pill - Rolling Tremor)
경축(Rigidity)	• 굽은 자세 • 사지를 수동적으로 신장시킬 때 율동적인 경축 발생
서행증	자율적 운동의 점진적인 소실
체위불안정	• 종종 걸음 및 발을 질질 끄는 경향 • 움직임을 시작하는 것이 어려움 • 매우 느린 동작

(4) 치료 및 간호중재 ◎기출 '15 '14

① Levodopa(L-dopa) 투여
- 주 치료제
- 뇌 속에서 도파민으로 전환되어 부족한 도파민 보충
- 공복 시 가장 흡수가 잘되나 오심이 있으면 음식물과 함께 복용
  TIP 오심, 환각, 체위성 저혈압 증상이 나타날 수 있다.

② 비타민 B6(Pyridoxine) : 도파민 전환을 감소시키므로 섭취 금지

③ 항콜린성제제
- Levodopa 반응이 없는 환자에게 Levodopa와 병용
- 진전 완화와 근육강직에 약간의 효과

④ 일상생활, 운동 및 마사지 격려
⑤ 알코올은 길항작용을 하므로 알코올 섭취 금지
⑥ 고칼로리 식이 권장 소화하기 쉬운 식이로 조금씩 자주 섭취

> **CHECK** 실제 면접장에서 이렇게 물어본다!
> * 2018 경북대 2015 중앙보훈 파킨슨병의 원인과 주요 증상에 대해 말해보시오.
> * 2014 대전보훈 파킨슨병 환자가 L-dopa를 복용할 경우 환자에게 전달할 중요사항을 말해보시오.

⑧ 중증 근육 무력증(MG, Myasthenia Gravis)

(1) 정의 ✓기출 '18
침범된 수의근의 허약감과 피로감이 특징인 만성 신경근성 자가면역 질환

TIP 20~30대 여성, 50~60대 남성에게 호발한다.

(2) 병태생리
항아세틸콜린 항체의 아세틸콜린 수용체 침범 → 신경근 접합부의 아세틸콜린 수용체 감소 → 반복 자극 → 감각신경 및 신경 자율계 반응 정상, 운동 반응 감소 → 신경흥분전달 장애 발생

(3) 증상 ✓기출 '18 '16
① 복시, 안검하수, 전신쇠약, 언어장애
② 골격근의 약화(85%)와 하행성 운동마비 발생
③ 가슴선의 증식, 15% 환자에게서 흉선종 동반
④ 안검근, 외안근의 침범으로 연하곤란 증상 및 무표정
⑤ 목, 어깨, 엉덩이 같은 근위부 근육의 침범으로 팔과 손 근육 쇠약
⑥ 병변 부위의 감각과 반사소실(근위축은 드묾)
⑦ 질병 악화 시 늑골 간 근육과 횡격막의 쇠약으로 폐활량 감소, 근무력증 위기 초래
⑧ 호흡기계 합병증 위험이 높음, 기관 내 삽관 및 기계 환기 필요

(4) 진단

구분	내용
혈액검사	아세틸콜린 수용체 항체 증가(85 ~ 90%)
Tensilon 검사	• Tensilon을 정맥 주사 후 근육 수축 향상 • 양성 시 약해진 근육이 강해지는 느낌
CT	흉선종, 흉선의 과증식

(5) **치료 및 간호중재** ✓기출 '18

① 근육 무력성 위기, 콜린성 위기 증상이 나타난 경우 의사에게 알릴 것을 교육

TIP 근육 무력성 위기와 콜린성 위기의 비교

구분	근육 무력성 위기	콜린성 위기
원인	약물 용량이 부족한 경우, 스트레스, 감염	콜린분해 효소 억제제 과다복용
진단	Tensilon 정맥 주입 후 근육 수축	Tensilon 복용 1시간 이내 허약감, 안검하수, 호흡곤란 같은 골격근 허약 증상
증상	호흡과 맥박이 증가하며 텐실론 검사(근력 강화)	서맥, 오심, 구토, 연하곤란, 발한, 분비물 증가

② 기도흡인 예방 및 스트레스, 고열, 자외선 노출을 피하도록 함
  • 생리식염수로 눈 세척, 안대사용

③ 영양관리
  • 구개반사 유무 및 저작기능 사정
  • 고칼로리 스낵 또는 대체식품 제공, 액체음식은 질식과 흡인의 위험이 있으므로 연식 제공
  • 식사는 소량씩 자주, 잘게 자른 음식 제공
  • 식사 시 침상머리 높이고 식후 30 ~ 60분 유지

④ 면역억제제, 스테로이드, 콜린 분해효소 투약

관련 기사

스타틴 계열 이상지질혈증약에 '중증 근육 무력증' 이상반응 추가

국내에서 이상지질혈증 및 고지혈증 치료제로 널리 처방되는 '스타틴' 계열 성분 의약품에 유럽의 약품청에서 보고한 안전성 정보를 반영해 허가사항을 변경한다. 스타틴은 콜레스테롤을 낮추는 대표적인 성분이나, 스타틴 계열 성분의 의약품을 투여했을 때 중증 근육 무력증, 안구 무력증이 재발한 사례를 보고했다. 이에 우리 식약처도 관련 단체, 제약사 등에서 의견을 수렴, 스타틴 계열의 제제에 대한 허가사항을 변경하여 623개 의약품의 사용상 주의사항 내에 '신중히 투여할 환자군'에 중증근육 무력증 또는 안근 무력증 환자를 추가하기로 했다.

☑ **이렇게 물어볼 수 있어요!**
  1. 중증 근육 무력증 대상자 영양증진 간호에 대해 말해보시오.
  2. 중증 근육 무력증 호발 대상자를 말해보시오.

⑨ 척수 손상

(1) 부위
C_1-C_2, C_4-C_6, $T_{12}-L_1$, L_4-L_5에 호발

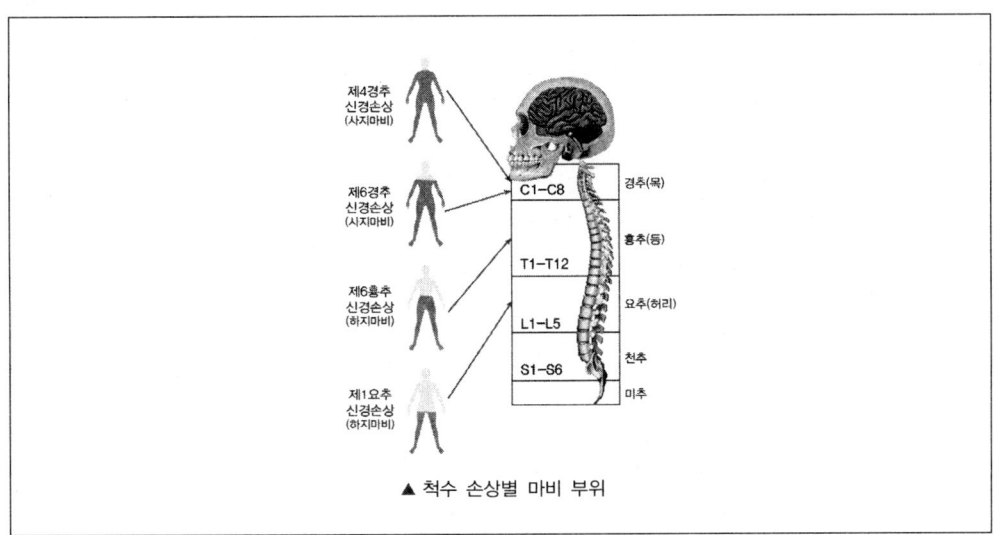

▲ 척수 손상별 마비 부위

(2) 원인
교통사고, 낙상 등에 의한 외상, 과도 굴절, 척추 압박 등

(3) 증상 ◐기출 '23 '20 '18 '17 '15

① 손상 부위 이하의 감각 상실과 운동기능 마비

② 호흡근 마비로 폐 기능 저하

③ 기립성 저혈압 발생

④ 신경인성 방광, 성기능 장애 발생

⑤ 자율신경 증후군
 • 척수 쇼크(Spinal Shock) : 척수 손상 직후 손상 부위 이하의 반사소실, 무긴장성 마비, 자율신경계 이상으로 인한 서맥, 저혈압 등
   TIP 저혈압, 서맥, 체온조절 능력 상실, 반사소실, 마비성 장폐색, 감각 저하 등의 증상이 나타난다.
 • 자율신경 반사부전 : T_6의 손상으로 교감신경계 통제 불가
   TIP 고혈압, 두통, 복시, 발한 등의 증상이 나타난다.

(4) 손상 부위별 장애 ✓기출 '20

구분		내용
경추	$C_1 \sim C_4$	• 목, 어깨, 팔, 팔꿈치, 손 근육 마비 • 인공호흡기 적용
	C_5	• 어깨, 팔꿈치, 일부 팔 근육 사용 가능하나 손 기능 상실 • 팔꿈치 굴곡 가능 • 배뇨 및 배변 기능 장애
	$C_6 \sim C_8$	• 어깨, 팔꿈치, 손목 일부 운동기능 가능 • 손가락 움직임 제한 • 배뇨 및 배변 기능 장애
흉추	$T_1 \sim T_6$	• 손목 및 손을 제외한 상반신과 허리 마비 • 하체기능 상실 • 배뇨 및 배변 기능 장애
	$T_7 \sim T_{12}$	• 허리와 다리 마비 • 보행 불가능 • 상체 기능 정상 • 배뇨 및 배변 기능 장애
요추	$L_1 \sim L_3$	• 대퇴사두근을 포함한 다리 근육, 허리 마비 • 배뇨 및 배변 기능 장애
	$L_4 \sim L_5$	• 발목 및 발가락 기능 상실 • 보행가능성 있음
천추	$S_1 \sim S_2$	• 다리, 발목, 발가락 기능 상실 • 배뇨 및 배변 기능 장애
	$S_3 \sim S_5$	• 엉덩이, 허벅지를 포함한 하지 기능 상실 • 배뇨 및 배변 기능 장애

(4) 치료 및 간호중재 ✓기출 '20 '19

① 손상 직후 부목으로 고정하고 신체선열 유지
② 호흡곤란 호소 시 기관 삽관 대비
③ 분비물이 있는 경우 필요시 흡인기로 객담 제거 가습 및 수분 제공
④ ROM으로 경축 예방
⑤ 2시간마다 통나무 굴리기로 체위 변경
⑥ 탄력스타킹 착용
⑦ 요실금, 요정체가 있을 수 있으므로 필요시 도뇨관 삽입
⑧ 강직 시 근 이완제를 투여
⑨ 조용하고 편안한 환경 유지
⑩ 흉부 물리요법, 기침과 심호흡 격려

> **CHECK** 실제 면접장에서 이렇게 물어본다!
> * `2020` `계명대동산` 4번 경추 손상 시 증상에 대해 말해보시오.
> * `2020` `아주대` `2019` `인하대` 척추 손상 환자 및 척추 환자 간호에 대해 말해보시오.
> * `2021` `아주대` `2017` `강원대` 경추 손상 의심환자에게 중요한 간호를 말해보시오.

관련 의학용어 알고가기

✔	약어	용어	의미
✓	IICP	intracranial pressure	두개내압 상승
✓	BBB	blood brain barrier	혈액뇌장벽
✓	CSF	cerebrospinal fluid	뇌척수액
✓	PD	Parkinson's disease	파킨슨병
✓	PNS	peripheral nervous system	말초신경계
✓	ANS	autonomic nervous system	자율신경계
✓	TIA	transient ischemic attack	일과성 뇌허혈발작
✓	MG	myasthenia gravis	중증 근무력증
✓	PTE	pulmonary thromboembolism	폐색전증

CHAPTER 04 호흡기계

출제빈도 ●●●○○ | 학습결과 ☺☺☹

학습목표
1. 호흡기계 구조와 사정에 대해 설명할 수 있다.
2. 호흡기계 질환의 증상과 진단 검사에 대해 설명할 수 있다.
3. 호흡기계 질환의 약물 요법에 대해 설명할 수 있다.

기출 키워드 | ☐ 폐렴 ☐ 결핵 ☐ 편도선염 ☐ 만성 폐쇄성 폐질환 ☐ 천식

1 호흡기계 구조 및 사정

(1) 호흡기계 구조

① 상부기도
    코, 부비동, 인두, 후두

② 하부기도
    기관, 기관지, 폐, 모세기관지

③ 가스교환
  - 산소(O_2) : 폐포 내 산소 분압(약 100mmHg) → 폐 모세혈관 혈액의 산소 분압(약 40mmHg) → 혈액으로 산소 이동
  - 이산화탄소(CO_2) : 폐 모세혈관 혈액 이산화탄소 분압(약 45mmHg) → 폐포의 이산화탄소 분압(약 40mmHg) → 폐포로 이산화탄소 확산

> **자주 묻는 질문**
>
> ⓠ 폐렴 환자의 바이탈 및 전해질 수치가 정상이나 '그르렁'거리는 호흡음이 들리고 I/O positive 1000일 때 필요한 간호중재는 무엇인지 말해보시오 '23
>
> ⓐ 먼저 호흡음을 사정하고 폐 환기 증진을 위해 반좌위를 유지합니다. 필요시 기도흡인을 시행하고 산소포화도가 감소하거나 호흡곤란이 있는 경우 산소 투여를 고려합니다. 수분 과잉 상태이므로 I/O 모니터링 및 수분 제한, 부종이 있는 경우 처방에 따라 이뇨제를 투여하고 더불어 폐부종 위험과 다른 감염 징후를 사정합니다.

(2) 호흡기계 사정

① 사정 순서
    시진 → 촉진 → 타진 → 청진

> **TIP** 폐종양, 폐렴 등 물이 차 있거나 밀도가 높을 때 진동감은 증가하고 만성폐쇄성 폐질환, 기흉 등 공기가 차지한 공간이 많을 경우 진동감은 감소한다.

② 비정상적인 호흡음
  - 수포음 : 짧고 끊어지며 부글거리거나 버석거리는 소리(기관지염, 폐부종, 울혈성 심부전 등)
  - 천명음 : 높은 음조와 지속적이고 리듬감 있는 소리(천식, 기관지염, 만성폐쇄성질환 등)

- 협착음 : 높음 음조의 '쌕' 소리, 흡기 시 상기도 협착에서 발생(기도폐색, 후두개염 등)
- 흉막 마찰음 : 흡기 시 삐걱거리는 소리, 흉막 표면이 염증으로 거칠어져 마찰할 때 발생, 통증 호소(흉막염, 폐렴 등)

③ 객혈과 토혈 비교 기출 '23 '21 '20

구분	객혈(Hemoptysis)	토혈(Hematemesi)
원인	폐렴, 결핵, 기관지염 등	위장출혈
출혈 부위	호흡기계	소화기계
색	선홍색 또는 거품이 생긴 핏빛	진한 붉은색 또는 암갈색
출혈 양상	기침할 때 거품 섞인 혈액	구토할 때 혈액 또는 덩어리 형태
동반 증상	기침, 가슴통증, 호흡곤란	상복부 통증, 구토, 구역질
진단	흉부엑스레이, CT, 기관지경검사 등	위장관 내시경, 혈액검사 등
pH	알칼리성	산성
대변	정상	흑색변, 잠혈
병력	폐 질환	알코올 중독, 소화성궤양 등

2 폐렴(Pn, Pneumonia) 기출 '21 '20 '18 '16 '14

(1) 정의

pneumonia(폐렴구균)이 폐포에 발생하는 급성 염증

(2) 원인균

구분	내용
지역사회성 폐렴	• Mycoplasma pneumoniae, Haemophilus influenza, Staphylococcus pneumoniae 코로나 19 등 • Staphylococcus pneumoniae이 주요원인
병원성 폐렴	• Staphylococcus pneumoniae, Pseudomonas aeruginosa, Enterobacter, Klebsiella 등 • 기계적 환기 환자, 부동환자, 고령, 수술 등의 환자에게 호발

(3) **증상**

① 점액 과다 분비로 인한 화농성 객담, 기침
② 기도 염증 및 분비물 증가로 인한 수포음, 천명음, 호흡곤란 등
③ 늑막흉막의 염증으로 흡기 시 흉통, 타진 시 둔탁음, 호흡음 감소
④ 과소 환기로 인해 흉부 확장 감소
⑤ 호흡성 산증(고탄산증, pH 감소), 저산소증
⑥ 패혈증(WBC 상승, 호중구 증가)

(4) **진단검사** ✅기출 '20

구분	내용
객담검사	• 원인균의 50% 정도 확인 가능 • 균배양 검사에 영향을 줄 수 있으므로 항생제 투여 전 검체 수집
혈액검사	WBC 상승, 호중구 증가 확인
흉부 X선 검사	• 폐렴 조기 진단에 필수적 • 폐 침윤 확인

(5) **치료 및 간호중재** ✅기출 '20 '19 '17

구분	내용
식이 및 증상 완화	• 객담검사, 혈액배양검사에 따라 균에 맞는 항생제 투여(오심, 구토, 발진, 소양감, 쇼크 등 부작용 관찰) • 수분 섭취, 가습기 적용, 분무 요법(분비물을 묽게 하여 객담 배출에 도움) • 체위 변경으로 무기폐 예방 • 발열 시 해열제, 통증 조절 시 진통제 투여 • 기관지 경련 시 기관지 확장제 사용 • 고탄수, 고단백 식이 권장 • 기침 격려(분비물 배출) • 심호흡 교육, 강화폐활량계 사용 • 산소 요법으로 저산소혈증 교정
감염 예방	• 호흡기 장비 소독 • 무균법, 손 씻기 • 면역력 : 폐렴구균 및 독감 예방 접종 • 패혈증 예방 : 감염원 확인 및 균 사멸, 항생제 투여

❸ 편도선염(Tonsillitis)

(1) 정의

구개편도 염증

(2) 원인

group-A 용혈성 연쇄상구균, Staphylococcus aureus, Hemophilus influenza, pneumococcus 등

(3) 증상

① 인후통, 오한, 두통, 근육통, 전신 권태감, 경부 림프절 부종, 촉진 시 압통
② 구취
③ 편도에서 화농성 분비물 발생

(4) 치료 및 간호중재 기출 '20 '19 '16

① 항생제(Penicillin, Erythromycin) 투여, 필요시 진통제와 해열제 투여(인후통, 발열 완화)
② 부드럽고 자극이 없는 음식(산성주스 제한)
③ 고단백, 고칼로리 식이
④ 하루 2~3L 수분 섭취
⑤ 목에 Ice Collar를 대어 불편감 완화
⑥ 따뜻한 식염수로 구강 함수
⑦ 재발이 잦을 경우 편도 절제술 시행

(5) 편도 절제술(Tonsilectomy) 후 간호중재 기출 '23

① 수술 후 세미 파울러 자세(Semi Fowler's Position) 유지(분비물이 흡인되지 않도록)
② 활력징후 사정, 목 뒤를 정기적으로 확인
③ 자주 삼키는 듯한 행위, 불안 등 관찰

> TIP 자주 삼키는 행위는 출혈을 의미하므로 의사에게 즉시 보고한다.

④ 필요시 acetamionphen투여(단, aspirin은 금지)

> TIP 심한 기침, 가래 뱉기, 코풀기 등은 금지한다. 또한 빨대 사용은 상처를 건드리거나 출혈을 유발할 수 있으므로 금지한다.

⑤ 얼음조각이나 아이스크림 같은 차갑고 부드러운 음식 제공
⑥ 거친 음식과 산성 주스는 목을 자극하므로 제한, 수분 섭취 권장

> **CHECK** 실제 면접장에서 이렇게 물어본다!
>
> * 2020 | 영남대 편도선염 환자 간호중재에 대해 말해보시오.
> * 2020 | 인제대해운대백병원 2018 | 서울의료원 폐렴의 간호진단을 말해보시오.
> * 2021 | 성남시의료원 폐렴의 증상을 말해보시오.
> * 2023 | 서울순천향대 편도선 절제술 환자에게 필요한 간호중재는 무엇인지 말해보시오.
> * 2023 | 국민건강보험공단 폐렴의 정의에 대해 말해보시오.
> * 2023 | 국민건강보험공단 2020 | 계명대 2016 | 한양대 폐렴 의학용어를 말해보시오.
> * 2023 | 국민건강보험공단 폐렴에 대해 아는 대로 말해보시오.
> * 2023 | 아주대 산소를 제공받고 있는 폐렴 환자를 간호할 때 주의할 점에 대해 말해보시오.
> * 2019 | 인하대 2019 | 고려대 폐렴환자 간호중재를 말해보시오.
> * 2023 | 국민건강보험공단 편도 절제술을 한 아동의 보호자에게 어떤 교육을 하면 좋을지 말해보시오.
> * 2023 | 아주대 2023 | 동아대 2023 | 국민건강보험공단 2021 | 인천성모병원 2021 | 대구가톨릭대 2020 | 이화의료원 객혈과 토혈의 차이를 말해보시오.

❹ 폐색전증(PTE, Pulmonary Thromboembolism)

(1) **정의**

　　혈전, 공기, 지방 등이 폐동맥을 차단한 상태

(2) **원인**

　　① 심부정맥혈전증(DVT) : 하체 정맥에 형성된 혈전이 혈류를 통해 폐로 이동하여 폐동맥을 차단

　　② 뇌졸중(특히 좌측 뇌졸중), 골반농양, 정맥관 삽입(정맥 손상이나 염증 등), 울혈성 심부전, 골절, 외상, 심근경색 등

(3) **특징**

　　① 폐포의 관류 저하 발생

　　② 치료하지 않은 심부정맥 환자의 30%

　　③ 주로 하체에서 발생한 혈전이 혈류에 따라 폐로 이동

(4) **증상** ✓기출 '20 '19 '17

　　① 호흡곤란, 빈호흡, 의식 변화

　　② 폐동맥압 상승, 저혈압 및 저산소증 발생

③ 기침, 객혈 유발

④ 빈맥과 목 정맥의 확장 유발

⑤ 무증상 또는 한쪽 다리의 통증, 열, 부종

⑥ 우심부전

⑦ 흡기 및 호기 시 흉통

⑧ 청색증, 창백한 피부

(5) 진단검사

① 혈액검사 : d-dimer 상승, ABGA(PaO_2 감소, $PaCO_2$ 증가)

② CT, 폐혈관 촬영, 흉부 X-선 검사, 폐 스캔

(6) 치료

구분	내용
항응고요법	• PT, aPTT 결과 확인 • Heparin, Warfarin 투여하여 혈전의 추가적인 생성을 막고 색전이 커지는 것을 방지 **TIP 항응고용법** • heparin : PTT 1.5 ~ 2.5배 유지, 4시간마다 검사, 7 ~ 10일간 사용 • warfarin : PTT 1.5 ~ 2.5배 유지, 4시간마다 검사, heparin 중지 3 ~ 5일 전부터 투여하여 3 ~ 6개월간 지속
혈전 용해 용법	Urokinase, Streptokinase t-PA투여(출혈 위험 대상자 금지)
폐색전 절제술	내과적 치료에 반응 없는 경우 시행
하대정맥필터	하지에서 만들어진 큰 혈전이 폐로 이동하지 못하도록 함

(7) 간호중재

① 출혈 위험성 및 출혈의 징후 교육, 이상이 있는 경우 바로 내원하도록 안내

② 반좌위, 산소 제공

③ 심호흡, 기침 유도, 색전 예방 스타킹 착용

④ 조이는 옷을 입지 않고 장기간 서있거나 앉아있는 것 자제

⑤ 심한 저산소증일 때 기계적 환기

(8) 폐색전증 예방

보행과 운동 권장(와상 환자, 부동환자에겐 수동적 운동을 통해 다리운동 권장)

❺ 결핵(TB, Tuberculosis)

(1) 정의
mycobacterium tuberculosis(결핵균)에 의한 만성 감염병

(2) 진행 과정
① 결절 형성 → 치즈화 → 배농 → 공동형성 → 석회화
② 감염 단계

구분	내용
1차 감염	• 체내 결핵균 침입, 2~8주 후 면역체계 반응 • 대부분 치유되어 석회화된 결절 형성
잠복기	• 1차 감염 이후 병소 존재 가능 • 면역체계에 의해 균 증식 억제, 감염성이나 증상 없음
2차 감염	• 외부 결핵균에 의해 재감염 또는 재활성화로 2차 감염 • 면역체계 이상 반응

(3) 특징
① 감염된 환자의 면역력과 결핵균의 병원성에 따라 5~15% 발병
② 대부분 획득 면역의 발달로 자가 치료 가능
③ 공기 중으로 타인의 호흡기로 흡인되어 감염(공기매개전파)
④ 위험요인 : 면역 장애 질환자, 사회경제적 빈곤층, HIV 감염자, 약물 중독, 알코올 의존증, 직업성 폐질환자
⑤ 폐 조직 변화 : 건락화, 결절 형성, 섬유화, 석회화, 공동형성

(4) 증상 ♥기출 '20 '19 '18 '15
① 객혈, 체중 감소, 식욕 감퇴, 야간 발한, 호흡곤란, 발열
② 기침 시 점액성 또는 화농성 객담 및 흉통
③ 피로, 기면, 오심, 불규칙한 월경

> **자주 묻는 질문**
>
> **Q** 결핵 약물을 동시 복용하는 이유를 설명해 보시오. '23 '20 '19
>
> **A** 하나의 약제에 내성을 보이는 결핵균이 있어도 다른 약제에는 감수성이 있기 때문입니다. 또한 결핵균이 체내에서 증식하는 형태와 각 항결핵제의 작용기전이 다르기 때문입니다.

(5) **진단검사** ✓기출 '20 '19 '18 '16 '15

구분	내용
객담 검사	• 이른 아침에 수집 • AFB 검출 시 결핵으로 진단 TIP 진단 시 3회 객담 검사물이 필요하며, 결핵약 3개월 투약 후 객담배양 음성을 진단할 수 있다. • PCR는 빠른 시간 내에 결핵균을 식별 가능하므로 초기진단 가능
투베르쿨린 반응 검사	• 전박 내측에 피내주사 후 48 ~ 72시간 후 판독 • 경결의 직경 : 0 ~ 4mm(음성), 5 ~ 9mm(의심), 10mm 이상(양성) • 확진검사는 아니며 양성 반응은 결핵균에 노출된 적이 있음을 의미
흉부 X선 검사	• 결핵균이 활동성인 경우 X선상에서 건락화가 보임 • 과거 결핵균에 노출된 흔적으로 폐침윤, 공동 확인 가능

(6) **약물** ✓기출 '23 '22 '20 '19 '18 '16 '15 '13

① **1차 항결핵제**

구분		내용
Isoniazid (INH)	부작용	간염, 말초 신경염 발진, 발열, 관절통
	주의사항	• 과량 투여 시 Pyridoxine(Vit B_6) 투여 • 간에서 대사되므로 투여 전과 후 간기능 검사 시행 • 제산제는 피하고 공복에 복용
Ethambutol (EMB)	부작용	시신경염, 피부발진
	주의사항	• 투여 전과 후 시력 검사 시행 • 부작용은 약물을 중지하면 없어짐
Rifampin (RFP)	부작용	피부반응, 위장 장애, 간독성, 오렌지색의 객담과 분비물
	주의사항	• 환자에게 객담, 소변, 분비물이 오렌지색으로 변할 수 있음 고지 • 스테로이드, 경구용 혈당강하제, 항응고제, 경구용 피임약의 배설을 촉진 시켜 효과를 감소시킴
Pyrazinamide (PZA)	부작용	간독성, 위장 장애, 고요산혈증
	주의사항	• 간독성 증상 관찰 • 투여 전과 후 간기능 검사, 요산검사 시행

② 2차 항결핵제

구분		내용
Streptomycin (SM)	부작용	청신경 손상, 신경 독성, 신장 독성 유발
	주의사항	• 투여 전과 후 주기적 청력검사, 신기능 평가 시행 • 임산부에게는 금지
Capreomycin	부작용	청신경 손상, 신장 독성 유발
	주의사항	• 투여 전과 후 주기적 청력검사, 신기능 평가 시행 • 임산부에게는 금지
Kanamycin	부작용	청각장애, 신장독성 유발
	주의사항	내성균에 선택적으로 사용

TIP 항결핵 약물 요법 주의사항
- 약제 간 상승 작용 및 내성 발생 예방을 위해 복합 약물을 사용한다.
- 1일 1회 복용으로 최대 농도가 한 번에 혈청에 도달하도록 한다.
- 공복에 투여(흡수율 증가)하며 6 ~ 18개월간 장기복용 한다.

(7) 간호중재 ✓기출 '23 '22 '20 '19 '18 '16 '13

① 2주간 지속적으로 투약 시 전염력이 감소되나 6개월 이상 약물 복용 유지, 임의중단 금지
② 고단백, 고칼로리, 비타민 음식 섭취 권장(위장 장애 발생 시 식후복용 권장)
③ 전염 예방을 위해 마스크 착용, 결핵 확진 시 음압 1인실 격리
④ 고위험 접촉자는 INH와 같은 약물 투여, 소아일 경우 BCG 예방접종 실시
⑤ 결핵균은 햇빛과 열에 파괴되므로 일광 소독 실시
⑦ 호흡양상, 가스교환장애, 영양부족 사정

CHECK 실제 면접장에서 이렇게 물어본다!
- 2023 | 서울의료원 결핵약물 EMB에 대해서 말해보시오.
- 2022 | 강릉아산 결핵 확진된 환자와 보호자 교육은 어떻게 할 것인지 말해보시오.
- 2020 | 계명대동산 결핵약 교육 방법과 부작용에 대해 말해보시오.
- 2020 | 경상대 2016 | 서울성모 활동성 결핵을 판정 받고 격리된 환자에게 어떻게 설명할 것인지 말해보시오.
- 2019 | 울산대 결핵의 병리적 기전에 대해 말해보시오.
- 2022 | 국민건강보험공단 2020 | 명지병원 결핵 진단검사 방법을 말해보시오.
- 2023 | 경북대 2020 | 충남대 결핵 감염관리 방법을 말해보시오.
- 2022 | 인하대 폐결핵 환자의 치료 약물에는 무엇이 있으며 약물 교육은 어떻게 시킬 것인지 말해보시오.
- 2019 | 해운대백병원 결핵환자 퇴원 시 어떻게 교육할 것인지 말해보시오.

❻ 만성 폐쇄성 폐질환(COPD, Chronic Obstructive Pulmonary Disease)

(1) 정의
폐기종, 만성 기관지염을 유발하는 만성 환기 장애

(2) 원인
유전, 대기오염, 호흡기 감염, 노화, 습하고 찬 기후, 흡연(직·간접)

> **자주 묻는 질문**
>
> Q COPD에 대해 설명해보시오. '23
> A 만성기관지염, 폐기종이 복합적으로 나타나는 질환입니다. 완전히 가역적이지 않은 호흡기도 내 공기 유통의 폐쇄를 보이는 호흡기 질환입니다. 가장 특징적인 증상은 호흡곤란, 기침, 가래 등이 있습니다.

(3) 폐기종과 만성 기관지염 비교

구분	폐기종(Emphysema)	만성 기관지염(Chronic bronchitis)
정의	폐포벽의 영구적인 파괴 및 확장	기관지 염증, 만성적인 가래 상태
증상	• 호흡곤란, 호흡음 감소, 천명음, 기좌호흡 • 호흡 시 보조근 사용 • 기침이나 가래는 거의 없음 • 과공명음, 술통형 흉부(barrel chest) • 청색증, 경정맥 팽대	• 지속적인 기침 및 가래 • 악설음, 저산소혈증, 고탄산혈증 • 기관지 경련, 혈관 확장, 울혈, 점막 부종 • 저산소혈증으로 인한 곤봉지, 청색증 • 추후 폐기종 진행 가능
합병증	우심부전, 호흡부전, 기흉, 폐고혈압, 소화성 궤양, 위식도역류질환 등	

(4) 진단검사 ✓ 기출 '20 '19 '17 '16 '14

① 폐기능 검사(PFT, Pulmonary Fuction Test)

구분	내용
목적	• 수술 전 평가 • 폐기능 정도 평가 • 폐질환 유무 확인 • 폐질환 환자의 치료 효과 확인 • 폐쇄성 폐질환과 억제성 폐질환 구분 • 가스교환과정 평가
간호중재	• 검사 전 4 ~ 6시간 동안 기관지 확장제 및 흡연 금지 • 위장 팽만이 폐 확장을 저하시킬 수 있으므로 검사 후 식사 권장 • 검사 전 입안에 의치, 껌 및 이물질 제거 • 검사 후 어지러울 수 있음을 설명하고 증상이 나타나면 충분한 휴식 권장

TIP 폐기능 검사 용어

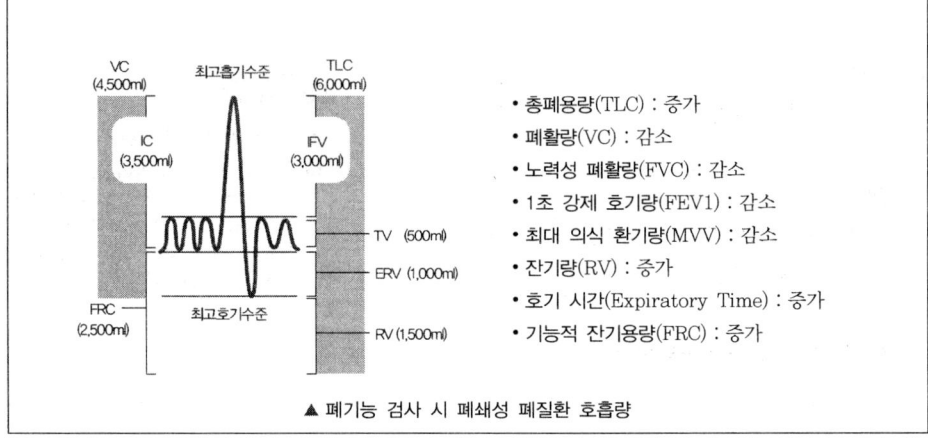

- 총폐용량(TLC) : 증가
- 폐활량(VC) : 감소
- 노력성 폐활량(FVC) : 감소
- 1초 강제 호기량(FEV1) : 감소
- 최대 의식 환기량(MVV) : 감소
- 잔기량(RV) : 증가
- 호기 시간(Expiratory Time) : 증가
- 기능적 잔기용량(FRC) : 증가

▲ 폐기능 검사 시 폐쇄성 폐질환 호흡량

- 일회 호흡량(TV, Tidal Volume) : 평상시의 1회 호흡량이다.
- 흡기 예비량(IRV, Inspiratory Reserve Volume) : 평상시대로 숨을 들이마신 후, 최대로 더 들이마실 수 있는 공기량이다.
- 호기 예비량(ERV, Exspiratory Reserve Volume) : 평상시대로 숨을 내쉰 후, 최대로 더 내쉴 수 있는 공기량이다.
- 폐활량(VC, Vital Capacity) : 최대로 숨을 들이마신 상태에서 내쉬는 공기의 양이다.
- 잔기량(RV, Residual Volume) : 최대로 숨을 내쉰 후, 폐에 남은 공기량이다.
- 흡기량(IC, Inspiratory Capacity) : 숨을 내쉰 후, 최대한 들이마실 수 있는 공기량이다.
- 기능성 잔기용량(FRC, Functional Residual Capacity) : 평상시대로 숨을 내쉰 후, 남은 공기량이다.
- 총폐용량(TLC, Total Lung Capacity) : IRV + TV + ERV + RV
- FEV1 : 1초 강제 호기량으로 최대한 깊게 숨을 들인 후 1초 동안 강제로 내쉬는 공기량이다.

② 혈액검사 : 객담배양검사, 동맥혈가스검사(ABGA)

TIP 동맥혈가스검사(ABGA)

- 목적 : 산-염기 균형, 폐의 가스교환, 폐포 환기를 확인할 수 있다.
- 검사 부위 : 요골동맥, 상완동맥, 대퇴동맥을 검사한다.
- 폐 질환 시 산소량이 감소하거나 이산화탄소량이 증가(pO_2↓, pCO_2^-↑)한다. 만성 호흡성 산증, 보상작용으로 대사성 알칼리증 발생(HCO_3^-↑)한다.
- 정상 범위

구분	내용	구분	내용
pH	7.35 ~ 7.45	HCO_3^-	22 ~ 26
$PaCO_2$	35 ~ 45	Base Excess	±2
PaO_2	80 ~ 100	SaO_2	95 ~ 100

③ 방사선 검사 : 흉부 X선 검사, Chest CT

(5) 치료 및 간호중재 ✓기출 '20 '18 '17

① 기관지 확장제, 항생제, 이뇨제, 점액용해제, corticosteroid 등 투약
② 저산소혈증이 있는 경우 저농도 산소 공급
  • 목표 : $PaCO_2$ 50mmHg 이하 PaO_2 60mmHg 이상
  • 고농도의 산소 제공 시 호흡성 산증 악화, 호흡 자극 저하
③ 기관지 경련 예방을 위해 흡연, 먼지 등 기도 자극을 피함
④ 입술 오므리기 호흡
  • 기도허탈 예방, 이산화탄소 효과적인 배출
  • 호흡 속도와 깊이 및 불안감 완화
⑤ 흉부 물리 요법 : 객담 배출
⑥ 수분 섭취 권장
⑦ 고열량 및 고단백 식이 섭취, 가스형성 음식 제한
  (탄수화물 50% 내외로 제한)
⑧ 기흉, 중증호흡곤란, 흉수 동반 시 흉곽천자(Thoracentesis) 간호
⑨ 기흉 시 흉곽 밀봉배액)
⑩ 복식호흡, 기좌호흡으로 호흡곤란 완화
⑪ 소량씩 자주 식사

> **자주 묻는 질문**
>
> **Q** 의사처방이 나기 전 호흡곤란을 호소하는 COPD 환자에게 간호사가 독자적으로 수행할 수 있는 간호중재를 말해보시오. '20
>
> **A** 침대상부를 올려 앉는 자세를 취해주고 기도 개방성 유지를 위해 입술을 오므리는 호흡, 횡격막 호흡, 기침과 심호흡을 하도록 합니다. 객담배출을 위한 체위배액, 두드리기와 진동을 시행합니다.

CHECK 실제 면접장에서 이렇게 물어본다!

* 2023 | 일산백병원 2023 | 서울순천향대 2021 | 성남시의료원 2016 | 경북대 2021 | 계명대 COPD 환자에게 저농도 산소요법을 하는 이유를 말해보시오.
* 2021 | 인하대 COPD 환자에게는 어떤 마스크가 적합하며 그 이유는 무엇인지 말해보시오.
* 2023 | 충남대 2022 | 고려대 2022 | 가천대 2021 | 서울순천향 2020 | 인제대해운대백병원 COPD 대상자 간호 방법을 말해보시오.
* 2017 | 동아대 COPD의 효과적인 호흡법을 말해보시오.
* 2014 | 아주대 COPD 환자의 수술 후 간호와 환자 입원 시 설명해야 하는 것을 말해보시오.
* 2023 | 국민건강보험공단 2023 | 대전을지대 2020 | 계명대 만성 폐쇄성 폐질환 의학용어를 말해보시오.
* 2020 | 국제성모병원 COPD 환자가 산소공급장치를 자꾸 만질 때 어떻게 대처 할 것인지 말해보시오.
* 2020 | 국제성모병원 COPD 환자가 고농도 산소 주입을 원할 때 어떻게 할 것인지 말해보시오.
* 2023 | 용인세브란스 PET에 대해 설명해보시오.
* 2022 | 순천향대 PET 간호중재에 대해 말해보시오.

(6) 흉곽천자(Thoracentesis) ✅ 기출 '18 '16 '15

① 목적 : 흉막강 내 흉수 또는 기흉의 원인 파악, 흉막강에 고인 흉수 또는 기흉 제거 및 호흡개선

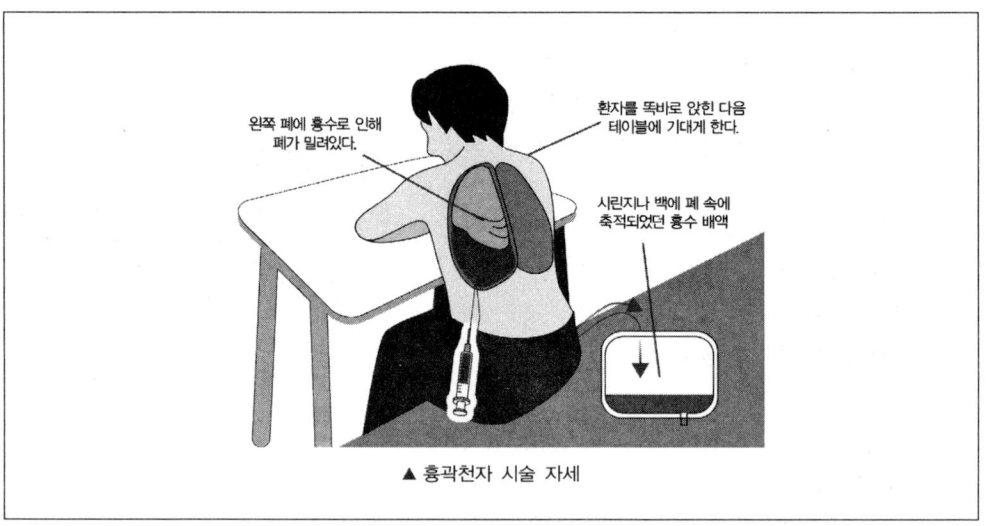

▲ 흉곽천자 시술 자세

② 간호중재

구분	내용
시행 전	• 절차 및 목적 설명, 국소 마취, 필요시 진정제 사용 • 앉은 자세로 테이블에 엎드리고 검사 중에는 움직이지 않도록 함 • 호기 말기에 바늘 삽입
시행 중	• 정상 파동은 흡기 시에 물이 올라가고 호기 시에 내려감(파동 없음은 관의 막힘이나 꼬임을 의미) • 호기 시 소량의 기포가 발생하다 과량의 기포가 발생하는 것은 밀봉체계나 환자에게서 공기가 새고 있음을 의미 • 체위 변경 시 배액관이 당겨지거나 꼬이지 않도록 주의 • 배액병은 항상 환자보다 낮게 위치, 배액량이 시간당 100ml 이상일 경우 보고 • 배액 촉진을 위해 심호흡, 기침 격려
시행 후	• 천자 부위가 위로 향하도록 하여 늑막액의 유출 방지 • 활력징후 및 천자 부위 사정, 천자 부위에 무균적 폐쇄성 드레싱 시행 • 폐부종 위험이 있으므로 30분 이내에 늑막액의 배액이 1,500ml가 넘지 않도록 함

TIP 배액관 제거
- 폐가 완전히 재팽창 된 경우나 배액물이 완전히 배출됨이 확인되면 제거한다.
- 발살바 수기(Valsalva Maneuver)로 숨을 내쉰 후에 공기 유입을 방지한 후 제거한다.
- 배액관을 제거 후 바셀린 거즈로 덮은 후 멸균거즈를 덧대어 밀폐드레싱을 실시한다.

⑦ 천식(Asthma)

(1) 정의
기도의 만성 염증 질환으로 염증과 기도과민 반응에 의해 간헐적, 가역적으로 기도의 내강을 폐쇄하는 폐쇄성 폐질환

(2) 원인
항원, 비알레르기성 자극 물질, 미생물, 아스피린 등

(3) 병태생리
알레르기원에 노출→ IgE 매개 비만세포 활성화→ 기도 점막에서 염증반응 발생→ 혈관 확장 및 모세혈관 누출 발생→ 분비물과 점액생산 증가→ 부종 발생→ 기도 과민반응으로 인해 기관지 경련 초래→ 기관지 수축

(4) 증상 기출 '23 '20 '19 '18

① 호기 시 천명음
② 호흡수 증가, 호흡곤란, 발작적 기침, 가슴 답답함, 다량의 객담
③ 호흡보조근 사용
④ 중증 천식 환자에게 술통형 가슴(Barrel Chest)이 나타남
⑤ 저산소혈증으로 인한 의식 장애
⑥ 야간 또는 새벽에 악화

TIP 정상 흉부와 술통형 흉부의 비교

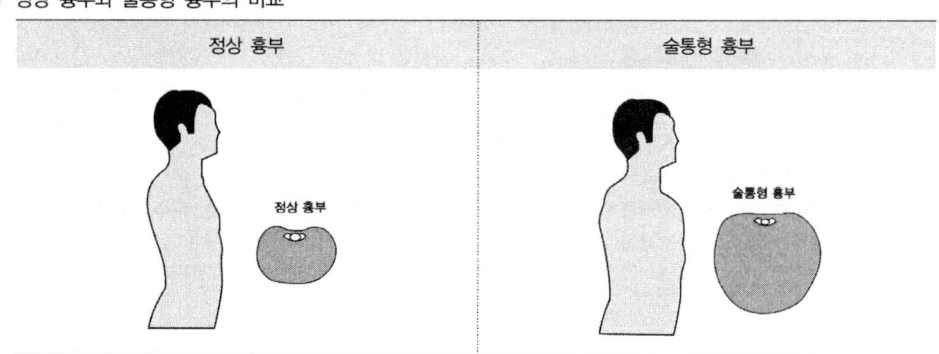

(5) 진단검사

동맥혈 가스검사(ABGA), 폐기능검사(PET), 흉부 X선 검사, 객담검사, 알레르기 피부검사

> TIP 폐기능검사(PFT)
> 천식에 가장 명확한 검사(RV증가, FVC감소, FEV₁ 감소)이다.

(6) 치료 및 간호중재

① 일반적 간호중재

구분	내용
기관지 확장제	• β_2 – 작용제(albuterol, salmeterol 등) : 기관지 평활근 이완 • 항콜린제(Tipratropium 등) : 부교감신경계 차단, 기관지 확장 및 폐 분비물 감소 • methylxanthines(aminophuline 등) : 기관지 확장(빈맥, 부정맥, 수면장애 등 부작용 발생가능)
소염제	• 기도 내 염증 및 알레르기성 염증 반응 감소 • corticosteroid 흡입제
산소요법	급성 천식 시 마스크 또는 비강 캐뉼라 적용
유산소운동	심혈관 건강 유지, 골격근 강화, 환기 및 관류 촉진

> TIP 흡입제 사용 방법
> • 좌위 또는 반좌위 자세를 취한다.
> • 머리를 약간 뒤로 젖히고, 숨을 내쉰 후에 심호흡하면서 1회 용량이 흡입되도록 한다.
> • 약물 효과를 위해 5 ~ 10초간 숨을 멈춘 후 내쉰다.
> • 구강 칸디다 예방을 위해 흡입 후 가글 또는 양치질을 한다.

② 종류에 따른 간호중재

구분	내용
급성 천식 (Acute Asthma)	• 신속한 중재가 필요 • 기관지확장제(β_2 – 작용제), 흡입제 사용, 스테로이드제 구강 투여 • 콜린성 길항제, 소염제 투약 • 비강 캐뉼라를 통해 산소 공급(이산화탄소 정체가 있는 환자 금지)
만성 천식 (Chronic Asthma)	• 기관지 경련 유발하는 자극 제거 • 온도, 습도 조절, 금연 권장 • 기관지확장제(β_2 – 작용제), 콜린성 길항제, 소염제 투약(처방받지 않은 약물 임의 투약 금지)

> CHECK 실제 면접장에서 이렇게 물어본다!
> * 2023 | 동아대 흉곽천자 시 천자 부위가 위로 향하는 이유는 무엇인가?
> * 2022 | 서울성모병원 2019 | 해운대백병원 2017 | 동아대 천식 환자 간호에 대해 말해보시오.
> * 2016 | 서울성모병원 천식 환자에게 아미노필린을 투여하는 이유를 말해보시오.
> * 2023·2020 | 계명대 천식의 의학용어를 말해보시오.

❽ 무기폐(Atelectasis)

(1) 정의

폐 또는 폐의 일부가 허탈되어 공기가 없거나 줄어든 상태

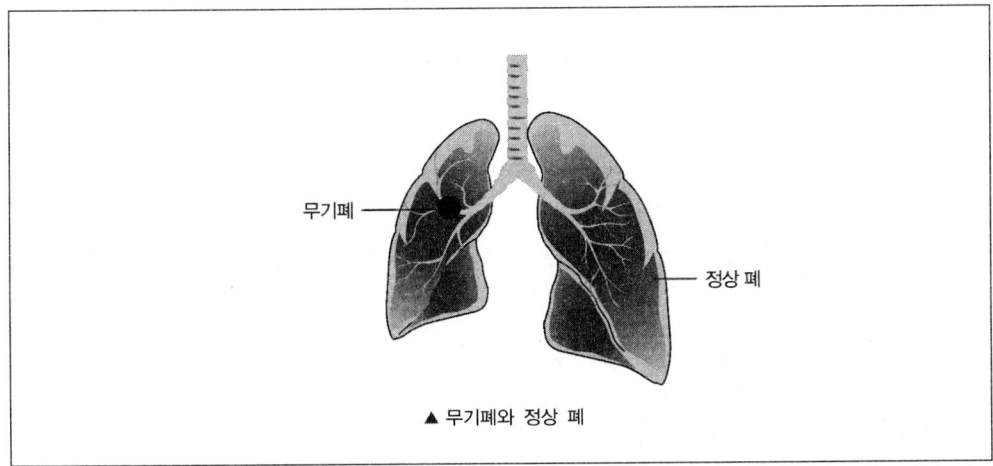

▲ 무기폐와 정상 폐

(2) 원인

기관지 폐쇄, 기관지 확장증, 전신마취, 갈비뼈의 골절, 억제성 폐질환, 혼수, 폐농양, 폐종양, 과도한 진정제 사용

(3) 증상

호흡곤란, 청색증, 타진 시 탁음, 흉곽 움직임 감소

(4) 진단검사

CT, 흉부 X선 검사, 기관지 내시경

(5) **치료 및 간호중재** ✅기출 '19 '15
① 기관지 분비물 배출
② 호흡기계 감염 시 항생제 사용
③ 흉관 삽입으로 늑막강의 공기 및 액체 제거
④ 심호흡과 기침 유도

❾ 후두암

(1) **원인**
① 흡연, 음주
② 만성 후두염, 유해 물질 노출, 성대 혹사, 불량한 구강 위생 등

(2) **증상** ✅기출 '14
① 초기에는 무통증이나, 후기에는 산성 음식 섭취 시 통증을 느낌
② 지속적인 인후통, 이통, 촉지 시 덩어리
③ 초기에는 쉰 목소리, 후기에는 연하곤란, 기도폐쇄, 혀 운동 감소

(3) **진단검사**
후두경검사, 후두 조영술, CT, MRI, 흉부 방사선 검사

(4) **외과적 치료** ✅기출 '15 '14

구분	내용
편측 후두 절제술	성대 한 부분에 침범된 초기 성문암일 경우 시행
후두 전 절제술	후두 전체와 전후 두개 공간 제거, 영구적 기관절개술 시행
경부 절제술	• 후두암이 목으로 전이 될 위험이 높은 경우 시행 • 하악선, 목 빗근, 내경정맥, 부신경, 주위 연조직 제거
부신경 절단	수술 후 승모근 위축되어 수술한 쪽 어깨가 처짐, 어깨 위축 예방 필요

TIP 부분 절제 시 연하곤란, 목소리 변화, 흡인 위험성이 증가하며 전체 절제 시 목소리 상실, 감각 감소, 영구적인 개구부가 형성된다.

(5) 간호중재
　① 흡인을 통해 분비물 제거 및 습기 제공(호흡기 점막 건조 및 폐쇄 예방)
　② 기침, 심호흡 격려
　③ 수술 부위 통증 완화 위해 진통제 투여
　④ 활력징후, 출혈 징후(저혈압, 빈맥) 사정
　⑤ 침상머리를 30 ~ 45° 올려 봉합선 압력 및 안면 부종 감소, 림프 부종으로 인한 두통 예방
　⑥ 수술 부위 부종, 배액, 발적 관찰
　⑦ 수술 전 비언어적 의사소통 교육, 수술 후 언어재활 실시
　⑧ 목소리 상실 및 미각 후각 감소로 인해 환자의 심리적 지지 필요
　⑨ 방사선 치료 시 피부간호, 구강간호 시행

관련 의학용어 알고가기

✔	약어	용어	의미
✓	ARDS	adult respiratory insufficiency syndrome	급성호흡곤란증후군
✓	Pn	pneumonia	폐렴
✓	Lx	laryngoscopy	후두경 검사
✓	FiO_2	fraction of inspired oxygen	흡입산소농도
✓	AFB	acid-fast bacillus	결핵검사
✓	ARF	acute respiratory failure	급성호흡부전
✓	URI	upper respiratory infection	상기도 감염
✓		hemo pneumothorax	혈흉
✓	TB	Tuberculosis	결핵
✓	PFT	pulmonary function test	폐기능 검사
✓	MDI	meter drug inhaler	계량 흡입기
✓	BAL	broncho alveolar lavage	기관지 폐포세척
✓	BAE	bronchial artery embolization	기관지동맥색전술

CHAPTER 05 소화기계

출제빈도 ●●●●● | 학습결과 ☺☺☺

학습목표
1. GERD에 대해 설명할 수 있다.
2. 십이지장궤양과 위궤양의 차이를 비교하여 설명할 수 있다.
3. 덤핑증후군에 대해 설명할 수 있다.
4. 간염 증상의 차이를 비교하여 설명할 수 있다.

기출 키워드 | ☐ GERE ☐ 소화성 궤양 ☐ 크론병 ☐ 덤핑증후군 ☐ C형 간염 ☐ 간경변

❶ 위 — 식도 역류 장애(GERD, Gastro Esophageal Reflux Disease)

(1) 정의

위 내용물이 거꾸로 식도로 역류되어 식도 점막이 손상된 상태

> **자주 묻는 질문**
> Q. GERD의 원인을 말해보시오. '23
> A. GERD는 위식도 역류 장애로, 식도하부 괄약근의 조임의 약화로 일어납니다.

(2) 원인 ♥기출 '23

하부 식도 괄약근(LES)의 부적절한 이완, 복압 상승

(3) 증상

구분	내용
가슴앓이	• 오르락내리락 하는 작열감 있는 통증 • 목과 턱 등으로 방사통 발생 • 대개 식후에 나타나며 제산제나 수분을 섭취 시 완화
산 역류	인두에서 느껴지는 신맛 혹은 쓴 맛
연하곤란	간헐적이나 식사 시작 시에 심해짐

(4) 진단검사 ♥기출 '20 '19

임상 증상 확인, 바륨 연하 검사, 식도경, 식도 내압 측정, 24시간 pH측정 검사(pH 6.5~7.0 정상, <4.0 역류)

(5) **치료** '20 '19

구분	내용
내과적 치료	• 제산제 : 통증 완화, 매 식전 1시간과 식사 후 2 ~ 3시간에 복용 • 위장 운동 증진제(metoclopramide 등) : 위장관의 평활근을 자극, 위 배출 속도 증가 • 위산 분비 억제제(프로톤 펌프 억제제, PDI) : 위산 분비 억제 및 GERD의 단기 치료제 • 항콜린계 약물, 칼슘차단제는 LES 압력을 감소시켜 위 배출 속도를 연장시키므로 금지
외과적 치료	Nissen 추벽 성형술, Angelchick 보철기구 삽입술

(6) **간호중재**
① 부드러운 식사를 조금씩 자주 섭취
② 금연 및 금주, 지방질 음식, 커피, 오렌지주스, 초콜릿, 양파 등 카페인이나 너무 맵고 짠 음식 제한
③ 취침 2 ~ 3시간 전 음식물 섭취 자제, 취침 시 머리 10 ~ 15cm가량 상승
④ 복압 상승 행동 자제, 딱 맞는 옷 제한

TIP 복강 내 압력을 증가시키는 활동(물건 들어올리기, 힘주기 등)을 하거나 위가 팽만이 되었을 때 증상 심해지고 서있거나 걷게 되면 완화되기도 한다.

❷ 소화성 궤양

(1) **정의**
식도, 위, 십이지장 점막 전 층에 미란이 생긴 상태

(2) **원인**
① Helicobacter Pylori 균에 의한 감염
② 비스테로이드성 항염제(NSAIDs)의 장기 복용
③ 위산 과다 분비와 점막방어기전의 손상
④ 흡연 및 스트레스
⑤ 알코올, 차, 커피, 콜라, 맵고 짠 자극적인 음식 등

> **자주 묻는 질문**
>
> **Q** 덤핑증후군(Dumping Syndrome)이 무엇인지 설명해보시오. '23
>
> **A** 위에 있던 다량의 음식물이 소장에 급속이동하면서 발생하는 증상입니다. 보통 위절제술 합병증으로 나타납니다. 증상은 복부 팽만, 복통, 오심, 구토, 빈맥, 어지러움, 발한 등이 있습니다.

(3) **진단검사**
① 통증, 복부 팽만 등 신체검진
② 위 내시경 및 생검, Helicobacter Pylori 검사, 대변 잠혈 검사, 요소 호흡검사(Urea Breath Test)

(4) 십이지장 궤양과 위궤양 비교

구분	십이지장 궤양	위궤양
연령	30 ~ 50세	50세 이상
원인	과도한 산분비, H.pulori균	점막 방어기전의 손상, H.pulori균
위산 분비	상승	감소 ~ 정상
출혈	흑색변 > 토혈	토혈 > 흑색변
증상	• 공복이나 식후 2 ~ 3시간 사이 통증 발생 • 새벽에 통증으로 잠이 깸 • 음식, 제산제 섭취 시 통증이 완화 • 상복부 중앙 통증(통증 발생 후 오심 및 구토)	• 식사 후 통증 및 구토 유발(구토 후 완화) • 음식이나 제산제로 통증이 완화되지 않음 • 좌상복부와 등쪽으로 방사되는 통증 • 오심 및 구토 또는 체중 감소

(5) 진단 및 치료 ✓기출 '21 '20 '17 '16

① 진단
- 통증, 복부팽만 등 사정
- 내시경검사, 위액검사, 요소흡입검사, 잠혈검사

② 치료

구분	내용
내과적 치료	히스타민수용체길항제, 위산분비억제제, 제산제, 항생제(아스피린이나 NSAIDs계 투약 금지)
외과적 치료	• 미주신경 차단술, 유문 성형술 • 비위관 삽입(심한 출혈 시) • 위절제술 : 위 – 십이지장 연결술(Billroth I), 위 – 공장 연결술(Billroth II), 전체 위 절제술

TIP 비위관 삽입
- 수술 후 연동운동 감소로 인한 가스와 체액 축적을 완화하기 위해 삽입한다.
- 비위관의 개방성을 사정한다. 폐쇄 시 오심, 구토, 복부 팽만 등이 발생한다.
- 장음이 회복될 때까지 유지하며, 배액 양상을 관찰하고 출혈여부를 사정한다.

(6) 간호중재

구분	내용
생활방식 개선	• 우유는 단백질과 칼슘이 산 분비를 자극하여 질병을 악화시키므로 제한 • 부드러운 식사를 조금씩 자주 섭취 • 지방질 음식, 커피, 담배, 술, 초콜릿, 양파 등 카페인이나 너무 맵고 짠 음식 섭취 제한
위절제술 환자	• 위산이 수술 부위에 접촉해서 발생하는 변연궤양(Marginal Ulcer) 주의 • 수술 후 무기폐 예방을 위하여 심호흡과 기침 격려, 조기이상 유도 • 덤핑 증후군 징후 관찰

(7) 덤핑 증후군(급속 이동 증후군) ✓ 기출 '23 '22 '21 '20 '19 '14

① 정의
위 절제술 환자에게 나타나는 소화장애

② 원인
절제술 후 유문 제거 또는 기능을 하지 못해 음식물, 특히 고농도 탄수화물이 정상적인 소화과정을 경유하지 않고 공장 내로 너무 빠르게 들어가면서 발생

③ 병태생리
- 조기(급성) 덤핑증후군 : 음식물이 소장으로 대량 이동 → 고삼투압성 환경 형성 → 체액 이동(소장 내 체액 증가) → 혈관 내 혈액량 감소
- 후기(지연) 덤핑증후군 : 소장으로 탄수화물 급속 이동 → 혈당 급상승 → 췌장의 과도한 인슐린 분비 → 혈당 급하강(저혈당)

④ 증상 및 간호중재

구분		내용
증상	조기 증상 (수술 후 30분 이내)	복부팽만, 설사, 오심, 어지럼증, 발한, 심계항진, 안면홍조, 두근거림, 설사 등
	후기 증상 (수술 후 1~3시간)	혼란, 손떨림, 저혈당, 피로, 현기증, 식은땀 집중력 저하 등
간호중재		• 소량씩 자주 식사 • 고단백, 고지방, 저탄수화물 식이 • 식전 1시간, 식후 2시간까지는 수분 섭취 제한, 식사 시 액체 최소화 • 식사 시 횡와위 또는 반횡와위 식사 후에는 앙와위 또는 좌측위 • 항콜린제(atropine), 항경련제(oxybutynin) 투여

❸ 만성 염증성 장질환

(1) 크론병과 궤양성 대장염 비교

구분	크론병(crohn's disease)	궤양성 대장염(ulcerative colitis)
정의	소화기관 어느 부위에서나 발생할 수 있는 만성 염증성 질환	대장에 국한되어 점막에 염증과 궤양을 일으키는 만성 염증성 질환
발병 부위	입부터 항문까지의 모든 소화기관(특히 회장 말단)	대장(특히 직장)
병태생리	점막과 전층 염증 반응→비연속적 병변 발생→장벽 비후, 협착 및 누공 형성	점막층과 점막하층 염증→연속적인 병변 발생→점막 발적, 출혈, 궤양 형성
진단검사	내시경, 조직검사, 소장 MRI 등	대장 내시경, 조직 검사
증상	• 만성 복통(간헐적 우하복부), 설사(특히 지방변) • 체중 감소, 피로 • 발열, 전신 쇠약감, 구토 • 누공 및 농양	• 혈변, 점액변, 빈번한 설사 • 복통(특히 좌하복부) • 빈혈, 발열, 체중 감소
특징	• 원인 불명 • 회장 말단 및 대장에서 호발 • 초기 간헐적 RLQ통증, 악화 시 만성 통증 • 완치 불가능(재발 가능) • 10~20대에 호발(최근 50대 재발성 발병)	• 세균성 질환 • 완화와 악화 반복 • 16~35세 호발(50~70대 재발성 발병) • 대장 절제술로 완치 가능
치료	• 약물치료 : 생물학적제제(infliximab), 항염증제(sulfasalazine), 스테로이드(prednisolone), 면역억제제(azathioprine), 항생제(metronidazole) • 수술 : 장절제술(증상 완화 목적)	• 약물치료 : 생물학적제제(infliximab), 항염증제(mesalazine), 스테로이드(prednisolone), 면역억제제(azathioprine) • 수술 : 대장 절제술

(2) 합병증 및 간호중재

① 합병증 : 장폐색, 천공, 누공, 대장암, 영양결핍, 출혈, 농양, 독성 거대결장(궤양성 대장염)

② 간호중재
- 정기적인 대장내시경 및 혈액검사, 모니터링
- 고단백·고칼로리·저지방·저섬유소 식이, 소량씩 자주 섭취, 카페인·찬 음식·탄산·견과류·알코올 금기
- 온찜질 및 진통제로 복통 완화, 스트레스 관리
- 대변 양상, 횟수, 양 등 사정
- 항문주위 손상 예방을 위해 따뜻한 물로 청결, 좌욕, 보습제 도포
- 합병증 발생 시 외과적 수술 시행

4 간염(Hepatitis) ✓기출 '22 '21 '19 '18 '17 '14

(1) A형 간염

구분	내용
전파경로	오염된 음식 섭취 및 감염된 대변이 구강을 통해 전파
잠복기	2 ~ 6주
진단	anti – HAV IgM
간호중재	• 개인위생 및 손 세척 강화 • 1회용 식기 사용 및 먹다 남은 음식 폐기, 접촉 시 장갑, 마스크, 가운 등 착용 • 수액공급(탈수 예방), 충분한 휴식, 영양 및 수분 섭취 • 간기능 악화 시 단백질, 나트륨 제한

(2) B형 간염

구분	내용
전파경로	성관계 · 출산 전후 · 오염된 체액과 혈액을 통해 전파
잠복기	4 ~ 24주
진단	• HBsAg(+) : 이전에 감염되었거나 잠복기, 급 · 만성 B형 간염을 의미 • HBeAg(+) : 높은 전염력(급성기)을 가지고 있다는 것을 의미 • HBeAb(+) : 낮은 감염력을 의미 • HBsAg(−), HBsAb(+) : 예방 주사에 의한 면역 상태 • HBsAg(−), HBsAb(−) : 예방접종이 필요한 상태
간호중재	• 오염된 바늘이나 체액 또는 혈액에 접촉된 기구 재사용 금지, 일회용품 사용 • 환자의 체액이나 혈액을 다룰 때 고글, 장갑, 가운 착용 • 성행위 시 콘돔 사용 • 충분한 휴식, 영양 및 수분 섭취 • 간 기능 악화 시 단백질, 나트륨 제한

(3) C형 간염

구분	내용
전파경로	혈액을 통해 전파
잠복기	2 ~ 24주
진단	anti – HCV Ab
간호중재	B형 간염과 유사

(4) 증상

① 급성 간염
- 잠복기 : 무증상 또는 경미한 피로감, 미열
- 황달기 : 황달, 피로감, 복통, 식욕부진, 구토, 오심, 발열, ALT · AST 상승, 짙은 소변색, 소양증
- 회복기 : 황달이 점진적으로 사라짐, 권태감, 피로, 식욕 부진

② 만성 감염
- 초기 : 무증상 또는 경미한 피로감, 식욕부진
- 진행기 : 만성 피로감, 복부 불편감, 소화불량, 합병증(간경변, 황달 등) 발생 가능
- 말기 : 간경변 또는 간암으로 발전

> **자주 묻는 질문**
> **Q** C형 간염 환자에게 감염관리 시 가장 중요한 것은? '14
> **A** C형 간염은 예방백신이 없고 면역글로불린이 효과가 없기 때문에 노출예방이 가장 중요합니다. 의료진은 표준예방지침을 준수하고 노출 후에는 그 즉시 HCV 항체검사 및 혈청 ALT를 측정합니다.

❺ 간경변(LC, Liver Cirrhosism) ✔기출 '20 '19 '18 '17 '16 '13

(1) 정의
넓게 퍼진 섬유증과 소결절을 특징으로 하는 만성 진행성 질환

(2) 원인
만성 간염(B형, C형), 과도한 음주 등

(3) 병태생리
간세포의 광범위한 파괴 및 재생 반복 → 간세포들의 섬유증, 재생결절로 대치 → 조직학적 변화

(4) 진단검사
혈액검사(혈청 효소치 상승, PT 상승, 알부민 수치 하락, A/G ratio 하락), 초음파, CT, 간생검

(5) 증상

구분	내용
초기	• PT상승, 혈소판 감소 • 간의 비대, 회색변, 진한 소변, 소양감 • 맥관의 변화, 촉진 시 단단한 덩어리(소결절) • 오심, 소화불량
진전	• 의식 장애, 인격변화, 경직, 기억력 장애, 심한 착란 등 • 문맥성 고혈압, 식도정맥류, 복수(복부 팽만, 옆구리 팽만, 아래로 돌출된 배꼽 등) • 호흡곤란, 출혈, 체온상승

TIP 간경변이 일어나면 간으로 유입되는 혈류를 손상시키거나 변화되어 문맥성 고혈압이 발생하는데, 문맥압의 상승은 측부순환을 일으키고 그로 인해 식도·제대·상직장 정맥 확대와 정맥류 출혈이 나타난다.

(6) 간호중재

① 간기능 검사 모니터링 및 복수, 부종, 황달, 출혈 증상 관찰
② 저지방, 저염식(부종, 복수 예방), 고단백식이, 비타민K · D 보충
③ 이뇨제, 수분제한으로 복수관리, 복수천자(간문맥교질 삼투압 증가를 위해 복수천자 후 알부민 투여)
④ 락툴로오스 관장, 침상난간 올리기
⑤ 식도정맥류 관리를 위해 베타차단제 투여, vasopressin, 수혈 등

> **자주 묻는 질문**
> **Q** 간경변(LC) 환자에게는 어떤 관장을 해야 하는가? '21
> **A** 간경변(LC) 환자는 간의 손상으로 체내에 독성 물질인 암모니아가 축적되어 간성 혼수가 발생할 수 있습니다. 이를 예방하기 위해서는 대변으로 암모니아를 배출하여 제거해야 합니다. 따라서 정체 관장의 일종인 Lactulose 관장을 합니다.

❻ 췌장염(Pancreatitis) ✓기출 '23 '19 '16 '15 '14

(1) 급성 췌장염

구분	내용
원인	알코올 남용, 담석증, 췌장 손상 등
증상	• 지속적이고 찌르는 듯한 상복부 압통 • 똑바로 누우면 심해지고 상체를 구부리거나 무릎을 굽히면 증상 완화 • 오심, 구토, 미열, 빈맥, 복강 내 출혈, 냄새가 심하고 거품이 있는 지방변
간호중재	• 췌장액 분비 자극을 억제하기 위해 비위관 흡인 • 췌장 효소 분비 방지를 위해 금식 • 항생제, 제산제, 항콜린제, 히스타민 길항제 투여 • 통증 시 Morphine을 사용하면 평활근을 수축시켜 췌장이 파열되므로 금지

(2) 만성 췌장염

구분	내용
원인	알코올 의존증, 췌장의 재발되는 염증
증상	• 허리로 방사되는 지속적인 상복부 통증 • 오심, 구토, 미열, 빈맥, 고혈당, 고지혈증, 복부 팽만, 지방변
간호중재	• 기름진 음식과 고지방 음식 제한, 조금씩 자주 섭취, 과식 자제 • 제산제, 췌장효소 투여

❼ 충수염(Appendictis)

(1) 정의

맹장 끝 충수돌기의 급성 염증

> TIP 10 ~ 20대 젊은 층에게 호발

(2) 원인

충수돌기 개구부의 폐쇄, 충수의 꼬임

(3) 증상 ✓기출 '16 '15

① 초기에 맥버니점(반동성 압통), 구토, 오심 유발
② 충수염이 지속될 경우 복막염으로 발전, 발열, 호흡 증가

(4) 진단검사

① 맥버니점(McBurney's Point), 복부CT
② 로브싱 징후(Rovsing's Sign) : 좌하복부(맥버니 점의 대칭 부위)에 압력을 가할 때 우하복부 통증
③ 혈액검사 : WBC 수치 증가

(5) 치료 및 간호중재 ✓기출 '15

① 충수절제술 실시
② 항생제(metronidazole 등), 외과적 배액 적용, 진통제(acetaminophen 등) 투여
③ 수술 후 조기이상 권장 및 충분한 수액 보충

> TIP 진단이 확정될 때까지는 진통제 투여와 관장 및 복부에 열요법 적용을 금지한다.

관련 기사

위경련 같은 통증, 급성 충수염 가능성 높아…

위경련이 나타나면 위염을 의심하는 경우가 많지만, 급성 충수염일 가능성도 배제할 수 없다. 급성 충수염은 발병 후 48시간 이내에 수술이 이뤄지지 않으면 충수의 괴사 및 천공으로 진행될 수 있고, 충수 주변의 농양 형성이나 복막염으로 진행될 가능성도 높으므로 조기 치료가 필요하다.

☑ **이렇게 물어볼 수 있어요!**
　1. 충수염을 진단하는 방법을 말해보시오.
　2. 초기 충수염 증상을 말해보시오.
　3. 급성 충수염 환자의 McBurney's Point 위치와 임상적 의미를 말해보시오.

> **CHECK** 실제 면접장에서 이렇게 물어본다!

* `2021` `순천향대천안` 위 절제술 후 환자에게 반드시 해야 하는 교육은 무엇인지 말해보시오.
* `2020` `성균관대삼성창원` 위 절제 후 생기는 합병증에 대해 말해보시오.
* `2017` `이화여대` 위 내시경 전 금식교육을 말해보시오.
* `2017` `부산백병원` `2016` `인하대` 위 내시경 환자의 비위관 삽입 목적을 말해보시오.
* `2016` `삼성서울` 위 내시경 전·후 간호에 대해 말해보시오.
* `2022` `경북대` `2022` `아주대` `2020` `충북대` `2019` `양산부산대` 덤핑 증후군 간호중재에 대해 말해보시오.
* `2020` `부산백병원` GERD에 대한 간호중재와 간호진단의 이론적 근거 두 가지 이상을 말해보시오.
* `2022` `동아대` `2022`·`2019` `인하대` `2019` `동아대` GERD 증상 및 간호에 대해 말해보시오.
* `2014` `국민건강보험공단` C형 간염 환자 감염 관리 시 가장 중요한 것을 말해보시오.
* `2021` `평촌한림대성심` A형 간염과 B형 간염의 차이에 대해 말해보시오.
* `2021` `평촌한림대성심` B형 간염 자상 시 대처 방법에 대해 말해보시오.
* `2021` `울산대` `2017` `서울대` 간경변 환자는 어떤 관장을 해야 하는가?
* `2020` `아주대` `2017` `아주대` 간경변 환자가 갑자기 피를 토할 경우 어떻게 대처할 것인지 말해보시오.
* `2023` `울산대` `2020` `아주대` `2018` `인하대` 간경변 환자 간호에 대해 말해보시오.
* `2016` `인하대` 간경변 환자의 복수가 찼을 경우 어떻게 간호할 것인지 복수가 차는 이유와 함께 말해보시오.
* `2023` `아주대` 간경화(간경변) 의학용어를 말해보시오.
* `2020` `아주대` 간경화 환자의 증상을 말해보시오.
* `2021` `대구가톨릭대` 간경변 환자에게서 식도정맥류가 나타나는 이유를 말해보시오.
* `2023` `아주대` `2022` `경북대` `2021` `대구가톨릭대` `2020` `계명대` `2018` `인하대` 덤핑증후군의 정의를 말해보시오.
* `2023`·`2022` `은평성모병원` 십이지장 궤양과 위궤양의 차이를 말해보시오.
* `2013` `국민건강보험공단` 크론병이 무엇인지 말해보시오.
* `2023` `은평성모병원` 크론병과 궤양성대장염의 차이를 말해보시오.
* `2023` `서울성모병원` 급성 췌장염 환자가 ERCP 후 진정상태일 때 어떤 중재를 할 것인가?
* `2020` `대구가톨릭대` 급성 췌장염 환자의 간호중재를 어떻게 할 것인가?
* `2022`·`2021` `계명대` 췌장염의 의학용어를 말해보시오.
* `2023` `울산대` `2022` `국민건강보험공단` 간염의 종류에 대해 말해보시오.
* `2023` `한양대` A형 간염과 B형 간염에 대해 설명해보시오.
* `2023` `해운대백병원` A형 간염 환자의 간호중재를 말해보시오.
* `2023` `대구가톨릭대` `2022` `의정부을지대` B형 간염 환자의 간호중재를 말해보시오.
* `2023` `아주대` 간염의 의학용어를 말해보시오.
* `2023` `아주대` GERD의 의학용어를 말해보시오.

CHAPTER 06 혈액계

출제빈도 ●○○○○ | 학습결과 ☺☺☹

학습목표
1. 혈액계 구조와 기능, 혈액검사 정상범위를 설명할 수 있다.
2. 백혈병과 전신성 홍반루푸스의 간호중재에 대해 설명할 수 있다.

기출 키워드 | ☐ 조혈기능 ☐ 백혈병 ☐ 전신성 홍반루푸스

1 혈액계 구조와 기능

(1) 혈장(Plasma)
① 구성 : 전체 혈액의 55% 차지
② 역할 : 체액량을 유지하면서 단백질, 전해질 등을 운반

(2) 혈소판(Platelet)
① 정상 수치 : $130 \sim 400(10^3 \mu \ell)$
② 역할 : 혈액응고
③ 기능 : 손상된 혈관부위에 부착하고 응집하여 혈관벽의 손상된 틈을 막아 출혈 중단
④ 생성 : 골수의 간세포에서 생성

(3) 백혈구(WBC : White Blood Cell) ✓기출 '21
① 정상 수치 : $4,000 \sim 10,000 \mu \ell$
② 역할 : 미생물이나 해로운 물질이 인체에 침입하였을 때 식균작용
③ 종류
 • 과립구 : 호중구, 호산구, 호염기구
 • 무과립구 : 림프구, 단핵구
④ 생성
 • 골수 : 호중구, 호산구, 호염기구, 단핵구
 • 림프절, 흉선, 비장 : 림프구

자주 묻는 질문

Q 혈액에 대해 설명해보시오. '22
A 혈액은 적혈구, 백혈구, 혈소판과 같은 혈구와 물과 단백질, 비타민, 무기질, 전해질 등으로 구성된 혈장으로 이루어져 있습니다. 혈액은 산소와 물질운반, 면역기능, 수분과 전해질 조절, 산염기 평형 유지의 기능을 합니다.

Q 혈액의 기능이 무엇인지 말해보시오. '23
A 산소, 이산화탄소, 영양소, 노폐물, 호르몬 등을 운반하는 운반기능과 식균작용, 지혈작용 등 보호기능, 체온조절, 체액량 조절 기능을 합니다.

(4) 적혈구(RBC, Red Blood Cell)
  ① 정상 수치
    - 남성 : 4.2 ~ 6.3
    - 여성 : 4.0 ~ 5.4
  ② 역할 : 산소와 이산화탄소 운반, 산 - 염기 균형 유지
  ③ 구성 : 혈색소(Hemoglobin)
  ④ 생성
    - 태아 : 간, 비장
    - 성인 : 골수(흉골·척추·장골·늑골·두개골·골반 뼈 등)
  ⑤ 기능

구분	내용
조혈 기능	• 세포의 산소요구와 대사활동에 의해 조절됨 • 신장에서 생성되는 적혈구 형성인자가 골수를 자극하여 적혈구 생성 증가 • 망상 적혈구는 미성숙 적혈구로서 혈액 속을 순환하면서 성숙 적혈구로 자라게 됨. • 골수에서 조혈작용이 촉진될 때 증가하기 때문에 골수의 적혈구 생성능력을 평가하는 지표로 사용
용혈 기능	• 오래된 적혈구들은 골수·간·비장 등에서 파괴되어 순환에서 제거됨 • 글로빈(Globin) + 햄(Heme)으로 분리 • 햄(Heme)성분 중 철분은 골수로 돌아가 다시 새로운 혈색소 생성에 사용되고 글로빈(Globin)은 아미노산으로 되어 재활용됨

관련 기사

항암 약물치료 후 맞는 혈소판 생성 촉진제

백혈구 생산과 발달은 집락자극인자(CSF)에 의해 조절되는데, 백혈구가 완전히 성숙하면 능력을 잃어버린다. 백혈구 형태에 따라 두 종류가 있는데, 그중 과립구 세포군 촉진인자(G-CFS)는 호중구의 생산을 증가시킨다. 항암치료 후 호중구 감소증을 예방하거나 치료하기 위해 G-CFS 주사제가 사용된다. 호중구 감소증은 면역 저하를 초래할 수 있어서 ANC 수치에 따라 항생제 투여와 치료가 필요하다.

☑ 이렇게 물어볼 수 있어요!
  1. 백혈구 수치가 저하된 환자에게 시행할 간호중재를 말해보시오.
  2. 백혈구의 주요 역할과 기능을 말해보시오.

(5) 혈액검사 정상 범위

구분	정상 범위	특징
WBC(백혈구)	$5 \sim 10/mm^3 (10^3/mm^3)$	• 증가 : 급성 감염, 백혈병 등 • 감소 : 면역결핍, 재생불량성 빈혈 등
RBC(적혈구)	• 여성 : $3.5 \sim 4.5(10^6/mm^3)$ • 남성 : $4.0 \sim 6.0(10^6/mm^3)$	• 증가 : 탈수, 적혈구과다증, 만성 저산소증 • 감소 : 빈혈, 출혈 등
Hct(헤마토크릿)	• 여성 : $36 \sim 48\%$ • 남성 : $40 \sim 52\%$	• 증가 : 탈수, 적혈구과다증 등 • 감소 : 빈혈, 출혈 등
Hb(헤모글로빈)	• 여성 : $12.1 \sim 15.1(g/dL)$ • 남성 : $13.8 \sim 17.2(g/dL)$	• 증가 : 탈수, 적혈구과다증 등 • 감소 : 빈혈, 출혈, 철 결핍성 빈혈 등
Platelets(혈소판)	$15 \sim 45(10^4/mm^3)$	• 증가 : 급성 염증, 철 결핍성 빈혈, 백혈병 등 • 감소 : 바이러스 감염, 골수질환, 산재성 혈관내 응고, 용혈성 빈혈 등
PT(프로트롬빈 시간)	$11 \sim 14(sec)$	• 증가 : 간질환, warfarin 투여 등 • 감소 : 출혈 등
APTT (활성화 부분 트롬보플라스틴 시간)	$25 \sim 40(sec)$	• 증가 : 혈우병, 간질환, 항응고제 복용 등 • 감소 : 혈액 응고 과다, 비타민 K과다, 출혈
BUN(혈액 요소 질소)	$7 \sim 20(mg/dL)$	• 증가 : 신부전, 탈수, 고단백식이 • 감소 : 간질환, 영양부족
Cr(크레아티닌)	$0.5 \sim 1.2(mg/dL)$	• 증가 : 신장기능 저하, 만성사구체신염 등 • 감소 : 근육량 감소, 영양 결핍
AST (아스파르테이트 아미노전이효소)	$5 \sim 35(U/L)$	• 증가 : 간염, 간경화, 심근경색, 근육 손상, 급성 췌장염 등 • 감소 : 간손상, 비타민B6 결핍, 심각한 간질환 상태 등
ALT (알라닌 아미노전이효소)	$5 \sim 35(U/L)$	• 증가 : 급성(만성)간염, 간경화, 간암, 지방간 등 • 감소 : 심각한 간손상, 비타민B6 결핍, 말기 간질환
Na(나트륨)	$136 \sim 145(mEq/L)$	• 증가 : 탈수, 고염식, 저혈량증, 과호흡 등 • 감소 : 저나트륨혈증, 수분 과잉, 신부전 등
K(칼륨)	$3.5 \sim 5.0(mEq/L)$	• 증가 : 신부전, 산증 등 • 감소 : 알칼리혈증, 구토, 설사, 신장기능 저하 등

❷ 백혈병(Leukemia)

(1) 정의
혈액과 골수, 비장, 림프계 조직의 악성조직으로 미분화된 비정상적인 세포들의 과잉 증식

(2) 급성 백혈병 ✓ 기출 '23 '19 '18

① 급성 골수성 백혈병(AML)

구분	내용
특징	과립구의 전구세포인 골수아구의 무한 증식
연령	• 보통 청소년기나 55세 이후에 발병 • 성인에서 발생되는 급성 백혈병의 85% 차지
증상	• 피로, 두통, 숨이 찬 느낌, 창백한 피부, 뼈 통증 • 골수 부전으로 심각한 감염, 출혈 경향 • 적혈구 · 혈소판 감소

② 급성 림프성 백혈병(ALL)

구분	내용
특징	미성숙 림프구 증식
연령	2 ~ 9세 어린이
증상	• 발열, 창백, 출혈, 피로, 허약감 • 중추신경계 침범으로 신경계 증상 • 간비대, 비장비대, 림프절 비대증상

관련 기사

식약처, 급성골수성 백혈병·담관암 치료제 '팁소보정' 허가

식품의약품안전처는 한국세르비아가 수입하는 급성 골수성 백혈병 · 담관암 치료제 '팁소보정'(성분명 이보시데닙)을 허가했다. 해당 치료제는 변이 이소시트르산 탈수소효소1(IDH1)을 억제해 대사물질 생성을 감소시킴으로써 종양 세포 증식을 억제하고, 암세포 사멸을 유도한다. 급성 골수성 백혈병 1차 치료에 사용되는 '아자시티딘'과 병용해 IDH1 변이 양성으로 해당 질환을 진단 받은 만 75세 이상 환자, 집중 유도 화학 요법이 적합하지 않고 동반 질환이 있는 성인 환자에게 사용할 수 있어, 새로운 치료 기회를 제공할 것으로 전망한다.

☑ **이렇게 물어볼 수 있어요!**
1. 백혈병 치료 중 발생할 수 있는 합병증에 대해 말해보시오.
2. 백혈병 환자의 감염 위험성을 줄이기 위한 간호중재를 말해보시오.

(3) 만성 백혈병 ✅기출 '20 '18

① 만성 골수성 백혈병

구분	내용
특징	성숙 형태의 악성과립구 증식
연령	25 ~ 60세(40대 중반이 발병률이 가장 높음)
증상	• 무증상(20%), 점진적인 발생과 느린 증상 • 피로, 비종대, 간종대 • 골수검사 시 필라델피아염색체 관찰

② 만성 림프성 백혈병

구분	내용
특징	성숙형태의 비기능적 림프구 증식(B Cell)
연령	고령층
증상	• 비교적 경미한 증상 • 피로, 식욕부진, 체중 감소, 완화와 악화 반복 • 적혈구와 혈소판 감소

(4) 치료 및 간호중재 ✅기출 '21

① 치료
  • 항암화학요법, 방사선요법
  • 조혈모세포 이식

② 간호중재
  • 감염예방 : 무균술 적용, 생과일이나 야채 제한, 식물(꽃 또는 화분) 금지, 방문객 제한(필요시 역격리 시행), 감염 의심 시 광범위 항생제와 항진균제 투여, 구강 간호, 회음부 간호
  • 통증관리 : 진통제 투여(발열 시 수분 섭취 권장 및 해열제 투여)
  • 출혈예방 : 근육·피하주사 및 직장체온과 침습적인 처치 제한, 부드러운 칫솔 사용, 필요시 수혈, 아스피린 또는 항응고제 금지, 비타민K가 풍부한 음식 섭취
  • 식이요법 : 고단백·고칼로리 식이 제공, 필요시 TPN 투여, 오심·구토 시 진토제 투여, 소량씩 자주 제공
  • 충분한 휴식과 수면

❸ 전신성 홍반루푸스(SLE, Systemic Lupus Erythematosus)

(1) 정의

면역계가 피부, 신장, 폐, 신경, 근육, 심장, 관절 등을 공격하는 만성 자가면역질환

(2) 특징

악화기와 완화기 반복, 20 ~ 40세 젊은 가임 여성에게 호발

> TIP 호발 비율은 1(남) : 10(여)이다.

(3) 원인

현재까지 정확한 원인은 밝혀지지 않았으나 유전적, 환경적 요인이 복합적으로 작용하는 것으로 추정

(4) 증상 ✓기출 '23

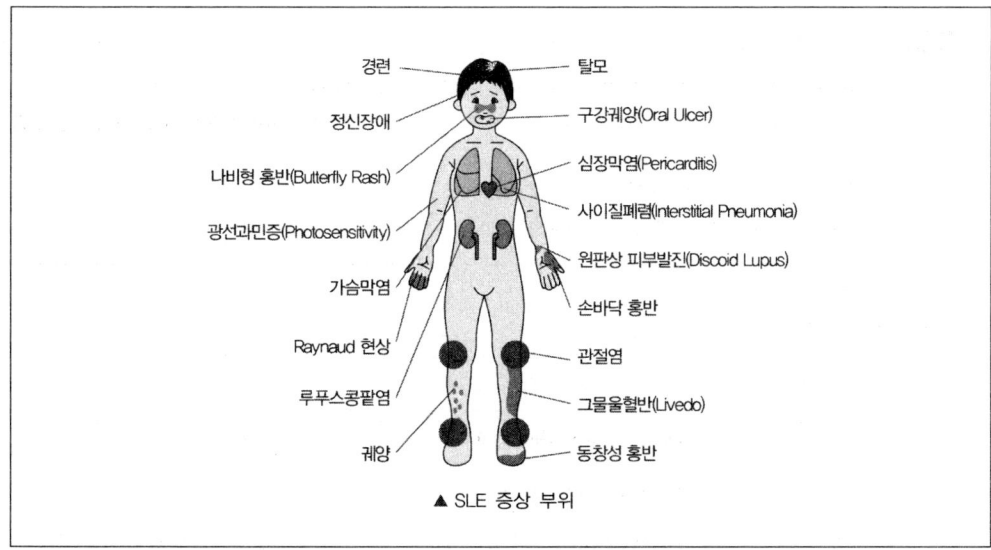

▲ SLE 증상 부위

① 혈관염과 관절염 발생(관절 통증)
② 피로감, 권태감, 발열, 체중 감소 증상
③ 나비형 홍반 : SLE 환자의 70 ~ 90%에게서 나타나는 발진으로 콧등을 중심으로 양쪽 뺨에 대칭적으로 나타나는 나비모양의 부종성 홍반
④ 원반 모양 루푸스 : 얼굴, 목, 팔, 다리 등에 생기는 발진으로 원형과 타원형의 경계가 명료 위축이나 각화 동반

⑤ 광선과민증 : 자외선으로부터 관절염, 피부발진 유발
⑥ Raynaud 증후군 : 추위나 스트레스에 노출되었을 때 발생하는 사지말단의 백색변화가 나타남
⑦ 범혈구, 백혈구, 혈소판 감소
⑧ 심내막염, 심근염, 흉막염, 구강 내 궤양 등 발생

(5) 치료 및 간호중재 ✓기출 '22

① Aspirin, Steroid, 항악성 종양제 등 투여
② 통증 시 열·냉요법 적용
③ 외출 시 자외선 차단제·긴소매 옷·챙이 넓은 모자 사용
④ 추위에 노출되지 않도록 하며, 레이노 증후군이 있는 경우에는 장갑 착용 권장
⑤ 적절한 운동(관절운동 범위·근육강화운동 등) 권장
⑥ 신체적, 정서적 스트레스 방지

> **CHECK** 실제 면접장에서 이렇게 물어본다!
> * 2021 | 대구가톨릭대 2020 | 계명대 2018 | 울산대 백혈병 환자의 간호중재에 대해 말해보시오.
> * 2022 | 서울성모병원 백혈병 환자의 산소포화도가 계속 떨어지고 있다. 무슨 이유에서 이런 증상이 나타났으며 어떻게 중재할 것인지 말해보시오.
> * 2020 | 계명대 SLE의 Full Term을 말해보시오.
> * 2020 | 서울성모병원 SLE 환자의 간호중재를 말해보시오.

관련 의학용어 알고가기

✔	약 어	용 어	의 미
✓	MCV	mean corpuscular volume	평균적혈구용적
✓	AML	acute myeloid leukemia	급성 골수성 백혈병
✓	ALL	acute lymphocytic leukemia	급성 림프성 백혈병
✓	CML	chronic myeloid leukemia	만성 골수성 백혈병
✓	CLL	chronic lymphocytic leukemia	만성 림프성 백혈병
✓	BT	bleeding time	출혈시간
✓	Bl cult	blood culture	혈액배양

CHAPTER 07 내분비계

출제빈도 ●●●●● | 학습결과 ☺☺☺

학습목표
1. 뇌하수체 후엽장애에 대해 설명할 수 있다.
2. 갑상샘 기능항진증 및 기능저하증에 대해 설명할 수 있다.
3. 당뇨의 증상과 간호중재에 대해 설명할 수 있다.

기출 키워드 | ☐ 요붕증 ☐ 항이뇨 호르몬 부적절 증후군 ☐ 갑상샘 기능장애 ☐ 당뇨 ☐ 쿠싱증후군

1 뇌하수체 후엽장애 '19 '18

(1) 요붕증(DI)

구분	내용
원인	항이뇨 호르몬(ADH) 부족
병태생리	ADH의 결핍 → 신장 세뇨관의 수분 재흡수 감소 → 과량의 희석된 소변 배출
증상	• 다뇨(하루 8 ~ 12L), 야뇨 • 지속적인 갈증, 혼수, 고열, 저혈압, 빈맥, 피부긴장도 감소
치료 및 간호중재	• DDAVP(desmopressin), Vasopressin tannate 투여 • 저혈압, 빈맥, 두통, 갈증 증상 관찰 • 적절한 수분공급 시행 • 요비중 및 I/O 측정

(2) 항이뇨 호르몬 부적절 증후군(SIADH)

구분	내용
원인	항이뇨 호르몬(ADH) 과다분비
병태생리	ADH 과다분비 → 신장에서의 수분 정체 → 수분중독증
증상	• 오심, 구토, 식욕부진, 기면, 두통, 혼수, 경련 • 부종과 혈압 상승 없는 수분 축적, 저나트륨혈증
치료 및 간호중재	• 수분 섭취 제한, 저나트륨혈증 교정 • 고장성수액 투여, 신경학적 상태 변화 확인

❷ 갑상샘 기능장애 ✅기출 '20 '17 '14

(1) 갑상샘 기능항진증

구분	내용
정의	갑상샘 호르몬 과다분비로 말초 조직의 대사가 항진되어 생리적, 생화학적 장애를 초래하는 상태
원인	갑상샘 호르몬 분비조절 능력 부족
대표 질환	그레이브스병(Grave's Disease)
증상	• 갑상샘종, 안구돌출, 복시, 흐릿한 시야, 눈의 피로감 호소, 더위에 민감 • 전신 권태감, 체중 감소, 축축한 피부, 심계항진, 빈맥, 식욕증진, 다뇨, 무월경, 신경과민
진단	TSH 감소, T_3와 T_4 상승, 혈청 내 콜레스테롤 감소
치료 및 간호중재	• 항갑상샘제(PTU : Propylthiouracil), 교감신경차단제, 요오드 투여 • 방사선 요오드 요법, 갑상샘 절제술(Thyroidectomy) 시행 • 안구돌출 환자에게 검은 안경이나 안대 제공하여 안구 불편감 감소, 각막 감염 예방 • 고단백, 고탄수화물, 비타민 및 무기질 섭취 권장 • 매일 체중이 2kg 이상 감량되지 않는지 관찰 • 육체적, 정신적으로 안정할 수 있는 자극 없는 환경 제공, 시원한 방 유지

(2) 갑상샘 위기

구분	내용
정의	갑상샘 기능이 극도로 항진되어 신진대사 항진이 증가, 심하면 섬망, 혼수, 사망이 나타나는 응급상태
원인	갑상샘 기능항진의 부적절한 치료, 수술, 감염, 스트레스
증상	열과 발한, 심한 빈맥, 흥분, 복통, 구토, 의식 상실, 혼수
치료 및 간호중재	• PTU, 덱사메타손, Acetaminophen 투여 • 적절한 환기 유지 • V/S 및 I/O 관찰, 정맥 내로 수액 공급

(3) 갑상샘 기능저하증

구분	내용
정의	갑상샘 호르몬 분비 저하로 말초조직 대사의 저하로 신체대사율이 느려지는 상태
원인	갑상샘의 병리적 변화, 뇌하수체 기능 장애, 시상하부 장애
대표 질환	점액수종(Myxedema)
증상	• 추위에 취약, 차갑고 창백한 피부 • 혀 비대, 잠긴 목소리 • 말초부종, 식욕 감소, 체중 증가 • 권태, 기면, 허약감, 서맥, 무배란, 발기부전
진단	• TSH 상승, T_3와 T_4 감소 • 혈청 내 콜레스테롤 증가
치료 및 간호중재	• Levothyroxine(Synthyroid)를 공복에, 매일 같은 시간에 투여 • 수분 섭취 및 저칼로리, 고단백, 고섬유 식이 권장 • 따뜻한 실내 온도 유지

(4) 갑상샘 절제술

① 적응증 : 항갑상샘 약물 부작용이 있을 경우, 방사성 요오드 치료가 비효과적일 경우, 거대한 종양이 주위 조직을 압박하는 경우 시행

② 간호중재

구분	내용
수술 전 간호중재	• 수술 목적, 방법 및 지속적인 관리 설명 • 필요시 항갑삼샘제를 투여하여 갑상샘 과잉활동 억제 • 응고상태 검사 • 수술 전 약 10일 동안 Lugol 용액을 하루 3번 식후 물이나 주스에 희석하여 복용하여 수술 중 출혈 및 갑상샘 중독 방지
수술 후 간호중재	• 기침 및 심호흡 방법 지도 • 필요시 갑상샘 호르몬제 투여, 저칼슘혈증 시 칼슘제제 투여 • 수술부위 출혈 및 혈종 여부 확인 • 연하곤란(연식 제공), 호흡곤란 관찰 • 통증 시 체위변경으로 통증 완화 또는 진통제 투여 • 후두마비 증상(쉰 목소리, 발성장애) 관찰 및 저칼슘혈증 증상(손발 저림, 경련) 확인 • 반좌위 유지 • 목경축 예방을 위해 목 ROM 운동 교육 • 고단백 · 고탄수화물 식이 제공

❸ 쿠싱 증후군(Cushing's Syndrome)

(1) 정의

　뇌하수체 전엽에서 분비되는 ACTH 과잉 생성으로 인해 발생하는 질환

(2) 원인

　① 부신종양, 뇌하수체 종양 및 뇌하수체 호르몬 과다분비
　② 부신피질 증식 및 스테로이드(코티손)의 장기투여

(3) 증상

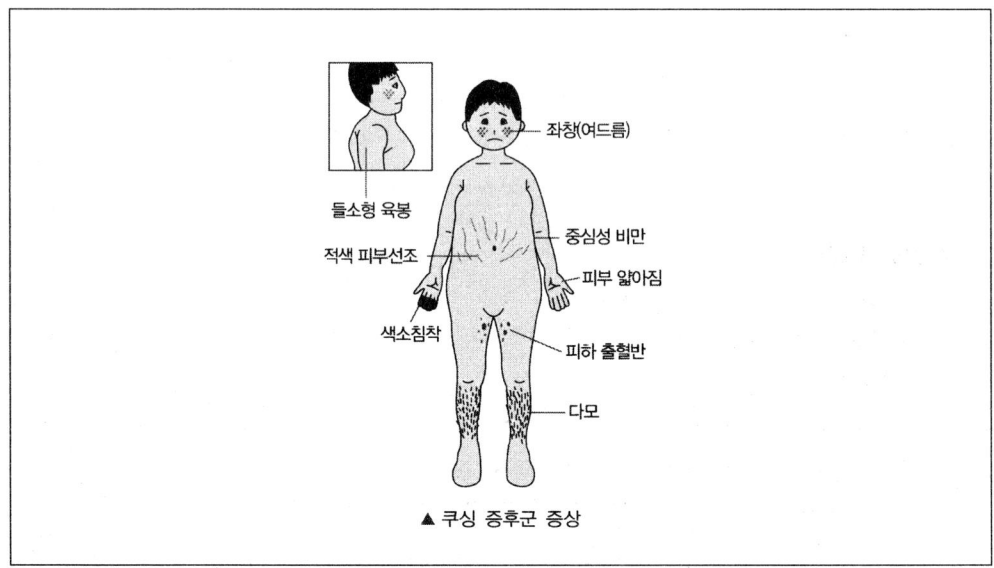

▲ 쿠싱 증후군 증상

　① 단백질 이화작용으로 인한 허약감, 근육소모, 가는 팔과 다리, 골다공증
　② 피부가 얇고 약해지며 반상 출혈, 적색의 피부선, 상처 치유 지연, 색소침착
　③ 저포타슘혈증으로 인한 부정맥과 신장 장애
　④ 비정상적 지방 침착으로 인한 만월형 얼굴(Moon Face), 견갑부 지방축적(들소 목), 몸통 비만, 체중 증가
　⑤ 부종, 고혈압, 당뇨
　⑥ 안드로겐 생성 증가로 여성의 남성화 진행
　⑦ 기억력 상실, 집중력 감소, 황홀감·우울감

(4) 진단검사
① 혈청 ACTH검사, 저용량 Dexamethasone 억압검사
② 부신 CT 촬영 시행

> **TIP** 정상인의 혈청 코티솔 분비는 아침에 높고 오후에 점차 감소되지만 쿠싱 증후군 환자의 경우 아침에 상승된 코티솔 수치가 오후에 하강하지 않는다.

(5) 치료 및 간호중재 '23 '22 '14
① 약물 요법
- 코티솔 생성 억제 : Mitotane(Lysodren) 투여
- 코티솔 합성 차단 : Ketoconazole 투여

② 수술 : 뇌하수체 종양일 경우 뇌하수체·부신절제술 시행
③ 개인위생 준수, 안전한 환경 마련(낙상 및 외상 방지)
④ 근육 소실 및 골다공증 최소화 위해 단백질, 비타민D 섭취
⑤ 고혈압 징후 및 두통, 흐릿한 시야, 흥분, 호흡곤란 사정
⑥ 저지방, 저탄수화물, 저염, 저열량, 고단백 식이 권장
⑦ 변화된 신체에 대한 불안을 표현할 수 있도록 지지
⑧ 급작스런 기분 변화 및 정서적 불안정 대처

관련 기사

배 볼록… 복부 비만 아닌 쿠싱증후군일 수도

팔다리는 가늘지만 배만 볼록 나온, 복부비만의 대표적인 몸인 거미형 몸은 사실 복부비만이 아닌 희귀질환, '쿠싱증후군'의 증상일 수 있다. 쿠싱증후군은 10만 명 중 2~3명 꼴로 나타나는 희귀한 질환으로, 복부비만과 혼동할 수 있으나 쿠싱증후군은 당뇨병, 골다공증, 고혈압, 뇌졸중 등의 질환 발생과도 연관이 있고 사망 위험이 일반인 대비 3배 이상 증가하기 때문에 방심해서는 안 된다. 쿠싱증후군은 간단한 혈액검사와 소변검사를 통해 진단 가능하다. 만일 이상소견이 있다면 호르몬 억제 검사와 CT, MRI를 포함한 정밀 검사를 진행한다. 치료시기가 늦어지면, 다양한 대사질환 및 합병증이 발생할 수 있으므로, 조기에 발견해 빠른 치료를 받는 것이 중요하다.

☑ **이렇게 물어볼 수 있어요!**
1. 쿠싱 증후군 특징적인 외모변화와 원인을 말해보시오.
2. 쿠싱증후군 원인을 말해보시오.

> **CHECK** 실제 면접장에서 이렇게 물어본다!
>
> * 2018 경북대 2017 울산대 갑상샘 절제 수술 후 환자 곁에 갖춰야 할 물품을 말해보시오.
> * 2022 서울성모병원 2015 성균관대삼성창원 갑상샘 절제술 환자 합병증 및 간호를 말해보시오.
> * 2023 해운대백병원 갑상샘 기능항진증 환자가 갑자기 신경질을 낼 때 이러한 증상에 대해 환자에게 어떻게 설명할 것인가?
> * 2023 동아대 갑상선 기능항진증 간호중재에 대해 말해보시오.
> * 2022 인하대 갑상샘 절제술 후 주의사항 및 절제술 시 주의 깊게 봐야할 전해질이 무엇인지 말해보시오.
> * 2022 순천향대 갑상샘 기능항진증의 증상을 말해보시오.
> * 2021 서울성모병원 갑상샘 절제술 환자가 사지를 떨고 얼굴에 경련이 일어날 때 간호중재를 말해보시오.
> * 2023 국민건강보험공단 2022 은평성모병원 2014 국민건강보험공단 쿠싱 증후군(Cushing's syndrome) 환자 간호에 대해 말해보시오.

❻ 당뇨(DM, Diabetes Mellitus)

(1) **정의**

인슐린의 분비부족이나 정상적인 기능이 이루어지지 않아 일어나는 내분비계 질환

(2) **종류** ✓기출 '22 '21

① 제1형 당뇨병(IDDM)

구분	내용
원인	유전, 면역, 환경적 요인 등
특징	• 췌장 랑게르한스섬의 β 세포 파괴로 인한 절대적인 인슐린 결핍 • 인슐린 의존성 당뇨병 • 적절한 치료를 하지 않은 경우 당뇨병성 케톤산증 발생 • 보통 소아나 청소년기에 발현되고 증상의 발현이 빠름
치료	인슐린 주사

② 제2형 당뇨병(NIDDM)

구분	내용
원인	유전, 비만, 가족력, 고혈압, 고지혈증 등
특징	• 인슐린 저항성 증가와 인슐린의 분비 저하로 발생하며 상대적으로 인슐린이 부족한 상태 • 비인슐린 의존성 당뇨병(당뇨 환자의 90%) • 인슐린을 분비하긴 하나 활용할 수 없음 • 35세 이상 성인에게서 주로 나타나며 과체중과 비만에게 점진적으로 발병
치료	혈당 조절을 위해 경구용 혈당강하제나 인슐린 주사 필요

TIP 당뇨병성 케톤산증(DKA, Diabetic Ketoacidosis)
당뇨병 환자에게 발생하는 급성 대사성 합병증이다. 인슐린에 대한 저항이나 인슐린의 부족으로 인해 세포가 포도당을 공급받지 못하면 에너지원으로 지방과 단백질을 사용한다. 그로 인해 케톤체를 형성하고 쿠스말 호흡, 과일향·아세톤 냄새의 호흡, 다량의 소변배출로 인한 탈수와 전해질 불균형을 이루는 케톤산증이 유발된다.

(3) **증상** ✔기출 '20 '19 '18 '17 '16 '15 '13

다뇨·다음·다식, 체중 감소, 상처 치유 지연, 흐린 시야, 피로감, 공복감, 피부감염, 소양감 탈수 등

> **자주 묻는 질문**
> Q 당뇨의 주요증상 세 가지를 말해보시오. '23 '21
> A 다뇨, 다음, 다식

(4) **합병증**

저혈당증, 당뇨성 케톤산증, 고혈당성 고삼투성 비케톤성 혼수, 관상동맥 질환, 당뇨성 망막증, 당뇨성 신경병증, 발궤양 등

(5) **진단검사** ✔기출 '23 '21 '20 '19 '18 '15

① 공복 혈당(FBS : Fasting Blood Sugar)
- 진단기준 : ≥ 126mg/dl
- 검사 : 8시간 이상 수분을 제외한 음식을 섭취하지 않은 상태에서 검사

② 당화혈색소(HbA1c : Glycosylated hemoglobin)
- 진단기준 : ≥ 6.5%
- 검사 : 2~3개월 동안의 평균 혈당치 반영

> **자주 묻는 질문**
> Q 당뇨로 인한 합병증에 대해 말해보시오. '20
> A 급성 합병증과 만성 합병증이 있습니다. 급성 합병증에는 고혈당성 혼수, 케톤산혈증, 저혈당 등이 있습니다. 만성 합병증에는 심혈관계 질환인 고혈압, 동맥경화증과 뇌경색, 당뇨병성 신증, 당뇨병성 망막증, 당뇨병성 신경병증, 피부질환, 족부질환 등이 있습니다.

③ 경구 당부하 검사(GTT : Glucose Tolerance Test)
- 진단기준 : ≥ 200mg/dl
- 검사 : 아침 공복 상태에서 혈액을 채취한 후 75g의 포도당을 마시고 30분, 60분, 90분 간격으로 혈액 채취

    TIP 혈당이 정상으로 돌아오는 데 시간이 얼마나 걸리는지 확인한다.

④ 식후 2시간 혈당 검사(PP2 : Postprandial 2 hours Blood Glucose Test)
- 진단기준 : 정상인의 경우 식후 2시간 안에 혈당이 정상으로 돌아옴
- 검사 : 식사 2시간 후 혈당을 측정

⑤ C-펩티드(Connecting-peptide) : 췌장의 β 세포의 인슐린 생성수준 파악

(6) 인슐린 투여 시 주의사항

① 저혈당 : 혈당 40 ~ 70mg/dl 이하일 경우, 두통·시야 장애·공복감·어지러움 등이 나타날 수 있으며 심한 경우 의식수준 저하·이상 행동·경련·혼수가 있음
② 조직의 비후 및 위축 : 같은 부위에 계속 인슐린을 주사할 경우 주사 부위의 피하조직이 두꺼워져 피하 지방이 함몰될 수 있음
③ 소모기 현상 : 급성 저혈당 시 혈당을 올리기 위해 우리 몸에서 인슐린과 반대작용의 호르몬을 나오게 하는데, 이때 간에서 포도당을 생성하여 혈당이 올라가는 반동성 고혈당 발생
④ 새벽 현상(Dawn Phenomenon) : 새벽까지는 정상 혈당을 유지하다가 이른 아침에 혈당이 상승하는 현상(밤 동안 지속적으로 혈당이 상승)

> **자주 묻는 질문**
> Q 인슐린이 체내에서 하는 역할을 말해보시오. '19
> A 인슐린은 동화작용을 유도하는 호르몬입니다. 탄수화물 대사로 혈당을 낮추는 역할도 하지만, 단백질과 지질의 대사에도 영향을 줍니다. 특히 중성지방 저장으로 혈중 지방 산 감소 및 단백질 분해 억제·합성 촉진에 중추적인 역할을 합니다.

> **자주 묻는 질문**
> Q 당뇨 환자의 식사 3대 원칙을 말해보시오. '23
> A 일정한 시간의 규칙적인 식사, 적절한 열량(키, 몸무게, 활동상태), 골고루 균형잡힌 식이

(7) 치료 및 간호중재 ✓기출 '23 '20 '19 '18 '17 '13

구분	내용
식이요법	• 탄수화물(55 ~ 60%), 단백질(20 ~ 25%), 지방(15 ~ 20%) 섭취 권장 • 우유·채소·과일 등 섭취 권장
약물	경구 혈당강하제(제2형 당뇨병에 효과적), 인슐린
운동	• 규칙적으로 시행하되 고강도 운동은 자제 • 운동은 근육이 포도당을 이용하기 때문에 저혈당증이 올 수 있으므로 저혈당 사정 • 운동 1 ~ 3시간 전 식사나 운동 전후 간식 섭취 권장 • 유산소 운동은 심폐를 강하게 하며 순환을 증진, 근육 사용에 도움을 줌
발 간호	• 궤양, 욕창, 물집 등이 생기지 않는지 관찰 • 미온수, 약한 비누 사용 • 발가락 사이사이를 청결하게 유지 • 항상 건조하게 유지하며 순한 로션 사용 • 상처 예방을 위해 맨발로 다니지 않고 꽉 끼는 신발 금기 • 처방 없이 티눈이나 굳은 살 임의 제거 금기 • 발톱은 부드럽게 한 후 일직선으로 정돈

> **CHECK** 실제 면접장에서 이렇게 물어본다!
>
> * 2023 | 순천향대 2020 | 계명대동산 저혈당 환자 간호와 응급처치에 대해 말해보시오.
> * 2020 | 이화의료원 당뇨 환자의 혈당이 55 이하일 경우 어떻게 대처할 것인지 말해보시오.
> * 2020 | 아주대 당뇨 환자가 갑자기 의식을 잃고 쓰러졌을 때 어떻게 대처할 것인지 말해보시오.
> * 2020 | 순천향서울 당뇨 환자에게 교육해야 하는 부분에 대해 말해보시오.
> * 2021 | 대구가톨릭대 2020 | 명지병원 2019 | 인하대 저혈당 수치에 따른 진단 기준과 증상에 대해 말해보시오.
> * 2023 | 대구가톨릭대 2023 | 순천향대 2019 | 울산대 2017 | 울산대 당뇨 환자의 발 관리를 말해보시오.
> * 2023 | 국민건강보험 제1형 당뇨병과 제2형 당뇨병의 차이를 말해보시오.
> * 2023 | 대구가톨릭대 당뇨 환자 식이요법을 말해보시오.
> * 2023 | 인천성모병원 2023 | 한양대 2021 | 의정부을지대 2020 | 인하대 2020 | 명지병원 당뇨의 진단 기준을 말해보시오.
> * 2021 | 고려대안산 당뇨 환자가 낙상 시 간호중재에 대해 말해보시오.
> * 2020 | 인하대 2020 | 명지병원 2019 | 울산대 당뇨 의학용어를 말해보시오.
> * 2020 | 명지병원 2019 | 울산대 당뇨 증상을 말해보시오.
> * 2019 | 울산대 당뇨의 정의를 말해보시오.

관련기사

20~30대 젊은 당뇨, 급증 추세

과거에는 당뇨병이 중장년층의 대표적인 질환으로 여겨졌지만 이제는 2030세대에서도 당뇨병 환자가 급증하는 추세다. 최근 연구에 따르면 젊은 남성 중 절반이 비만이며, 상당수가 당뇨·고혈압 전 단계에 해당하는 것으로 나타났다. 특히 2030대 남성의 경우 잘못된 식습관과 운동 부족, 높은 스트레스 수준이 복합적으로 작용하면서 대사질환 위험이 크게 증가하고 있다. 혈당 관리가 제대로 되지 않을 경우 40~50대가 되면서 합병증 위험이 급격히 증가할 수 있다. 당뇨병 초기에는 뚜렷한 증상을 찾기 어렵다. 피곤함이나 갈증을 일시적인 피로로 오해해 조기에 발견하지 못하는 경우가 많다. 평소 정제 탄수화물 대신 복합 탄수화물 선택하고 식이섬유가 풍부한 채소 섭취, 건강한 지방과 단백질 보충 등으로 당뇨를 예방하는 것이 중요하다. 또한 운동도 중요한데 유산소운동, 근력운동의 역할은 서로 다르다. 유산소 운동은 혈당을 직접 소비하고, 근력 운동은 인슐린 민감성을 높여 당뇨 예방 효과가 크니 모두 챙기는 것을 권고한다. 이 뿐만 아니라 당뇨병과 스트레스는 밀접한 관계가 있다. 스트레스를 받으면 체내 코르티솔 수치가 증가하면서 혈당이 상승할 수 있다. 이 때문에 젊은 당뇨인은 심리적 스트레스까지 함께 관리해야 한다.

> 💬 이렇게 물어볼 수 있어요!
> 1. 당뇨병 환자에게서 자주 발생하는 신경병증에 대해 말해보시오.
> 2. 당뇨병 환자에게 인슐린 저항성이 발생하는 기전을 설명해보시오.

CHAPTER 08 비뇨기계

출제빈도 ●●●●● | 학습결과 ☺☺☺

학습목표
1. 급성 신부전에 대해 설명할 수 있다.
2. 만성 신부전에 대해 설명할 수 있다.

기출 키워드 | □ 급성 신부전 증상 □ 만성 신부전 발병 단계 및 증상

❶ 급성 신부전(ARF, Acute Renal Failure) ✓ 기출 '24 '23 '19 '18 '16

(1) 정의
갑작스런 신기능의 상실로 혈액 내 요소와 크레아티닌의 상승

> **자주 묻는 질문**
> ❓ ARF의 Full Term을 말해보시오. '23
> ❗ ARF란 Acute Renal Failure, 급성신부전입니다.

(2) 특징
신장의 여과기능이 갑작스럽게 상실되나 회복 가능

(3) 원인

구분	내용
신전성	• 신장 혈류량 감소(55 ~ 70%)로 인해 발생 • 출혈, 탈수, 구토, 울혈성 심부전, 심근경색, 패혈증, 아나필락시스 등으로 신장의 허혈상태 발생, 신장 손상
신장성	• 신장에 일어난 직접적인 손상(25 ~ 40%) • 신장질환, 허혈, 신독성 물질로 인한 급성세뇨관 괴사
신후성	• 폐색으로 인해 신장에서 만들어진 소변의 배출이 원활하지 못해 발생(5%) • 전립선비대, 요관 결석, 종양

(4) 증상
① 무뇨 또는 핍뇨 : 요배설량이 1일 400ml 이하 감소
② 부종, 체중 증가, 빈혈, 고혈압, 단백뇨
③ 혈청 내 크레아티닌, 인산, 포타슘이 상승
④ 대사성 산독증, 요독증 유발

(5) 진단검사

① 혈액검사
- 혈청BUN, creatinine 상승
- 전해질 불균형 초래

② 소변 검사 : 요비중, 소변 삼투압, 소듐, 요단백

③ 방사선 검사 : 신장초음파, CT, 신장 스캔, 정맥신우조영술, MRI

④ 신장생검

(6) 치료 및 간호중재

구분	내용
투약	• 신장 혈류 증가 위해 수액 공급 • 전해질과 수분 균형을 위해 이뇨제 투여 • 고칼륨혈증 교정을 위해 이온교환수지나 Sorbitol을 구강이나 직장으로 투여, 50% 포도당, 속효성인슐린 정맥주사 실시 • 대사성 산증 시 Sodium bicarbonate($NaHCO_3^-$) 투여
식이	• 고칼로리, 단백질, 나트륨, 칼륨 제한 식이 권장 • 나트륨·칼륨·인 섭취 제한
투석	다른 치료법이 효과가 없고 수분과다가 심하거나 조절되지 않는 심한 고칼륨혈증과 산독증, 요독증 증상이 나타나는 경우 시행
심전도 모니터링	고칼륨혈증으로 인한 급성 심정지 위험으로 심전도 모니터링이 필요
빈혈 관리	철분제제, 비타민K 투여
간호중재	피부손상 예방, 요도 카테터 피하기, 감염 예방 실시

관련
기사

과음한 다음 날 과격한 운동 주의해야…

평소 주량 이상의 심각한 수준의 과음, 갑작스럽게 진행한 과도한 운동으로 횡문근융해증이 발생할 수 있는데 이 횡문근융해증은 근육이 괴사되면서 세포 안에 있는 근육 성분이 혈액으로 방출되면서 나타나는 시작된다. 근육 세포에선 크레아티닌 키나아제와 같은 일종의 효소가 나오는데 이것이 한꺼번에 혈액과 만나면 혈액 농도를 상승시키고 근육 통증을 유발한다. 특히 근육 세포 파열로 방출된 마이오글로빈은 신세뇨관에 침착돼 급성 신부전을 일으키기도 한다.

☑ **이렇게 물어볼 수 있어요!**
1. 급성 신부전의 주요 원인을 분류해서 말해보시오..
2. 급성 신부전과 만성 신부전의 차이를 말해보시오.

❷ 만성 신부전(CRF, Chronic Renal Failure)

(1) 정의

신기능이 저하되어 점진적이고 비가역적인 상태가 3개월 이상 지속되는 경우

(2) 원인

당뇨성 신장 경화증, 고혈압성 신장 경화증, 신장 병변, 사구체신염, 독성물질 약물의 사용 등

(3) 발병 단계

구분	내용
신장 예비력 감소	• BUN, Creatine 정상 무증상 • GFR : 약 60 ~ 89mL/min
신장 기능 부전	• BUN, Creatine 증가 • 요 농축 능력 손상, 야뇨증, 약한 빈혈 • GFR : 약 30 ~ 59mL/min
신부전	• BUN, Creatine 증가 • 질소혈증, 산증, 요 희석능력 손상, 심한 빈혈 • 고나트륨혈증, 고인산염혈증, 고칼륨혈증 유발 • GFR : 약 15 ~ 29mL/min
말기 신부전	• BUN, Creatine 높음 • 모든 장기에 장애 발생 • 핍뇨, 무뇨증, 빈혈, 대사성 산독증 등 • GFR : 약 15mL/min

(4) 증상 ❤️기출 '20 '19 '18

① 전해질 불균형
- 신부전 초기 : 수분의 정체로 인해 저나트륨혈증 유발
- 신부전 말기 : 고나트륨혈증으로 고혈압과 울혈성 심부전 유발

② 고요산혈증, 저칼슘혈증 유발

③ 조혈인자 감소로 빈혈, 반상 출혈이

④ 식욕부진, 오심, 구토, 장 마비, 설사 증상

⑤ 골연화증, 섬유성골염, 골다공증 유발

⑥ 호흡 시 악취, 암모니아 냄새
⑦ 심한 소양감, 피부 색소침착, 발에 작열감
⑧ 건망증, 집중력 저하, 사고력 장애, 기면, 혼란, 경련, 혼수
⑨ 여성인 경우 무월경, 불임 남성의 경우 발기부전, 고환 위축, 소정자증 유발

(5) 진단검사 '16 '15
① 단백뇨 검사, KUB, CT, 신장 초음파 검사 실시
② 혈액검사 : 사구체 여과율과 전해질 불균형 파악

(6) 치료 및 간호중재 '22 '20
① 고칼로리, 단백질, 나트륨, 칼륨 제한 식이 권장
② 철분, 칼슘, 비타민D 보충
② 고칼륨혈증 시 Calcium Glucose 정맥주사를 실시하며 이온교환수지 동반
③ 고혈압 시 안지오텐신 전환효소 억제제, 칼슘 길항제 투약
④ 요흔성 부종 관리
⑤ 신장이식 실시
⑥ 피부 소양증 간호
  • 미지근한 물로 씻고, 자극적인 비누 사용 제한, 로션으로 피부 건조함 예방
  • 시원하고 서늘한 환경을 유지, 짧은 손톱

③ 투석

(1) 투석 적응증
신부전(말기 신부전), 전해질 이상, 체액 과다, 대사성산증(혈중 pH가 7.1 이하로 떨어진 경우), 요독증

(2) **혈액투석과 복막투석 비교** ✓기출 '23 '22 '21

구분	혈액투석(hemodialysis)	복막투석(peritoneal dialysis)
특징	• 기계적 장비(인공 신장기)를 이용하여 혈액 정화 • 혈관에 카테터를 삽입하고 혈액을 빼내어 인공 신장기에서 정화 후 다시 주입 • 병원에 정기적으로 방문	• 복막을 필터로 사용하여 체내에서 자연적으로 노폐물 제거 • 복강에 투석액을 주입하고 복막을 이용해 노폐물 제거 후 투석액 배출 • 스스로 시행할 수 있음
장점	치료시간이 짧고 효율적인 노폐물·수분제거	• 간단하고 독립적 생활 가능 • 비교적 자유로운 식이 가능
단점	• 전신적인 헤파린 요법 필요 • 시간과 장소 제약	잦은 치료, 복막염 가능성
합병증	• 혈관 염증, 감염 위험 • 저혈압, 출혈 • 투석불균형 증후군	• 복막염 • 복압 상승, 복통, 탈수 • 카테터 삽입부위 출혈 또는 감염, 위치 이탈, 천공 등
간호중재	• 투석 불균형 증후군 예방을 위해 투석시간을 짧게 하고 투석 속도는 천천히 진행 • 투석 전·후 체중 및 활력징후 측정 • 적정량 단백질 및 열량 섭취 • 염분·수분·칼륨·인 섭취 제한 • 항고혈제, 비타민D, 철분제제, 칼슘보조제 섭취	• 감염 예방을 위해 철저한 손 씻기, 마스크, 멸균장갑 착용 • 카테터 출구부위 매일 소독, 건조 상태 유지 • 통목욕 금지 • 기침, 심호흡, 바좌위 • 적정량의 단백질 및 열량 섭취 • 투석 중 혈앵응고 상태 관찰

(3) **투석환자의 동정맥루(AVF, Arteriovenous Fistula) 간호중재** ✓기출 '23 '22 '20

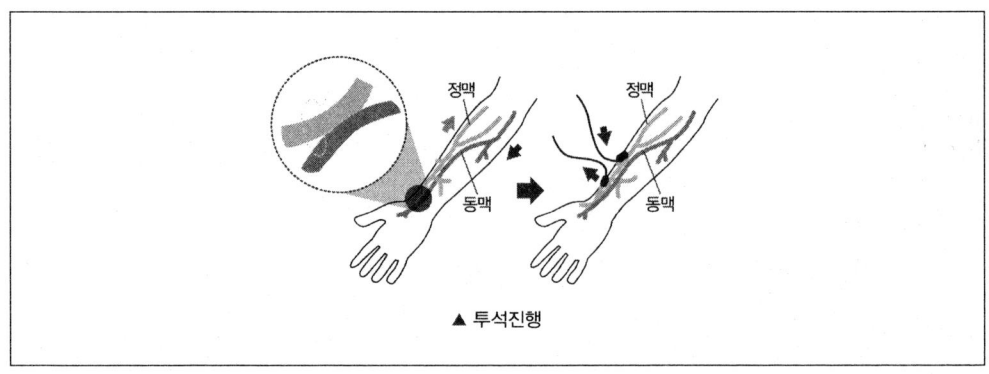

▲ 투석진행

① 전박의 요골이나 척골 동맥과 요골 정맥 사이 문합이 흔함
② 혈관 성숙을 위해 6주 후 사용 가능
③ 진동(Thrill), 잡음(bruit)을 통해 혈액의 흐름 및 바늘 삽입 부위 출혈, 감염 유무 확인
④ 동정맥루가 있는 팔에 혈압 측정, 채혈, 정맥주사 금지
⑤ 청진법, 촉진법, 시진법, 초음파 검사로 동정맥루 기능 평가

> **CHECK** 실제 면접장에서 이렇게 물어본다!
>
> * 2022 | 가천대 2019 | 한양대 2017 | 아주대 2017 | 부산백병원 만성 신부전의 증상과 Full Term에 대해 말해보시오.
> * 2023 | 해운대백병원 동정맥루의 의학용어를 말해보시오.
> * 2020 | 계명대 동정맥루술 환자에게 금기하는 것을 말해보시오.
> * 2023 | 해운대백병원 AVF가 무엇이고 어떻게 확인하는지 말해보시오.
> * 2022 | 한림대성심 동정맥루 시 간호중재를 말해보시오.
> * 2022 | 은평성모병원 동정맥루 수술을 한 환자에게 교육할 내용을 말해보시오.
> * 2023 | 건강보험공단 2021 | 울산대 2021 | 이화의료원 복막투석과 혈액투석에 대해 차이점 및 설명을 해보시오.
> * 2023 | 경북대 투석환자가 arm save를 하는 이유와 어느 팔에 시행해야 하는지 말해보시오.
> * 2022 | 강릉아산대 투석환자 식이교육은 어떻게 할 것인가?
> * 2022 | 강릉아산대 투석환자의 합병증에 대해 말해보시오.
> * 2022 | 용인세브란스 2022 | 서울성모병원 투석 환자 간호중재에 대해 말해보시오.
> * 2021 | 울산대 어떤 환자가 투석을 하는지 말해보시오.
> * 2021 | 울산대 투석의 장단점을 말해보시오.
> * 2020 | 동아대 2018 | 신촌세브란스 복막투석, 혈액투석 시 간호중재를 말해보시오.
> * 2023 | 아주대 신부전 증상 세 가지 말해보시오.
> * 2024 | 가천대길병원 급성 신부전 Full Term을 말해보시오.
> * 2022 | 대구가톨릭대 신부전 환자에게 이뇨제를 사용할 때 어떻게 교육할 것인가?
> * 2022 | 동아대 2020 | 이화의료원 만성 신부전 환자에게 저단백 식이를 주는 이유가 무엇인가?

관련 의학용어 알고가기

✓	약어	용어	의미
✓	TVT	trans vaginal tape	질경유테이프
✓	R.G.P	retrograde pyelography	역행성 신우촬영술
✓	ESRD	end stage renal disease	말기 신질환
✓	UTI	urinary tract infection	요로감염

CHAPTER 09 근골격계

출제빈도 ●●●○○ | 학습결과 ☺☺☺

학습목표
1. 근골격계 사정 방법에 대해 설명할 수 있다.
2. 외상 간호에 대해 설명할 수 있다.
3. 류마티스 관절염과 통풍에 대해 설명할 수 있다.

기출키워드 | □ 근력사정 □ 류마티스 관절염 □ 쇼그렌 증후군 □ 골다공증 □ 통풍

❶ 근골격계 사정

(1) 근력사정(MRC grade)

구분	내용
0점(zero)	근수축 없음
1점(trace)	약간의 근수축은 있으나 움직임이 없음
2점(poor)	중력을 배제한 능동적인 관절 움직임 가능
3점(fair)	중력에 대항하는 능동적인 관절 움직임 가능
4점(good)	중력과 약간의 저항에 대항하여 완전히 움직임
5점(normal)	정상적이고 완전하게 움직임

(2) 근육의 크기 또는 긴장도 사정

① 근육 크기 : 대칭 여부, 위축 또는 비대 확인
② 근육 긴장도
  • 이완 상태(relaxed state)에서 비정상적 긴장 상태 확인
  • 강직(rigidity), 경축(spasticity), 과도한 이완(flaccidity)

구분	내용
강직(rigidity)	• 이완 상태(relaxed state)에서도 근육이 단단하고 움직임에 저항을 보임 • 파킨슨병과 같은 질환에서 흔함
경축(spasticity)	• 근육이 수축된 상태에서 이완(relaxed state)이 어렵고, 빠른 움직임에 따라 더 강한 저항 발생 • 뇌졸중, 척수 손상 환자에게 나타남
과도한 이완(flaccidity)	• 근육에 힘이 거의 없고, 완전히 느슨해진 상태 • 뇌 또는 말초신경 손상으로 발생

(3) 신경 및 혈관 사정

구분	내용
Sensory (감각)	• 촉각, 통증, 온도, 진동 감각 평가 • 예리하고 뾰족한 물체로 피부를 가볍게 자극하여 감각변화를 느끼는지 파악
Motor (운동)	• 근육의 운동능력 평가 • 손상 부위 아래 근육군 능동적 수축 확인
Circulation (순환)	• 맥박, 온도, 혈류 유무 및 상태 평가 • 말초 혈류, 맥박, 피부색 변화 확인

(4) 진단검사

혈액검사, 초음파검사, 관절촬영술, 골스캔, 골밀도 검사, 생검, X-ray 검사, CT, MRI, 관절경 검사 등

❷ 외상 ✔기출 '20 '16 '15

(1) 외상별 특징

구분		내용
타박상	특징	둔탁한 힘에 의한 연조직 손상, 국소적 출혈, 피하출혈, 심부조직의 파괴 동반
	간호	손상 부위 상승 및 냉요법 실시(출혈과 부종 감소)
근염좌	특징	근육의 과신전, 근육이 심하게 긴장했을 때 발생
	간호	• 손상 받은 근육을 휴식, 부목 적용 • 24 ~ 48시간 Ice Bag 적용
염좌	특징	인대나 인접조직이 늘어나 심한 압통 동반
	간호	부목 적용, 3 ~ 4주간의 지속적인 부동 유지
탈구	특징	관절의 정상 위치에서 이탈하여, 관절에서 분리된 상태
	간호	• 부목과 석고 붕대 적용 • 수술적 치료 시 신경 손상 및 변화 여부 확인

(2) 석고붕대 환자 간호중재

① 순환, 운동, 감각 확인

② 얼음팩을 적용하여 부종 감소, 석고붕대 적용 부위에 드라이기, 히터 사용 금지

③ 석고붕대 적용 부위에서 통증, 창백, 맥박 소실, 감각이상, 마비 증상을 보이는 경우 제거

③ 류마티스 관절염(RA, Rheumatoid Arthritis) ✅기출 '21 '20

(1) 정의

활막 관절 내의 결합조직의 염증성 변화를 가져오는 만성, 전신적 자가면역 질환

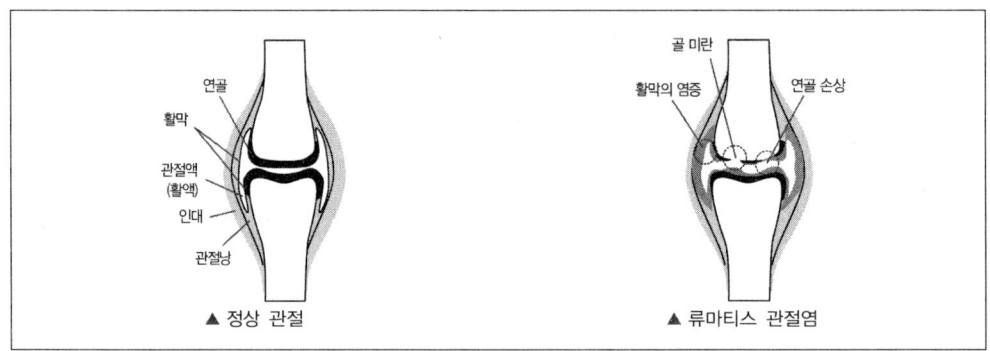

(2) 원인

자가면역성, 유전에 의해 발병(주로 40 ~ 60대 여성에게 호발)

(3) 증상 ✅기출 '20 '19 '17

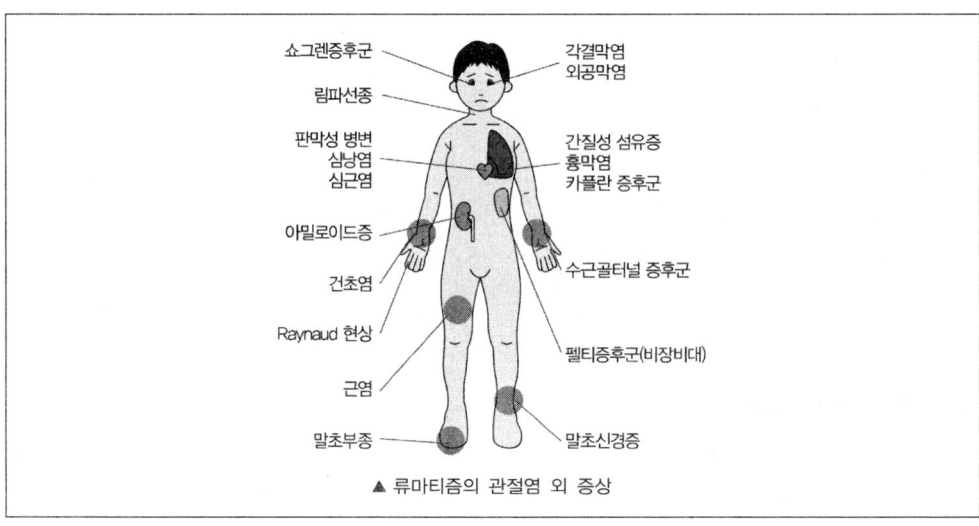

▲ 류마티즘의 관절염 외 증상

① 피로감, 체중 감소, 열감, 권태감
② 통증, 부종, 운동의 제한, 근육의 허약 및 위축
② 조조강직 : 기상 후 30분이 지나야 부드러워짐
③ 활액막의 염증 발생하면서 판누스(Pannus) 형성
④ 손가락 관절의 신전 변형, Swan Neck 기형, Boutonniere 기형 증상

> **자주 묻는 질문**
> ⓠ 골절의 세 가지 치료 원칙에 대해 말해보시오. '16
> ⓐ 정복, 고정, 안정

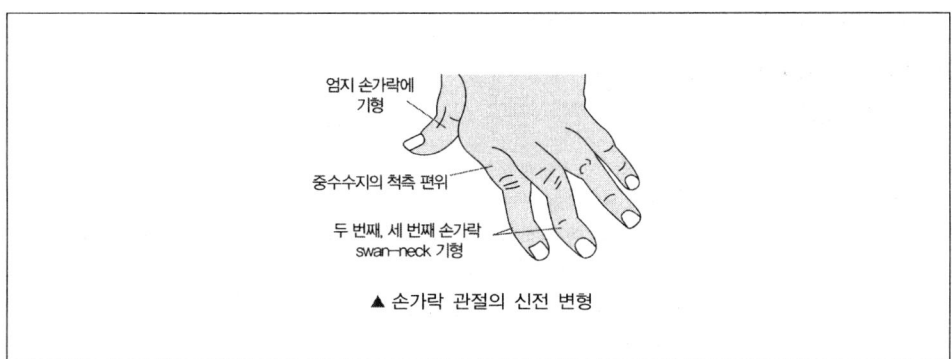
▲ 손가락 관절의 신전 변형

⑤ 심낭염, 혈관염 유발
⑥ 쇼그렌 증후군(Sjogren's Syndrome)
• 외분비샘에 림프구가 침범하여 침, 눈물 분비가 감소
• 구강 건조 및 안구건조 증상이 나타나는 증후군
⑦ 펠티 증후군(Felty Syndrome) : 류마티스 관절염, 비장비대, 하지 피부 색소 침착, 백혈구 및 혈소판 감소증 등의 증상을 특징으로 하는 증후군
⑧ 류마티스 결절(Rheumatoid Nodule) : 주관절 피하에 류마티스 피하결절 발생

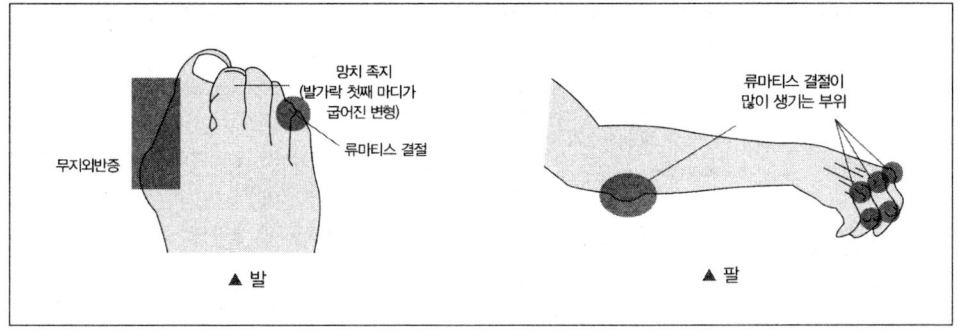
▲ 발   ▲ 팔

(4) 진단검사

① 혈액검사
- 류마티스 인자(RF : Rhematoid factor) : 확진검사는 아니며, 류마티스 관절염 환자의 80%에서 RF가 양성으로 나타남
- 적혈구 침강속도(ESR), C-Reactive Protein(CRP), 항핵항체(ANA : Anticnuclear Antibody) 증가

② 활액검사, 방사선 검사, X-ray검사

(5) 치료 및 간호중재 ✓기출 '23

구분	내용
약물	• 비스테로이드성 소염제(NSAIDs) : 항염 · 진통 · 해열 작용과 류마티스 관절염의 염증 억제 • 아스피린 : 통증완화와 염증 조절 • 스테로이드제 : 염증 억제로 조직파괴를 방지하여 염증 조절과 관찰의 통증 완화 • 항류마티스제, 면역억제제 투여
간호중재	• 급성기엔 절대 안정, 관절을 쉬게 하여 보호함 • 통증 시 열 · 냉요법, 조조강직 시 더운물 목욕 • 침상 안정 기간 중 등척성 운동 • 급성기에는 수동적 ROM으로 관절 변형 최소화 • 활액막절개술, 관절 이식, 관절 고정술, 인공관절 대치술을 실시

(6) 류마티스 관절염과 퇴행성 관절염(골관절염)의 비교

구분	류마티스관절염(rheumatoid arthritis)	골관절염(osteoarthritis)
원인	관절 염증에 의한 자가면역질환	나이, 과도한 사용, 부상으로 인한 관절 연골 퇴행성 변화
발병 부위	대칭적 관절 양쪽에 동시 발생	엉덩이, 무릎, 손목 등 체중 부하 관절
특징	• 급격한 발생 • 젊은 연령층에서도 호발 • 관절이 대칭적으로 변화 • 관절막에 염증	• 서서히 진행 • 연골손상으로 인한 조직변화 • 비대칭적 관절 변화 • 진통제, 물리치료, 체중관리(심한 경우 관절 치환술 등 수술적 치료)
대표 증상	• 휴식 시에도 통증 지속 • 조조강직 동반	• 운동 후 통증 발생. 휴식 시 완화 • 관절 통증, 운동제한, 관절변형
예후	치료를 받지 않을 경우 심한 관절 손상 및 기능장애 발생	점차 악화되며 관절 기능이 떨어짐 장기적인 관리 필요

③ 통풍(Gout)

(1) 정의
요산 결정체의 관절 축적으로 염증을 일으키는 전신성 대사장애, 퓨린의 대사장애

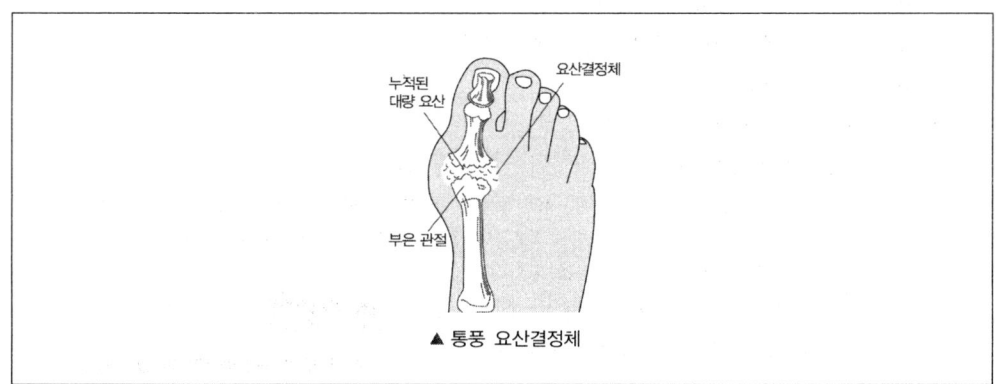

▲ 통풍 요산결정체

(2) 원인
① 원발성(80%)
- 단백질의 일종인 퓨린 과다섭취(고퓨린식이, 혈액 질환), 퓨린 배설 저하(요산 배설 저하)
- 주로 30 ~ 50세 비만 남자에게 호발

② 속발성 : 다른 질병, 약물에 의해 초래

> **자주 묻는 질문**
> Q 통풍에 대해 말해보시오. '23
> A 통풍은 퓨린의 대사장애, 요산 결정체가 관절에 축적되어 염증을 일으키는 전신성 대사장애로, Gout라 고 합니다.

(3) 증상 ✓기출 '18 '17
① 통풍결절(Tophi), 발열, 관절의 심한 종창
② 엄지발가락의 염증이 가장 흔한 침범 부위

> TIP 엄지발가락 → 족저 내측부 → 슬관절 → 족관절 순으로 침범한다.

③ 반복되는 재발로 인한 섬유성 강직
④ 만성 진행 시 조조강직
⑤ 소양감, 심한통증, 오한, 무증상성 고요산혈증

(4) 진단검사
혈중 요산 수치 증가(7.0mg/dl 이상), 요중 요산 수치 증가(60mg 이상) BUN, Cr, 관절천자, colchicine에 대한 반응(12 ~ 24시간 내 완화)

(5) 치료 및 간호중재

① 급성기엔 절대안정 필요, 부목고정과 냉습포 적용

② 약물
- Colchicine : 통증 완화와 요산 배설 촉진
- ACTH : 요산 제거, 비특이성 항염증에 효과적
- Allopurinol : 요산 생성 억제
- NSAIDs : 통증 시 투약
- 아스피린은 요산 배설 촉진을 불활성화 시키므로 금지

  TIP 급성 통풍은 염증 치료 중심이며 요산 농도와 관련된 약물은 사용하지 않는 것이 원칙이다. 급성기 요산 농도의 변화는 통풍의 악화나 만성의 위험성을 높이기 때문이다. 만성 통풍에는 요산 농도를 낮추고 형성된 결절을 없애는 것을 목표로 한다.

③ 저퓨린 식이(치즈, 우유, 계란, 채소, 곡류 등) 및 알칼리성 식품 권장, 고퓨린 식품(붉은 고기, 내장류 육즙, 정어리 등) 제한

④ 신결석 예방을 위해 1일 3L 이상 수분 섭취 격려

⑤ 알코올 제한, 체중조절

자주 묻는 질문

Q 골다공증 증상에 대하여 말해보시오. '20
A 골다공증은 검진이나 골절 때문에 발견되기 전까지 자각이 없는 경우가 많습니다. 키가 작아지거나 척추의 변형이 올 수 있고, 허리통증이나 피로감을 느낄 수 있지만 거의 대부분이 무증상입니다.

❹ 골다공증(Osteoporosis) ◎ 기출 '23 '21 '19 '17

(1) 정의

뼈에서 무기질이 빠져나가 골밀도가 감소하여 병리적 골절이 생기는 대사질환

(2) 원인

① 원발성 : 노화, 가족력, 에스트로겐 결핍, 흡연, 음주, 영양결핍, 과다한 단백질·인 섭취, 완경기 여성 등

② 이차성 : 신 질환, 스테로이드 제제 약물 복용, 갑상샘 기능항진증 등

(3) 증상

① 불안정한 걸음걸이, 경직, 허약, 식욕 부진, 불면증, 피로감

② 폐기능 부전(흉곽 크기 감소), 흉추와 요추 통증 다발성 압박골절 발생

(4) 진단검사

혈액검사, BMD, CT검사

(5) 치료 및 간호중재

① 약물
- 칼슘, 비타민D, 칼시토닌, 소량의 에스트로겐 투여(통증 시 진통제)
- Biphosphonates : 골 파괴 억제
- Raloxifene : 골다공증 치료 및 예방

③ 마그네슘, 칼슘, 비타민D, 적당량의 단백질 섭취 권장
④ 저염식, 과량의 인 섭취 제한, 카페인, 탄산 금지
⑤ 체중부하운동(걷기), 근력 강화 운동, 낙상 주의
⑥ 낮은 강도 에어로빅, ROM시행, 볼링, 물구나무 서기, 수영 금지

> **CHECK** 실제 면접장에서 이렇게 물어본다!
>
> ※ 2023 | 대구가톨릭대 2020 | 영남대 2017 | 동아대 2017 | 고려대 석고붕대 환자 간호에 대해 말해보시오.
> ※ 2016 | 아주대 다발성외상환자가 응급실을 통해 내원할 때 어떻게 대처할 것인지 말해보시오.
> ※ 2018 | 서울시의료원 통풍환자 치료약물에 대해 말해보시오.
> ※ 2023 | 대구가톨릭대 2021 | 성남시의료원 2018 | 서울시의료원 통풍환자 간호에 대해 말해보시오.
> ※ 2021 | 성남시의료원 2014 | 국민건강보험공단 골다공증 증상 및 치료에 대해 말해보시오.
> ※ 2021 | 성남시의료원 2015 | 충북대 골다공증 환자에게 교육해야 할 사항을 설명해보시오.
> ※ 2020 | 강원대 골절 노인 환자에게 생길 수 있는 합병증에는 무엇이 있는지 말해보시오.
> ※ 2023 | 아주대 RA Full Term을 말해보시오.
> ※ 2023 | 아주대 2020 | 계명대 골다공증 의학용어를 말해보시오.
> ※ 2023 | 대구가톨릭대 통풍 환자의 식이에 대해 말해보시오.
> ※ 2023 | 울산대 통풍에 대해 설명해보시오.
> ※ 2020 | 계명대 통풍 의학용어를 말해보시오.

관련 의학용어 알고가기

✔	약어	용어	의미
✓	THA	total hip replacement arthroplasty	고관절 전치환술
✓	TKA	total knee arthroplasty	슬관절 전치환술
✓	DJD	degenerative arthritis	퇴행성 관절염
✓	RCT	rotator cuff tear	회전근개파열
✓	PCA	patient controlled analgesia	자가조절진통제

CHAPTER 10 감각계

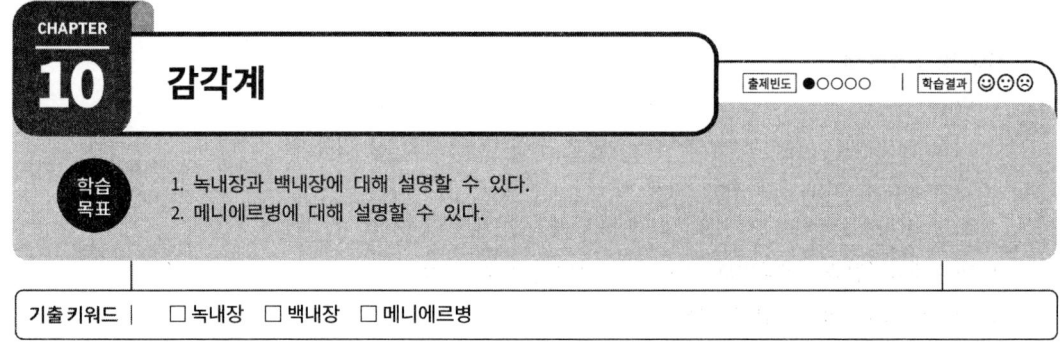

학습목표
1. 녹내장과 백내장에 대해 설명할 수 있다.
2. 메니에르병에 대해 설명할 수 있다.

기출 키워드 | ☐ 녹내장 ☐ 백내장 ☐ 메니에르병

1 녹내장(Glaucoma) '23

(1) 정의
방수 유출 통로의 폐쇄로 안압이 비정상적으로 상승된 상태(정상범위 : 10 ~ 21mmHg)

(2) 특징
안압 상승 시 망막세포와 시신경의 위축이 일어나 시야 결손과 시력 상실 유발

(3) 종류
① 원발성 개방각 녹내장(만성 광각형 녹내장) : 가장 흔한 형태로, 유전적 소인을 포함한 여러 복합적인 원인으로 발생
② 원발성 폐쇄각 녹내장(급성 협각형 녹내장) : 전방 안각의 구조적 협착
③ 속발성 녹내장 : 눈의 염증, 외상 등

(4) 진단검사
① 안압검사 : 23mmHg 이상 안압 측정 시 녹내장 진단
② 시야 검사 : 시신경 손상 확인
③ 검안경 : 시신경 유두부 위축, 함몰 관찰
④ 세극등 현미경 검사 : 동공 반응 확인

(5) 증상

구분	내용
원발성 개방각 녹내장 (만성 광각형 녹내장)	• 초기에는 초생달 모양의 암점 발생 • 가장 흔한 형태 • 암순응이 어렵고 과도한 눈물 분비 • 주변시야 소실(터널시야) • 증상 없이 천천히 발생
원발성 폐쇄각 녹내장 (급성 협각형 녹내장)	• 방수 유출이 막히면서 안압 상승 • 시력 소실, 시야가 침침 • 광원 주위에 무지개가 보임 • 오심, 구토 유발 • 급성으로 발생 • 눈 주위 심한 통증

(6) 치료 및 간호중재

① 약물 치료
- 항생제 결막 아래 주입(감염 예방)
- 아스피린 복용 금지(출혈 예방)
- 축동제 : 동공 수축, 방수 유출
  - TIP 축동제 사용 시 1~2시간은 시력이 흐려져, 어두운 환경에 적응하기가 어려움을 교육한다.
- β - blocker · α - adrenergics : 방수 생성 감소
- 모양근 마비제 : 동공 이완, 모양근과 홍채 이완근을 마비

② 외과적 치료 : 누공술, 섬유성형술, 홍채 절제술 실시

③ 무거운 물건을 들어 올리거나 목을 압박하는 등 안압을 상승시키는 행위 금지

④ 시력 감퇴, 안통 등의 이상 증상 시 즉시 내원하도록 교육

⑤ 과도한 나트륨 섭취 제한 및 금주

⑥ 퇴원 후에도 주기적인 검진 필요

⑦ 감기 예방, 치아 건강 유지

❷ 백내장(Cataracts) ✓기출 '21

(1) 정의

수정체가 혼탁해지는 노년성 질환

(2) 원인

노화, 당뇨병, 파상풍, 망막염, 망막박리 등

(3) 증상

① 초기 시력 저하, 색 인식 감소, 흐린 시야
② 후기 복시현상, 적반사 소실, 하얀 동공 실명으로 진행
③ 진단 : 검안경, 시력검사, 현미경 검사 등

(4) 치료

① 낭외 백내장 적출술(Extracapsular Extraction) : 가장 흔한 백내장 적출술로, 수정체 후낭을 제외한 전낭 제거 후 인공 수정체 삽입
② 낭내 백내장 적출술(Intracapsular Extraction) : 수정체낭까지 포함하여 수정체 전체 적출

(5) 간호중재

구분	내용
수술 전 간호중재	• 진정제, acetazolamide(Diamox) 투여(안압 감소) • 교감신경 자극 약물 투여(동공 확대)
수술 후 간호중재	• 수면 중 보호용 안대 착용, 눈을 비비지 않도록 주의 • 수술 부위 출혈 양상 관찰 • 밝은 환경에 노출 시 선글라스 착용 • 축동제, 항생제 투약 • 합병증(녹내장, 감염, 안압 상승, 눈물, 출혈 발적 등) 사정

TIP 안압 상승 예방

• 진통제로 경감되지 않는 통증이 있다.
• 머리를 30° 상승시켜 수술 부위 봉합선에 주어지는 압력을 낮춘다.
• 측위 시 수술을 받은 쪽으로 눕기를 금지한다.
• 기침, 재채기, 구토를 예방한다.
• 변 완화제 투여로 힘주기를 금지한다.
• 무거운 물건 들기, 고개 숙이기를 금지한다.

TIP 초기 통증 시 안압 상승, 출혈을 의미하며 갑작스러운 통증은 혈관이나 봉합 파열, 출혈을 의미한다.

③ 메니에르병(Meniere's Disease) ✓기출 '22 '21 '19

(1) 정의

액압의 증가로 내림프 수종을 일으키는 내이에 발생하는 질환

(2) 원인

원인불명이나, 내림프액의 흡수장애와 내림프관 폐쇄, 가족력이 요인으로 작용(주로 여성에게 호발)

> **자주 묻는 질문**
>
> Q. 갑자기 심한 어지럼, 이명, 난청, 구토 증상을 보이는 메니에르병 환자에 대한 간호중재로 옳은 것은? '19
> ① 텔레비전을 틀어준다.
> ② 큰 목소리로 대화한다.
> ③ 따뜻한 커피를 마시게 한다.
> ④ 머리를 천천히 움직이게 한다.
> A. ④

(3) 증상

① 3대 증상 : 이명, 감각신경성 난청, 현훈(오심·구토 동반)
② 두통과 뒷목 강직, 귀에 무언가 꽉 차 있는 듯한 느낌, 안구진탕증, 운동실조, 점차적인 청력 감소

(4) 진단검사

① 청력측정검사, 보행검사, MRI 등
② Romberg Test : 눈을 감고 발을 붙이고 서있을 때 과도한 흔들림, 균형의 상실을 보일 시 양성

(5) 치료 및 간호중재

① 저염식이 권장 및 카페인, 알코올, 설탕, 화학 조미료 섭취 제한
② 갑작스런 현훈 발생 시 머리 움직임을 제한, 편평한 바닥에 누워 증상이 사라질 때까지 눈을 감고 눕기(어두운 방에서 안정 찾기)
③ 현기증 유발하는 동작을 천천히 반복하여 손상된 균형체계 보상
④ 내과치료 실패 시 내림프낭 감압술, 미로절제술, 유양돌기 절제술, 전정신경 절제술 등 실시
⑤ 항현훈성 약물, 항콜린성제제, 이뇨제, 항히스타민제, 진정제 투여
⑥ 물리치료, 균형운동

CHECK 실제 면접장에서 이렇게 물어본다!

* 2020 | 계명대   백내장 의학용어 말해보시오.
* 2020 | 계명대   녹내장 의학용어 말해보시오.
* 2020 | 영남대   백내장 수술 후 간호중재에 대해 말해보시오.

CHAPTER 11 응급

출제빈도 ●●●○○ | 학습결과 ☺☺☹

학습목표
1. 응급환자를 분류할 수 있다.
2. 응급관리 우선순위를 설명할 수 있다.
3. 심폐소생술 순서를 설명할 수 있다.

기출 키워드 | □ 응급간호 원칙   □ 응급관리 우선순위   □ 심폐소생술

❶ 응급간호

(1) 응급간호 원칙 ✓ 기출 '20

① 기도 개방 및 적절 환기 제공, 필요시 심폐소생술 시행
② 출혈 조절, 쇼크 예방 및 치료, 심박출량 사정 및 유지
③ 의사소통능력, 운동반응 정도, 동공 크기와 반응 확인
④ 신속한 초기 신체검진, 심각한 손상이나 질병 시 지속적으로 환자 상태 사정
⑤ 심장 기능의 지속적인 관찰
⑥ 골절 의심 시 부목 적용, 멸균 드레싱으로 상처 보호
⑦ 알레르기나 건강문제 확인
⑧ 활력징후, 신경학적 상태, 섭취량 및 배설량 기록

관련 기사

여전히 몸살을 앓고 있는 응급실…

응급실에서 의료진을 폭행하거나 난동을 부릴 경우 응급의료에 관한 법률 위반 혐의로 체포될 수 있음에도 여전히 응급실 난동은 심심찮게 벌어지고 있다. 최근에는 만취한 상태로 응급실에서 진료를 거부하고 소동을 부린 사례도 있었다. 해당 사례는 자기결정권에 따른 진료거부라고 보기 어려우며 응급의료 방해 행위에 해당한다는 판단과 함께 벌금 500만 원이 선고되었다.

☑ **이렇게 물어볼 수 있어요!**
1. 응급실에서 환자가 진료를 거부할 경우 어떻게 대처할 것인지 말해보시오.
2. 다수의 환자가 동시에 도착하여 우선순위가 혼란스러울 때 어떤 기준으로 대응할 것인지 말해보시오.

(2) 응급환자 분류

① Triage

구분	내용
Red(긴급환자)	• 위기 또는 생명의 위협이 있는 응급상황 • 즉각적 치료한 필요한 상태 • 심정지, 기도폐쇄, 심한 출혈, 기도 및 전신성 화상, 다발성 외상 등
Yelllow(응급환자)	• 초기 응급치료를 받고 처치를 기다릴 수 있는 중한 상태 • 폐쇄성 골절, 경증 화상, 조직손상 등
Green(비응급환자)	• 간단한 응급처치 수준의 경한 질환 또는 손상 • 피부손상, 거동 가능환자 등
Black(도착 시 사망)	도착 시 사망(DOA, dead on arrival)

② 한국형 중증도 분류 도구(KTAS) ✅기출 '23

구분	진료시작	재평가	증상
Level1 소생	즉시	지속적	• 심정지 • 중증 외상(쇼크) • 중증 호흡부전 • 의식 장애(GCS 3 ~ 8)
Level2 긴급	15분 내	10분마다	• 중증 호흡부전 • 토혈 • 고혈압(증상 동반한 SBP > 220 or DBP > 130) • 의식 장애(GCS 9 ~ 13) • 발열(BT > 38, SIRS 기준에 만족하는 r/o sepsis) • 심한 흉통, 복통, 두통 • 중증 외상, 둔상
Level3 응급	30분 내	30분마다	• 경한 호흡부전 • 고혈압(증상 없는 SBP > 220 or DBP > 130) • 구토, 오심 • 중증도 복통, 두통 • 조절되지 않는 혈성 설사
Level4 준응급	1시간 내	60분마다	만성 착란, 요로 감염, 변비
Level5 비응급	2시간 내	120분마다	• 탈수 없는 설사 • 심하지 않는 물린 상처 • 상처 소독, 약 처방

(3) **응급관리 우선순위** ✓기출 '23
　① 정의 : 순환(C), 기도유지(A), 호흡(B)에 중점을 두고 외상환자의 경우 장애(D)와 노출(E)을 추가 확인
　② 1차 사정

구분	내용
순환 (Circulation)	• 말초와 중심맥박이 있는지를 촉진하여 확인하고 맥박이 없는 경우 심폐소생술 실시 • 외출혈이 있으면 두껍고 마른 거즈 등으로 출혈 부위 압박 • 말초정맥관을 삽입하여 적절한 수액공급 및 활력징후 사정
기도유지 (Airway)	• 턱 올리기(Head – Tilt – Chin – Lift) : 척수 손상이 의심되면 턱 밀어 올리기(Jaw – thrust) 실시, 한 손으로 환자의 머리를 뒤로 젖히고 다른 손으로 손가락을 이용하여 하악을 잡은 뒤, 턱을 들어 올려 머리가 뒤로 기울어지게 함 • 소생술이 필요한 환자들에게 산소 공급 및 적절한 기도 유지 • 필요시 흡인하여 분비물 및 조직 파편 제거
호흡 (Breathing)	• 호흡음을 청진하여 흉곽확장, 호흡노력, 보조 근육이나 복근의 사용 등 관찰 • 호흡이 없거나 환기가 불량한 대상자는 기관 삽관을 통해 기계적 환기 유지
장애 (Disability)	• GCS(Glasgow coma scale)로 의식상태 사정 • 대광반사 확인 • 사지의 변형 및 근력 가동 범위와 통증 사정
노출 (Exposure)	• 모든 옷을 제거하고 증거물 보존 시 기관에 정책에 따라 물품을 다룸 • 저체온증 예방 위해 가열램프나 전기담요 제공

　③ 2차 사정
　　• 활력징후 사정
　　• 심전도 모니터링, 혈뇨 확인, 소변 배설량 측정을 위해 유치도뇨관 삽입
　　• 초음파 검사, 12유도 EKG, 방사선 검사 및 혈액검사 시행
　　• 2차 조사 시 가족 입회 권유
　　• 약물 요법과 비약물 요법을 이용하여 통증 관리
　　• 사고나 손상 또는 질병력을 파악하고 사고에 대한 자세한 내용 파악
　　• 알레르기, 복용 약물, 과거병력, 마지막 식사 등 사정
　　• 등에 반상 출혈, 찰과상, 변형 등 사정

> **자주 묻는 질문**
>
> **Q** CPR에서 ABC는 무엇인지 말해보시오. '23
> **A** A는 Airway로 기도유지, B는 Breathing으로 인공호흡, C는 Compression으로 가슴 압박을 의미합니다. CPR 시 C – A – B 순으로 실시합니다.

(4) 심폐소생술(CPR, cardiopulmonary resuscitation) 기출 '23 '22 '21 '19 '14

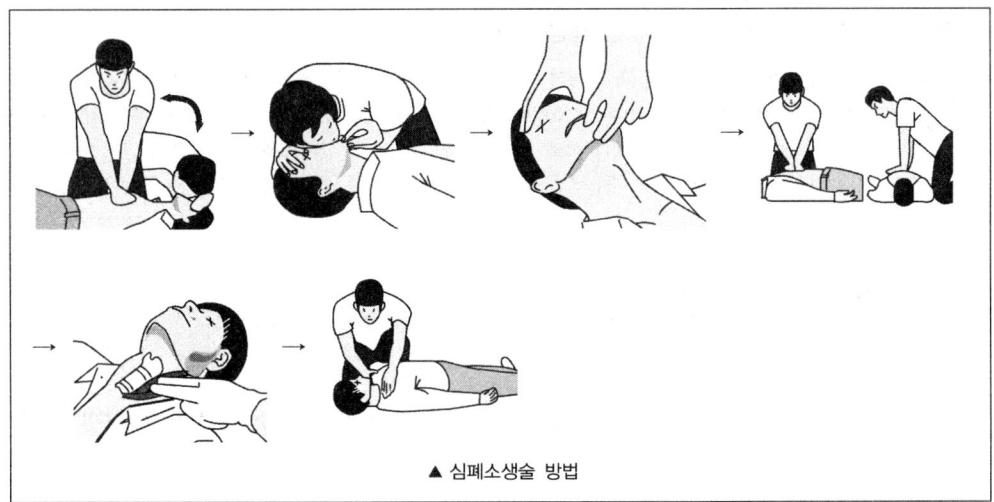

▲ 심폐소생술 방법

구분	내용
심정지 확인	무반응, 무호흡, 10초 이내에 무맥박 확인
순서	호흡과 맥박의 비정상 여부 확인(10초 이내) → 가슴 압박 시행 → 기도 유지 → 인공호흡
가슴압박	• 성인은 5cm, 소아는 1/3(4~5cm) • 의료제공자가 1인일 경우 성인은 30 : 2 비율로 가슴 압박과 인공호흡 시행 • 소아의 경우 15 : 2로 시행 • 최저 분당 100회 이상, 120회 미만 유지
기도유지	• 머리를 젖히고 턱 들기(Head Tilt – Chin Lift) 실시 • 경추손상 의심 시 하악 견인법(Jaw Thrust) 실시

관련 기사

공무원, 심폐소생술로 시민 생명 구해

구청장은 주민센터 직원들이 신속한 구조 신고와 심폐소생술로 70대 남성의 생명을 구했다고 밝혔다. 이날 "사람이 쓰러졌다"는 소리에 직원들이 곧바로 밖으로 뛰어나갔다. 주무관이 주민센터 후문 계단에서 숨이 멈춘 채 의식을 잃은 70대 남성에게 심폐소생술을 했고 응급처치를 하는 사이 119구급대가 도착했다. 구급대원들의 추가 응급조치로 심장박동이 돌아온 남성은 인근 병원으로 이송됐다.

☑ **이렇게 물어볼 수 있어요!**
1. 심폐소생술을 시작하기 전에 확인해야 할 중요한 사항은 무엇인지 말해보시오.
2. 심폐소생술을 시행한 경험이 있는지 말해보시오.
3. 지인들에게 CPR 교육을 어떻게 권유할 것인지 말해보시오.

CHECK 실제 면접장에서 이렇게 물어본다!

* `2024 전주병원` `2021 아주대의료원` CPR 상황에 대한 전반적인 간호중재를 말해보시오.
* `2023 국민건강보험공단` `2023 대전을지대` `2023 가천대` `2019 인하대` `2018 고려대` CPR의 Full Term과 목적을 말해보시오.
* `2019 동아대` 응급간호에 대해 말해보시오.
* `2022 충남대` `2018 해운대백병원` 응급환자 분류체계를 말해보시오.
* `2014 아주대` CPR 시 흉부압박과 호흡 비율, 깊이(몇 cm 압박)를 말해보시오.
* `2023 아주대` `2023 한양대` `2023 경북대` `2023 천안순천향대` 성인 CPR 시행 시 가슴압박의 깊이는 몇이며 분당 몇 회 시행하는지 말해 보시오.
* `2023 국민건강보험공단` `2021 인천성모병원` 소아 심폐소생술에 대해 설명해보시오.
* `2023 안동병원` `2021 인천성모병원` `2020 중앙보훈병원` CPR 과정에 대해 말해보시오.
* `2016 인하대` 1인 구조자일 때 CPR 시행 속도 및 방법에 대해 말해보시오.
* `2017 서울아산병원` 담당 환자가 DNR 의사를 표했고, 의사선생님 또는 보호자에게 직접 이야기해야 한다고 안내했다. 다음날 출근하니, 담당 환자의 CPR이 진행되고 있었다면 어떻게 행동할 것인가?
* `2017 삼성서울병원` CPR 중 다른 환자의 보호자가 흡인을 요청했을 때 어떻게 할 것인지 말해보시오.
* `2018 고려대` CPR과 관련된 법률에 대해 아는 것을 말해보시오.
* `2022 용인세브란스` 원외에서 CPR 상황일 경우 어떻게 할 것인가?

관련 의학용어 알고가기

✔	약 어	용 어	의 미
✔	EMS	emergency medical services	응급의료서비스
✔	BLS	basic life support	기본심폐소생술
✔	ACLS	advanced cardiac life support	전문심장소생술
✔	GCS	Glasgow coma scale	의식 장애 수준 확인
✔	CDC	centers for disease control and prevention	질병통제예방센터
✔	Hx	history	병력
✔	P.Hx	past history	과거력
✔	Med	mediation	복용 중인 약
✔	N/S	non specific	특이사항 없음
✔	OP.Hx	operation history	수술력
✔	adm.Hx	admission history	입원력
✔	F/u	follow up	계속 관찰
✔	D/C	discharge	퇴원
✔	TA	traffic accident	교통사고
✔	DA	drug addiction	약물중독
✔	DNR	do sot resuscitate	소생거부
✔		abuse	학대
✔	DOA	dead on arrival	도착 시 사망
✔		unknown	원인 미상
✔		transper	전원
✔		rigor mortis	사후경축

CHAPTER 12 종양

출제빈도 ●●●○○ | 학습결과 ☺☺☺☹

학습목표
1. 악성 종양의 특징을 설명할 수 있다.
2. 암의 분류 체계를 설명할 수 있다.

기출 키워드 | ☐ TNM 분류체계 ☐ 방사선 요법 ☐ 항화학 요법

❶ 악성 종양 및 양성 종양

(1) 악성 종양

구분	내용
성장	• 빠른 성장 속도, 왕성한 증식 • 주위 조직에 침윤하여 성장(염증, 궤양, 괴사 유발)
특징	주위 정상조직과 다른 형태
전이 및 재발	• 직접 또는 림프계, 혈액, 이식 등에 의해 전이 • 수술 후에도 재발 가능
신체 영향 및 예후	전신 증상 유발 및 주요 장기에 전이될 경우 사망 초래

(2) 양성 종양

구분	내용
성장	• 느린 성장 속도 • 주위 조직을 밀어내고 성장, 경미한 조직 손상
특징	주위 정상조직과 비슷한 형태
전이 및 재발	• 전이되지 않고 국소적으로 분포 • 수술로 제거 시 거의 재발하지 않음
신체 영향 및 예후	• 일반적인 증상은 거의 없음 • 주요 기관의 압박이 없는 경우 사망하지 않음

TIP 암 발생 7가지 경고 증상

치유되지 않는 궤양, 배변 및 배뇨습관 변화, 신체 개구부로부터 비정상적인 분비물 또는 출혈, 유방 또는 다른 신체부위가 두꺼워지거나 덩어리가 만져짐, 소화불량 또는 연하곤란, 계속되는 기침이나 쉰 목소리, 사마귀 변화

❷ 암의 분류(TNM 분류 체계) 및 단계 '23 '21

(1) 암의 분류(TNM 분류 체계)

구분		내용
종양의 크기(T)	TX	종양이 측정되지 않음
	T0	원발성 종양의 증거 없음
	TIS	상피내암
	T1	원발 장기 내에 병변이 있음
	T2	국소적인 병변
	T3	진행된 병변, 원발 장기부위에 제한
	T4	진행된 병변, 주변 장기 내로 전이
국소림프결절(N)	NX	국소림프결절 알 수 없음
	N0	림프절에 병변이 없음
	N1	1~2개까지 림프절 전이가 있음
	N2	3~6개까지 림프절 전이가 있음
	N3	7개 이상의 림프절 전이가 있음
전이(M)	MX	전이를 알 수 없음
	M0	전이가 없음
	M1~M3	전이의 증거가 있으며, 림프절을 포함한 숙주 침투력이 상승함

(2) 암의 단계

구분	내용
1기 (T1, N0, M0)	• 수술적 절제 가능, 전이가 없어서 생존율이 가장 높음 • 원발 장기에 국한
2기 (T2, N0~N1, M0)	• 주위 조직 또는 가까운 림프절에 국소 전이 • 수술 가능하나 완전 절제 불확실, 미세 침범 증거 존재
3기 (T3, N2, M0)	• 뼈와 더 깊은 조직에 침범 • 수술 가능하나 완전 절제 불가능
4기 (T4, N3, M1)	• 국소부위나 장기에 원격 전이 증거가 있음 • 수술 거의 불가능, 생존율 희박(약 5%)

❸ 암 중재

(1) 방사선 요법

구분	내용
목적	최대한 정상세포 보호, 유해한 암세포 파괴
부작용	• 전신반응 : 오심, 구토, 설사, 식욕부진, 권태, 발열, 면역력 저하 • 피부반응 : 건조한 피부, 홍반, 피부 박리, 색소침착, 탈모, 화상, 괴사 및 궤양 • 골수기능 저하 : 빈혈, 감염, 출혈 위험 • 구강 : 구내염, 구강건조증 등
간호	• 치료 부위의 피부 건조하게 유지, 문지르는 것 금기 • 처방받지 않는 화장품, 파우더, 비누는 금지 • 진정제 투여 • 휴식을 취할 수 있는 조용한 환경 제공 • 식사는 소량씩 자주 섭취 • 수분섭취 권장 • 구강 간호 실시

(2) 항암화학요법

구분	내용
목적	암세포에 직접 작용하여 DNR과 RNA의 활성 억제, 암세포 분화 저해
원칙	• 한 가지 약물보다는 병합 투여가 효과적 • 최고의 효과가 있는 약제 사용 • 화학 요법이 면역 저하, 백혈구 감소를 유발하므로 감염이 있을 경우 보류
부작용	• 전신반응 : 오심, 구토, 설사, 변비 • 피부반응 : 일혈, 발진, 색소침착, 광선민감증, 손발톱 이상, 탈모 • 골수기능 저하 : 빈혈, 감염, 출혈 위험 • 생식기계 : 무월경(여성), 불임(남성)
간호	• 감염 예방 위해 개인위생 교육 • 필요시 항구토제 투여 • 자극 없는 부드러운 음식 섭취 • 부드러운 칫솔 사용 • 임신 계획 시 치료 전 주치의와 상의 필요(치료가 끝나고 2년 뒤에 임신 권고)

관련 의학용어 알고가기

✔	약어	용어	의미
✔		carcinoma	암종
✔		reccurence	재발
✔		benign	양성(악성)
✔		tumor	종양
✔		oncogene	종양 유전자
✔		diffuse infiltrating	광범위한 침윤
✔	BMT	bone marrow transplantation	골수 이식
✔	HL	hodgkin lymphoma	호지킨 림프종
✔	SCLC	small cell lung carcinoma	소세포폐암
✔	GIST	gastrointestinal stromal tumor	위장관 기질종양
✔	NET	neuroendocrine tumor	신경내분비종양
✔		cancer	암
✔		biopsy	조직검사, 생검
✔	FNAB	fine needle aspiration biopsy	세침흡인생검
✔	SCC	squamous cell carcinoma	편평세포암종

CHECK 실제 면접장에서 이렇게 물어본다!

* 2021·2020 | 국립암센터 말기 암 환자에게 해줄 수 있는 간호는 무엇인지 말해보시오.
* 2023 | 국민건강보험공단 2023 | 인하대 2015 | 경북대 항암화학요법 환자의 간호를 말해보시오.
* 2021 | 전남대 2016 | 국립암센터 종양전문간호사에 대하여 말해보시오.
* 2018 | 경북대 암 전이 확인은 어떻게 하는가?
* 2023 | 울산대 2023 | 신촌세브란스 2023 | 인하대 2023 | 서울성모병원 2020 | 삼성창원병원 2018 | 건양대 2017 | 강원대 항암제를 투여 중인 환자에게서 일혈이 일어났을 경우 대처방법을 말해보시오.
* 2023 | 국립암센터 암을 예방할 수 있는 방법에 대해 말해보시오.
* 2023·2022 | 국민건강보험공단 2023 | 경북대 TNM에 대해 말해보시오.

CHAPTER 13 기출문제 맛보기

학습목표
1. 복원한 기출 문제를 통해 필기 유형을 익힐 수 있다.
2. 해설을 통해 전공 개념을 확실히 할 수 있다.

2022부산대 2021양산부산대 2023·2021서울의료원 2021경상대 2019경북대

1 당뇨에 관한 설명으로 옳지 않은 것은?

① 공복 혈당 수치 진단기준은 120mg/dl 이상이다.
② 당부하검사는 75g의 포도당을 마신 후 2시간 동안 검사하며 진단 기준은 200mg/dl 이상이다.
③ 임신성 당뇨병은 2형 당뇨병 발현 가능성이 있다.
④ 당화혈색소는 2 ~ 3개월간의 평균 혈당치를 반영한다.
⑤ 혈당치가 50 ~ 60mg/dl 이하가 되면 저혈당이다.

✅**Advice** 공복 혈당 수치(FBS) 진단기준은 126mg/dl 이상이다.
  ※ 당뇨병의 분류
    ㉠ 1형 당뇨병 : 인슐린 의존형 당뇨병으로 소아형 당뇨이다.
    ㉡ 2형 당뇨병 : 인슐린 비의존형 당뇨병으로 성인형 당뇨이다.
    ㉢ 2차성 당뇨병 : 췌장질환, 호르몬 이상, 약물 등에 의해 2차적으로 발생한다.
    ㉣ 임신성 당뇨병 : 임신에 의한 당뇨로 2형 당뇨병 발현의 가능성이 있다.

2022서울의료원 2021경상대

2 메니에르 증후군 환자 문진 결과로 올바르지 않은 것은?

① 흡연을 20년째 하고 있다.　　② 자가면역질환이 있다.
③ 음식을 짜게 먹는 편이다.　　④ 평소 과로 및 스트레스가 과다하다.
⑤ 디카페인 커피를 자주 마신다.

✅**Advice** 메니에르 증후군의 유발 인자로는 흡연과 음주, 불면, 과로, 과다한 스트레스 및 바이러스 감염, 자가면역질환, 알레르기, 고염식 등이 있다.

1.① 2.⑤

2022 전남대 2021 서울의료원 2019 경북대 2019 충북대

3 다음 중 간염 환자에 대한 간호중재로 옳지 않은 것은?

① 저지방 식이
② 금주 교육
③ 규칙적으로 다량의 세 끼 식사를 섭취
④ 고탄수화물 식이
⑤ 아침에 영양이 더 많은 식사를 제공

✓**Advice** 간염환자는 저지방 고탄수화물 식이를 제공하며, 알코올 섭취는 절대 금한다. 식욕부진, 오심으로 식사를 많이 먹지 못하므로 소량씩 자주 제공하며 낮에 식욕부진이 더 심해지기 때문에 아침에 영양이 많은 식사를 제공한다.

2022 한국보훈병원 2021 경상대 2021 전북대

4 뇌졸중 환자 중 다음과 같은 증상을 보이는 환자에서 손상된 뇌영역으로 올바른 것은?

- 의미 없는 긴 문장을 말한다.
- 자신의 실수를 인식 못한다.
- 유창성 실어증이라고도 한다.

① 브로카 영역
② 베르니케 영역
③ 뇌교
④ 대뇌피질
⑤ 연수

✓**Advice** 브로카 영역의 뇌졸중은 말하고 쓰는 능력이 상실되는 표현성 실어증을 초래하고 비유창성 실어증이라고도 한다. 베르니케 영역을 침범한 뇌졸중은 언어나 활자로 된 문장을 이해하지 못하는 수용성 실어증을 초래한다.

2021 · 2020 부산대 2021 서울보라매

5 다음 중 심폐소생술에 관한 설명으로 옳지 않은 것은?

① 가슴압박과 인공호흡의 비율은 15:1 이다.
② 기본 순서는 가슴압박→기도개방→인공호흡 이다.
③ 가슴압박의 깊이는 5~6cm 정도 이다.
④ 성인의 맥박 확인은 경동맥이나 대퇴동맥을 10초 정도 확인한다.
⑤ 가슴압박의 속도는 분당 100~120회 정도가 적당하다.

✓**Advice** 심폐소생술 시 가슴압박과 인공호흡의 비율은 30:2로 시행하여야 한다.

☑ 3.③ 4.② 5.①

2021 · 2019충북대   2021서울의료원

6 위 부분절제술 후 덤핑 증후군이 나타나는 것을 예방하기 위한 간호로 옳은 것은?

① 고지방, 고단백, 고탄수화물 식이를 섭취하도록 한다.
② 좌위 자세로 식사하고, 식후 앉아 있도록 한다.
③ 식후 1시간은 수분섭취를 제한한다.
④ 국물이 많은 음식을 먹도록 한다.
⑤ 수술 후에는 소화가 잘되는 유동식보단 바로 일반 식이를 시작하는 것이 좋다.

✅**Advice** 덤핑 증후군을 예방하기 위해서 음식물의 양을 줄이고 고지방, 고단백, 저탄수화물 식이를 섭취하도록 한다.
② 반좌위 자세로 식사하고, 음식물이 빠르게 내려가는 것을 막기 위해 식후에는 누워 있는 것이 좋다.
③ 식전 1시간, 식후 2시간은 수분 섭취를 제한한다.
④ 음식물의 양을 줄이고 국물이 많은 음식은 소화가 빠르게 되므로 피하도록 한다.
⑤ 위에 무리가 가지 않도록 유동식에서 연식, 일반식으로 가는 단계적인 식사를 하도록 한다.

2021국가고시   2021서울의료원   2021부산양산대   2021충북대   2021경상대

7 항결핵제를 복용하는 환자의 전염성이 소실되기 시작하는 시기는?

① 복용 후 즉시
② 복용 1주부터
③ 복용 2 ~ 3주 후
④ 복용 1 ~ 2개월 후
⑤ 복용 3 ~ 4개월 후

✅**Advice** 결핵의 경우 2주간 항결핵제의 복용으로 전염성이 거의 없어지므로 이때까지는 사람들과의 접촉을 피하는 것이 좋으며, 혹시 사람들과 불가피하게 접촉을 해야 하는 경우에는 환기가 잘 되는 곳이 좋다.

2023 서울의료원   2021 국가고시   2021 부산대   2021 전북대

8 백혈병 환자 간호중재로 옳지 않은 것은?

① 좌약 삽입을 금지한다.
② 단단한 칫솔로 수시로 양치질한다.
③ 정서 안정을 위해 면회를 격려한다.
④ 식물을 곁에 두지 않는다.
⑤ 근육주사를 피한다.

✅**Advice** 부드러운 칫솔을 사용해 출혈을 예방한다.
① 좌약 삽입 및 직장 체온계 사용을 피한다.
③ 감염 위험이 있으므로 면회 및 방문을 제한한다.
④ 식물을 곁에 두면 감염 위험이 있을 수 있다.
⑤ 근육주사는 감염 경로가 될 수 있으므로 되도록 피한다.

✅ 6.①   7.③   8.②

2021 한국보훈병원   2021 부산양산대
9 GERD의 악화 요인에 해당하지 않은 것은?

① 흡연
② 음주
③ 카페인 음료
④ 고지방 식이
⑤ 부교감신경 자극제

Advice 부교감신경 자극제의 복용은 식도하부 괄약근의 조임 능력을 증가시켜준다.

2020 부산대병원
10 수술실 환경의 멸균 상황에 대한 설명으로 옳은 것은?

① 손 소독 후 찢어진 장갑은 무방하다.
② 소독간호사는 멸균상황이며 순환간호사는 멸균상황이 아니다.
③ 수술 시 사용하지 않은 소독포는 멸균포에 다시 싸서 사용한다.
④ 멸균 뚜껑은 안쪽 면이 위를 향하게 들고, 아래를 향하게 놓는다.
⑤ 손 소독 후 손은 아래로 내려 물이 팔꿈치에서 손가락으로 흐르게 한다.

Advice ① 장갑이 찢어진 경우 멸균상황이 오염된 것이다.
③ 사용하지 않은 물품이라도 멸균에 의심이 가면 그 물품은 오염된 것으로 간주하고 사용하지 않는다.
④ 멸균 뚜껑을 들고 있을 경우 안쪽 면이 아래를 향하게 들고, 놓을 경우 위를 향하게 놓는다.
⑤ 손 소독 시 흐르는 물에 손가락 끝부터 팔꿈치 까지 헹구며, 손 소독 후 손은 항상 팔꿈치 보다 높게 들어 오염을 방지한다.

9.⑤   10.②

로니T의 암기 꿀팁 전수

🔖 아드레날린성 약물 편

아드레날린성 약물은 크게 작용제와 길항제로 나누어 볼 수 있어요. 작용제에는 카테콜아민과 비카테콜아민이 있는데요, 카테콜아민은 교감신경 흥분, 심장 수축력 증가, 심박동수 증가 증상이 나타나고 비카테콜아민은 혈관 수축, 비강과 눈 출혈, 세기관지 확장, 평활근 이완의 작용을 합니다.

길항제에는 알파 차단제, 베타 차단제가 있어요!

알파 차단체는 혈관을 낮춰줘요. 고혈압과 말초혈관질환(레이노병), 말단청색증, 혈관성 두통, 전립선비대 치료 등에 사용됩니다.

약물로는 Prazosin, Terazosin, Tamsulosin이 있습니다.

여기서 질문! 여러분들, 공통점을 발견하셨나요?

맞습니다.

zosin이 붙어요! 종종 약물마다 같은 패턴의 이름이 나오는 경우가 있어요. 지금처럼요!

그것만 주의 깊게 본다면 더 쉽게 외울 수 있겠죠?

이어서 베타 차단제는 심박동수, 심수축력, 말초혈관 저항 및 혈압 저하 증상이 있어요.

세기관지를 수축시키죠.

약물로는 Acebutolol, Atenolol, Metoprolol이 있습니다.

여기서 공통점은?

맞아요! 롤롤! lolol이 붙죠!

같은 패턴, 꼭 기억하도록 하자구요!

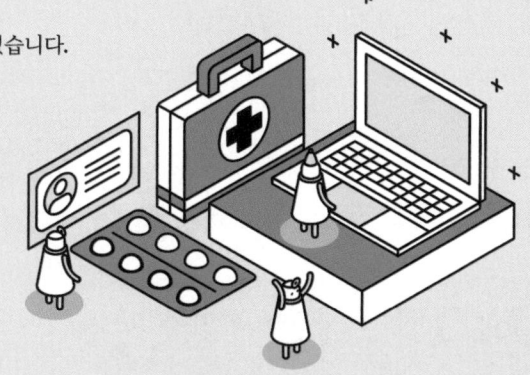

기타 간호학

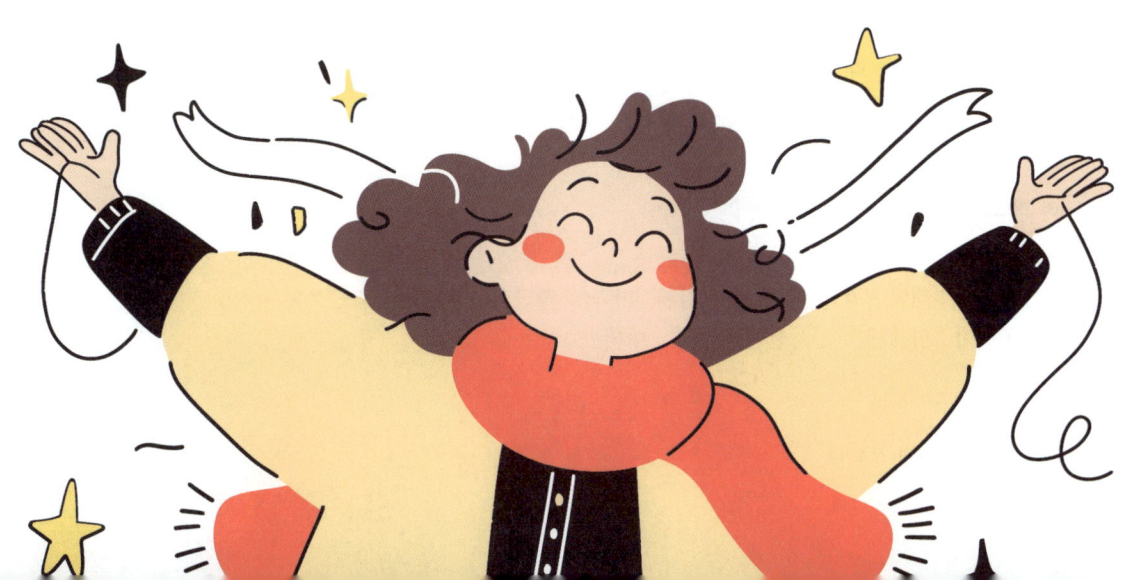

CHAPTER 01 아동간호학

출제빈도 ●●●●○ | 학습결과 ☺☺☺

학습목표
1. 고위험 신생아의 간호중재를 설명할 수 있다.
2. 아동의 성장발달 이론을 설명할 수 있다.
3. 종양 아동의 간호중재를 설명할 수 있다.
4. 정신 기능 아동 및 발달 장애를 설명할 수 있다.

기출 키워드 | ☐ 미숙아 ☐ Apgar 점수 ☐ 행동 장애 ☐ DDST

1 고위험 신생아

(1) 정의
재태기간이나 출생 시 체중에 관계없이 출생과정이나 자궁 외 생활로의 적응 과정에서 발생되는 고위험 상태 또는 환경으로 인해 이환율과 사망률이 평균보다 높은 신생아

(2) 고위험 신생아 분류

구분	내용
재태연령에 따른 신생아 분류	• 미숙아(재태연령 37주 미만) • 만삭아(재태연령 37 ~ 42주) • 과숙아(재태연령 42주 이상)
체중에 따른 분류	• 저출생 체중아(출생 시 체중 2,500g 미만) • 극소 저출생 체중아(출생 시 체중 1,500g 미만) • 초극소 저출생 체중아(출생 시 체중이 1,000g 미만)
재태연령 - 체중에 따른 분류	• 부당 경량아(출생 시 체중이 자궁 내 성장곡선상 10 백분위수 미만) • 적정 체중아(체중이 자궁 내 성장곡선상 10 ~ 90 백분위수 사이) • 부당 중량아(출생 시 체중이 자궁 내 성장곡선상 90 백분위수 이상)

(3) 미숙아(Preterm Infants) ✓기출 '21

① 원인
- 산모 : 태반·자궁 이상, 산모질환, 미숙아 출산력, 다태임신
- 태아 : 염색체 이상, 선천성 기형, 다태아

② 특징

구분	내용
외모	• 재태기간이 짧을수록 머리가 큼 • 피하지방이 적고 진피와 표피 사이 결합이 감소하여 쭈글쭈글한 피부 • 전신에 솜털이 많으며 극소저체중 출생아인 경우 솜털이 없음 • 태지는 거의 없고 손·발바닥에 주름이 적거나 없음
호흡기계	• 계면활성제 생산 부족으로 호흡곤란 증후군이 발생하기도 함 • 얕은 호흡이 짧게 반복되며 호기 시 그렁거리는 소리가 남
위장관계	• 위 – 식도 역류가 발생 • 34주 이전의 미숙아의 경우 빨기반사, 연하반사가 부족하여 위관영양, 정맥영양 필요 • 철분 저장이 매우 적음
간·비뇨기계	• 고빌리루빈혈증을 초래 • 소변 농축 능력이 없어 탈수 발생
면역계	IgG와 IgA 부족

TIP 호흡곤란 증후군(RDS : Respiratory Distress Syndrome) : 호흡기계의 미성숙으로 폐의 계면활성제 양이 부적절할 경우 발생한다. 빈 호흡이 주되며 흡기성 견축과 무호흡, 중심성 청색증과 흉부함몰을 보인다. 또 혈액 내 산소농도가 감소하며 혈액 내 이산화탄소는 증가한다. 이로 인해 대사성 산증과 호흡성 산증이 발생하기도 한다.

③ 간호중재
- 폐환기와 산소화를 원활히 하여 산소농도를 유지해야 함
- 체온 조절 기능이 제한되어 저체온이 일어날 수 있음
- 열 손실을 방지하고 중성온도 환경을 유지해야 함

  TIP 중성온도 환경 : 영아가 최소한의 산소 소모량 및 열량 소비량을 가지고 정상 심부 온도를 유지하도록 하는 환경을 말한다.

(4) 과숙아(Postterm Infants)

① 원인 : 확실하지 않으나 다산모, 당뇨병 산모일 경우 영향을 받음

② 특징
- 태지 감소와 태반 노화로 인한 쭈글쭈글한 피부
- 솜털이 없고 피부가 창백하며 건조하고 갈라짐
- 사지가 길고 야윈 모습
- 양수과소증과 태변 착색, 영양 공급이 제한되어 영양실조의 위험

③ 간호중재 : 저산소성 허혈성 뇌증과 태변 흡입, 부적절한 영양 체온 불안정 예방

(5) 부당 경량아(SGA, Small for Gestational Age)

① 원인 : 자궁 내 발육 지연

② 분류

구분	내용
비대칭적 부당 경량아	• 체구에 비해 상당히 머리가 큰 비대칭형 • 마르고 쇠약하며 체중만 비정상 • 임신 중독증, 고혈압, 당뇨병, 심장, 신장 질환이이 대표적인 원인
대칭형 부당 경량아	• 머리둘레, 키, 체중이 모든 작은 대칭형 • 출생 전 체중만 비정상적이며 성장이 멈추고 쇠약하지는 않음 • 자궁 내 감염, 선천성 기형, 모체의 영양결핍 등이 대표적인 원인

③ 치료적 관리
- 저혈당을 중점적으로 관리해야 하며, 포도당의 공급이 부족하여 중추신경계 손상이 나타날 수 있음
- 칼슘보유도가 낮은 편이므로 일찍 공급하여야 함
- 혈액의 점성이 증대됨에 따라 고빌리루빈혈증의 위험이 높아짐

(6) 부당 중량아(LGA, Large for Gestational Age)

① 원인 : 모체의 당뇨와 비만

② 치료적 관리
- 내재된 원인과 나타난 임상문제를 중점적으로 치료
- 모체가 당뇨병이 있을 경우 신생아에게서 혈당과 칼슘치 측정

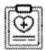

관련 기사

'고위험신생아 진료 지역정책수가' 적용…

고위험 신생아 집중치료를 위한 신생아 중환자실의 인력 확보와 진료를 독려하는 '고위험신생아 진료 지역정책수가'가 적용된다. 고위험신생아 진료 지역정책수가는 모자보건법에 따라 신생아집중치료지역센터지원 사업으로 지정된 신생아 집중치료 지역센터에서 신생아 중환자실 입실 환자에게 집중치료를 수행한 경우 산정한다. 개정 발령된 고시에 따르면 고위험신생아 진료 지역정책 수가 산정 대상 기관은 신생아 집중치료 지역센터로 지정 및 운영중인 의료기관이다.

☑ 이렇게 물어볼 수 있어요!
1. 고위험 신생아 분류 기준을 말해보시오.
2. 고위험 신생아와 가족을 위한 정서적 자원을 어떻게 제공할 수 있을지 말해보시오.

❷ 신생아 건강증진

(1) Apgar 점수 ✓기출 '23 '20 '17

구분	내용
정의	초기 건강사정 방법으로 생후 1분간 측정한 점수로 자궁 외 생활에 최초 적응하는 신생아의 능력을 사정하는 신속한 방법
진단	• 출생 후 1분과 5분에 5가지 소견을 관찰하여 점수를 매김(피부색, 심박동수, 호흡노력, 근긴장도, 자극) • 생후 1분에 측정되는 점수는 소생술이 필요한지 여부를 결정 • 생후 5분에 측정되는 점수는 신생아 상태를 재평가하고 신생아가 안정될 때까지 반복 • 0 ~ 3점 이하는 심한 적응곤란을 뜻하며 소생술이 필요한 응급상황 • 4 ~ 6점은 중증도의 곤란상황(NICU), 7 ~ 10점은 정상을 뜻함

(2) 재태연령 측정

구분	내용
정의	미숙아 사정에서 중요한 방법으로 신생아의 성숙에 대한 지표
진단	• 자궁 내에서 출생 시까지의 임신주수로 신체성숙도와 신경학적 성숙도를 측정하여 점수화 • 출생 후 가능한 빨리 측정해야 하며, 신경학적 검사를 하는 동안에는 신생아는 깨어 있어야 함 • 정상에서 벗어난 결과가 측정되는 경우, 24시간 내에 재평가해야 함 • 각 영역에서 미성숙 ~ 성숙까지 1 ~ 5점까지 척도 측정(피부, 솜털, 발바닥주름, 유방, 귀와 눈, 생식기 등의 신체적 특성) • 미성숙에서 성숙까지 1 ~ 5점으로 척도를 이용하여 신경근육의 성숙도 점수를 계산 • 합한 점수는 신경근육 성숙도의 지표가 되지만 생후 5일이 지나면 정확도 감소

❸ 덴버 발달 선별검사(DDST, Denver Developmental Screening Test)

(1) 사정 항목

사정 영역	문항수	내용
전체 운동	27	큰 근육 운동
언어	34	듣고 이해하고 사용하는 능력
미세 운동 - 적응	27	눈과 손의 협응, 물체조작 및 문제 해결능력
개인 - 사회성	2	일상생활에 필요한 상호작용 및 자가간호 수행능력

(2) 점수

① 검사 표시법

구분	내용
지연	연령선에서 완전히 왼쪽 항목으로 실패를 뜻하며 지연된 항목의 경우 오른쪽을 짙게 칠하여 표시
실패	지침대로의 시행을 아동이 시행하지 못한 경우 F로 표기
기회 없음	아동이 한 번도 시도해본 경험이 없는 경우 NO로 표시
거절	아동이 할 수 있음에도 불구하고 시행하기를 거절하면 R로 표시
주의	연령선 통과 75~90% 사이에서 실패하거나 거부하는 경우 해당
월등	연령선 오른쪽 항목을 완벽하게 통과한 경우.
정상	연령선이 오른쪽 항목 25~75% 사이에 있을 때 각 항목을 통과, 실패, 거절한 경우 정상으로 간주

② 검사 결과 해설

구분	내용
정상 발달	지연항목이 없으며 주의항목이 최대 한 개를 초과하지 않는 경우
의심스런 발달	한 개의 지연항목이 존재하고 2개 혹은 2개 이상의 주의항목이 있을 경우
검사 불능	연령선 완전 왼쪽에 있는 항목에서 한 개 이상의 거부나 75~90% 사이에 연령선이 지나는 항목에서 2개 이상의 거부가 있는 경우

관련 기사

아이 발달에 문제 있을 때, '재활의학과'와 '정신과' 중 어디로…

최근 '심화평가 권고'를 받는 영유아가 늘고 있다. 2019년 2.2%에서 2022년에는 검사자 수는 줄고 판정받은 영유아 수는 늘어, 3.1%가 심화평가 권고를 받았다. 생후 12개월 미만의 영유아라면 재활의학과 진료를, 사회성 발달과 자폐스펙트럼 장애가 의심되는 18개월 이상 영아는 소아 정신건강의학과 진료를 예약하면 된다. 재활의학과에서는 주로 베일리 검사, 덴버발달 선별검사 등을 진행하는데, 베일리 검사는 생후 1~42개월, 덴버 발달 선별검사는 생후 1개월부터 6세의 인지·언어·사회성·운동 발달 등을 전 영역에서 평가한다. 대·소근육 등 운동 지연이 있을 때도 재활의학과에서 평가·치료 받는다. 다만 언어·인지·사회성에 이상이 있다면 소아 정신건강의학과를 찾아야 한다.

☑ **이렇게 물어볼 수 있어요!**
1. 덴버 발달 선별검사 진행 시 검사 불능의 의미는 무엇인지 말해보시오.
2. 덴버 발달 선별검사의 검사 항목과 그 중요성에 대해 말해보시오.

④ 아동의 건강증진

(1) 표준 예방 접종

구분	내용
출생	HepB(B형간염) 1차
1개월 이내	BCG(결핵)
1개월	HepB(B형간염) 2차
2개월	DTap(디프테리아 · 파상풍 · 백일해) 1차, IPV(폴리오) 1차, PCV(폐렴구균 단백결합) 1차, Hib(b형헤모필루스인플루엔자) 1차, RV1 · 5(로타바이러스) 1차
4개월	DTap(디프테리아 · 파상풍 · 백일해) 2차, IPV(폴리오) 2차, PCV(폐렴구균 단백결합) 2차, Hib(b형헤모필루스인플루엔자) 2차, RV1 · 5(로타바이러스) 2차
6개월	HepB(B형간염) 3차, DTap(디프테리아 · 파상풍 · 백일해) 3차, IPV(폴리오) 3차, PCV(폐렴구균 단백결합) 3차, Hib(b형헤모필루스인플루엔자) 3차, RV5(로타바이러스) 3차, IIV(인플루엔자)
12개월	IPV(폴리오) 3차, PCV(폐렴구균 단백결합) 4차, Hib(b형헤모필루스인플루엔자) 4차, MMR(홍역 · 유행성이하선염 · 풍진) 1차, VAR(수두), HebA(A형간염) 1~2차, IJEV(일본뇌염;불황성화 백신) 1~2차, LJEV(일본뇌염;약독화 생백신) 1~2차, IIV(인플루엔자)
15개월	IPV(폴리오) 3차, PCV(폐렴구균 단백결합) 4차, Hib(b형헤모필루스인플루엔자) 4차, DTap(디프테리아 · 파상풍 · 백일해) 4차, MMR(홍역 · 유행성이하선염 · 풍진) 1차, VAR(수두), HebA(A형간염) 1~2차, IJEV(일본뇌염;불황성화 백신) 1~2차, LJEV(일본뇌염;약독화 생백신) 1차, IIV(인플루엔자)
18개월	DTap(디프테리아 · 파상풍 · 백일해) 4차, IPV(폴리오) 3차, HebA(A형간염) 1~2차, IJEV(일본뇌염;불황성화 백신) 1~2차, LJEV(일본뇌염;약독화 생백신) 1차, IIV(인플루엔자)
19~23개월	HebA(A형간염) 1~2차, IJEV(일본뇌염;불황성화 백신) 1~2차, LJEV(일본뇌염;약독화 생백신) 1차, IIV(인플루엔자)
24~35개월	PPSV(폐렴구균감염증;고위험군에 한하여 접종), HebA(A형간염) 3차, 1~2차, IJEV(일본뇌염;불황성화 백신) 3차, LJEV(일본뇌염;약독화 생백신) 2차, IIV(인플루엔자)
4세	PPSV(폐렴구균감염증;고위험군에 한하여 접종), DTap(디프테리아 · 파상풍 · 백일해) 5차, IPV(폴리오) 4차, MMR(홍역 · 유행성이하선염 · 풍진) 2차, IIV(인플루엔자)
6세	PPSV(폐렴구균감염증;고위험군에 한하여 접종), DTap(디프테리아 · 파상풍 · 백일해) 5차, MMR(홍역 · 유행성이하선염 · 풍진) 2차, IJEV(일본뇌염;불황성화 백신) 4차, IPV(폴리오) 4차, IIV(인플루엔자)
11세	PPSV(폐렴구균감염증;고위험군에 한하여 접종), DTap(디프테리아 · 파상풍 · 백일해) 6차, HPV(사람유두종바이러스감염증) 1~2차, IIV(인플루엔자)
12세	PPSV(폐렴구균감염증;고위험군에 한하여 접종), DTap(디프테리아 · 파상풍 · 백일해) 6차, IJEV(일본뇌염;불황성화 백신) 5차, HPV(사람유두종바이러스감염증) 1~2차, IIV(인플루엔자)

TIP IIV(인플루엔자)는 매년 접종한다.

(2) 주의사항

① 접종 전
- 유아동의 건강상태를 잘 아는 양육자가 동행
- 접종하러 가기 전 체온을 측정하여 열이 없는 상태에서 방문
- 모자보건수첩 또는 아기수첩 지참
- 접종 전날 목욕을 시키고 가급적 오전에 방문

② 접종 후
- 접종 후 2 ~ 30분은 접종기관에 머물러 상태 관찰
- 접종 당일 및 다음날은 과격한 운동이나 활동 금지
- 접종 부위는 감염되지 않도록 청결 유지
- 고열 또는 경련이 있을 시 즉시 진찰
- 접종 부위에 발적, 통증, 부종 시 찬 물수건을 대주고 건들지 않도록 주의
- 재울 때는 반드시 바르게 눕혀 재움

❺ 아동의 성장발달 이론

(1) Freud 성 발달 이론

구분	내용
구강기 (0 ~ 1세)	• 영아기, 엄마와의 애착이 중요한 시기 • 빨면서 욕구를 충족하는 시기 • 욕구가 충족되지 못하면 이후 과음, 의존적 성격, 흡연중독 등을 보임
항문기 (1 ~ 3세)	• 유아기, 배변훈련 시행 • 욕구가 충족되지 못하면 이후 결벽증, 인색함 등을 보임
남근기 (3 ~ 6세)	• 학령전기, 성별 차이를 인식하고 동성 부모와 동일시하여 역할 습득 • 남아는 오이디푸스 콤플렉스, 여아는 엘렉트라 콤플렉스를 보임
잠복기 (6 ~ 12세)	• 학령기, 성적 욕구가 감소하는 시기 • 또래집단에 영향을 받으며 사회적 기술이 발달함
생식기 (12세~)	• 청소년기, 성에 대한 관심이 증가 • 성적충동 발달, 사춘기 시작

(2) Erikson 사회심리 발달이론

구분	내용
신뢰감vs불신 (0 ~ 1세)	• 영아기 • 일관성 있는 양육자의 돌봄이 중요 • 기본욕구가 충족되어야 신뢰 형성
자율성vs수치심 (1 ~ 3세)	• 유아기 • 신체 및 환경을 조절하며 자율성 및 자기통제 학습 • 독립적이지 못할 때 수치심을 느낌
주도성vs죄책감 (3 ~ 6세)	• 학령전기 • 계획하고 목표 달성을 시도하는 능력 발달 • 행동을 주도하며 추상적 사고 시작 • 경쟁적이며 성역할이 드러남
근면성vs열등감 (6 ~ 12세)	• 학령기 • 또래와의 관계를 통해 협동, 경쟁, 규칙 학습 • 성취를 통해 자신감 형성, 주변의 기대가 크거나 스스로 기대에 미치지 못한다고 생각할 경우 열등감을 느낌
자아정체감vs역할혼돈 (12 ~ 18세)	• 청소년기 • 자기탐색 및 자아정체성 확립 • 또래로부터의 많은 영향을 받으며 부모로부터의 독립을 원함

(3) Piaget 인지 발달이론

구분	내용
감각운동기 (0 ~ 2세)	• 영아기 • 감각적이고 반사적인 행동으로 세상을 탐구하고 사물을 이해함 • 대상영속성 개념 발달 • 간단한 감각운동 조작
전조작기 (2 ~ 7세)	• 유아기, 학령전기, 조작기의 전단계 • 물활론적 사고, 상징적 사고, 마술적 사고, 비가역적 사고, 자기중심적 사고
구체적 조작기 (7 ~ 12세)	• 학령기 • 논리적 사고(현실과 가상 구분) • 보존개념(대상의 외양이 달라져도 속성은 변하지 않는다) 이해 • 가역성, 탈중심화
형식적 조작기 (11세~)	• 청소년기 • 타인중심적 사고, 추상적 사고 가능

(4) Kohlberg 도덕성 발달이론

구분	내용
전입습적 도덕기 (0 ~ 7세)	• 0단계(0 ~ 2세) : 옳고 그름을 구분하지 못함 • 1단계(2 ~ 3세) : 벌을 피하고 보상 중심 • 2단계(4 ~ 7세) : 자기중심적 규칙(상대적 쾌락주의)
인습적 도덕기 (7 ~ 12세)	• 3단계(7 ~ 10세) : 타인의 반응에 따라 사회규칙을 지킴 • 4단계(10 ~ 12세) : 법과 사회규범 인정(권위, 사회질서 지향)
후인습적 도덕기 (청소년~성인기)	• 5단계(청소년기) : 최대다수 최대이익(공리주의 단계) • 6단계(성인기) : 양심과 보편적 윤리원칙에 따른 도덕적 판단

❻ 발달 장애

(1) 정의

① 지적 손상 : 지적능력과 기능적 능력에서의 의미 있는 한계를 나타내며 손상된 지능(IQ), 적응행동에서 나타남

> **TIP** 정신지체 : 전반적인 지적 기능이 평균 이하인 경우의 사람을 말하는 용어인 정신지체(MR)에서 지적 손상으로 용어가 변하였다.

② 전반적 발달장애 : 장애에 있어서 원인, 수준, 유형 등이 매우 광범위하게 나타나 경증 ~ 중증까지 나타내므로 스펙트럼 장애라고 함

(2) 원인

환경·선천적 요인들로 인하여 주로 유전적 돌연변이, 모체의 물질 남용, 산전 환경, 초기 아동기의 자극 결여 등의 원인이나, 절반 이상은 정확한 원인에 대해 파악이 불가함

(3) 증상

① 발달상의 성취가 일반 기준에 비해 지연되어 나타남
② 특수한 선천성 기형은 임상증상에서도 특수한 결과로 나타나며, 중증도와 관련하여 문제 행동의 유형, 빈도에 영향을 끼침
③ 지적 장애 아동의 경우 신체가 건강하다 해도 관련 장애로 인하여 높은 발생 위험

> **TIP** 지적 장애 아동에게 뇌성마비가 있다면 흡인성 폐렴, 위식도 역류 등의 위험이 더 높게 나타난다.

❼ 정신 기능 아동

(1) 행동 장애 ✓기출 '21

구분	내용
주의력 결핍 장애(AD)	• 경청하지 못하거나 과제나 게임에 집중 장애를 겪음 • 부주의, 세부사항의 무관심, 조직력의 부재, 집중이 필요한 과제 회피, 산만함, 건망증
충동성 · 과잉행동 장애(HD)	• 한자리에 가만히 있지 못하며 조용한 활동을 하지 못하고 항상 움직임 • 말을 과도하게 많이 하며 질문이나 대답을 불쑥 함 • 자신의 차례를 기다리지 못하는 등의 행동

> **TIP** 주의력 결핍 과다행동장애(ADHD, Attention Deficit/Hyperactivity Disorder)
> 주의력 결핍 장애와 충동성·과잉행동 장애가 결합된 증상이다. 자극에 대한 부진, 저반응적 성격을 보이며 전전두엽, 대뇌변연계의 연계부분의 신경학적 이상일 가능성이 높다고 알려져 있다. ADHD 치료 시 Dextroamphetamine(Dexedrine), Methylphenidate(Ritalin), Pemoline(Cylert)와 같은 중추신경자극제를 사용한다.

(2) 정서 장애 ✓기출 '23 '21

구분	내용
불안장애	• 사회적 불안 장애 : 가장 흔하며 아동기, 초기 청소년기에 호발 • 분리불안 : 주요 양육자에게서 분리되었을 때 발생하는 병적 불안 • 공황장애 : 기질적 원인과 과혈당, 측두엽 간질, 심한 카페인 섭취 등의 여부 확인 • 외상 후 스트레스 장애 : 침투적, 각성적, 회피적 증상의 주요 증상군 • 강박 장애 : 주로 불안과 스트레스 상황 속에서 강박적 사고와 행동이 일시적으로 나타남
기분장애	• 주요 우울 장애 : 유전적, 가족적, 일상적, 신체, 심리적 외상 등에 의해 지속적으로 나타남 • 기분 부전 장애 : 만성적으로 저조한 기분이 지속됨 • 적응 장애 : 외상, 스트레스 요인에 대한 부정적 반응이며 전체적인 증상은 적으나 자기제어 과정이 있음 • 양극성 장애 : 초기 성인기, 후기 청소년기에 발생하며 변동이 심한 기분장애
정서장애	• 신체적 통증, 두려움, 슬픔, 걱정 • 기분 장애, 불안 장애를 포괄하여 정서 장애의 임상증상에서 나타남

❽ 종양 아동 간호

(1) 백혈병

구분	내용
특징	• 치유할 수 있는 최초의 암, 15세 이하 아동에게 호발 • 임상 증상으로 의심하며 골수천자, 조직검사, 방사선검사, 혈액검사로 확진
증상	발열, 창백함, 과도한 타박상, 림프절증, 비정상적 백혈구수, 권태감, 간·비장 비대, 뼈와 관절 통증, 빈혈, 혈소판 감소 자반증 등

(2) 신경모세포종

구분	내용
특징	• 영아기에 흔하며 5세 미만 영아와 아동에게만 발견됨 • 흉부, 복부, 골반 부위의 CT, 결격 섬광조영, 흉부 방사선검사 실시
증상	복부덩어리, 돌출되고 단단한 복부, 다리절뚝임, 통증

(3) 뇌종양

구분	내용
특징	• 고형 종양으로 아동에게 나타나는 악성 종양 중 세 번째로 많음 • 원인은 알려져 있지 않으나 유전, 환경의 영향을 받음 • 신경섬유종증, 결절성경화증 등
증상	운동실조증, 상지조정의 서투름, 안구진탕증, 복시, 사시, 머리 기울이는 사경 등

(4) 소아암

구분	내용
외형적 징후	체중 감소, 창백, 자반, 덩어리, 눈의 백색반사, 재발되거나 지속적 발열, 이른 아침 구토 등
잠복한 징후	두통, 지속되는 림프절종, 균형·걸음걸이, 성격의 변화, 피로, 권태감, 뼈의 통증 등

❾ 아동의 건강회복

(1) 입원아동 간호

① 발열 아동
- 체온 측정 및 발열로 인한 탈수 예방을 위해 수분 공급
- 체온 조절을 위해 두꺼운 이불 금지, 고열 시 미지근한 물로 목욕
- acetaminophen, ibuprofen 투약, aspirin 사용 시 reye's syndrome(라이 증후군) 주의

② 발달 시기에 따른 의사소통

구분	내용
영아기	영아가 간호사에 익숙해지도록 천천히 접근
유아기	시행 직전 준비교육, 유아적 언어로 의사소통
학령전기	시행 시작 몇 시간 전에 놀이, 그림책 등으로 교육 시행, 간단한 문장으로 설명
학령기	수일 전 책, 사진 등으로 교육
청소년기	개인적 욕구 존중, 관심분야로 의사소통

③ 검사 종류
- 소변검사 : 24시간 소변검사, 배양검사, 일반 소변 검사
- 골수검사 : 영아는 경골·전장골능, 아동은 후장골능
- 대변검사, 혈액검사, 객담 검사, 인후·비인두 검사, 뇌척수액 검사

④ 기도 흡인
- 흡인 시 저산소증 예방을 위해 5~10초 미만으로 시행
- 연령대별 적절한 크기의 카테터와 흡인 압력 설정

구분	카테터 크기(Fr)	흡인 압력(mmHg)
영아(0~12개월)	5~8Fr	50~95mmHg
소아(1~12세)	6~10Fr	95~100mmHg
청소년(12세 이상)	10~12Fr	100~120mmHg

⑤ 투약

구분		내용
구강투여	영아	• 주사기를 이용하여 설근에 소량 투여 • 앙와위나 복위 시 투여 금지 • 우유 등에 약물을 섞지 않음
	유아	• 약 컵, 약 숟가락 사용 • 2세 이후 가루약과 용액을 섞어 투여
안약점적		내안각에서 외안각으로 점적
근육주사		• 영아 : 외측광근 주사 • 유아·학령전기 : 외측광근(3세 이전), 삼각근 주사 • 학령기 : 삼각근 주사 • 청소년 : 배측둔근, 삼각근
귀약투여		후하방(3세 미만), 후상방으로 이개를 당김(3세 이상)

(2) 수술 아동 및 호스피스 아동 간호

① 수술 아동 간호

구분	수술 전	수술 후
영아기 (0 ~ 12개월)	• 부모와의 분리 최소화 • 금식 관리(수유 시 4 ~ 6시간 전부터 금식) • 감각적 자극 최소화	• 보채기, 얼굴 찡그림 등 관찰 • 부모와의 스킨십 등 접촉 유지 • 단계적으로 수유 및 영양공급
유아기 (1 ~ 3세)	• 부모 참여 유도 • 간단한 단어로 설명 • 친숙한 장난감으로 안정감 제공	• 행동변화 관찰 • 회복 시 부모와 함께 있도록 함 • 비약물적 방법 사용(포옹, 좋아하는 음악 등)
학령전기 (3 ~ 6세)	• 풍부한 상상력으로 인한 오해를 방지하기 위해 간단하면서도 구체적으로 설명 • 아픈 부위를 고쳐줄 것임을 확인시킴 • 장난감, 역할 놀이 등으로 의료 기구에 대한 두려움 감소 및 수술 과정 이해 돕기	• 직접적인 질문으로 통증 관찰 • 적극적인 위로와 격려 제공 • 스스로 할 수 있는 그림 그리기 등의 간단한 활동 허용
학령기 (6 ~ 12세)	• 그림, 책 등으로 수술 과정과 이유 설명 • 마취 후 깨어날 것을 확인 • 자율성을 존중하며 선택권 제공(어느 팔에 주사를 맞을지 등) • 의료진과의 신뢰 형성	• 통증의 정도를 직접 표현할 수 있도록 유도 • 빠른 회복을 위해 점진적인 활동 격려 • 사회적 관계 유지 지원
청소년기 (12 ~ 18세)	• 사생활 보호 • 외모변화 또는 독립성 침해에 대한 두려움 고려 • 수술과 관련된 정보 제공	• 통증 조절에 대한 자율성 부여 • 수술 후 신체 변화에 대한 상담 및 정서적 지지 • 빠른 회복을 위한 자가 간호 독려

② 호스피스 아동 간호
- 아동을 혼자 두지 않고 반드시 곁을 지킴
- 죽음이 아동의 탓이 아님을 알려줌
- 아동의 요구를 가장 우선적으로 고려함
- 아동이 가장 신뢰하는 사람과 개방적인 대화를 이어나가도록 함

CHECK 실제 면접장에서 이렇게 물어본다!

* 2023 | 울산대 2020 | 천안순천향대 2017 | 인하대 아프가 스코어에 대해 말해보시오.
* 2017 | 인하대 아프가 스코어의 정상 점수는 몇 점인지 말해보시오.
* 2022 | 은평성모병원 신생아와 아동에게 주로 사용하는 근육주사 부위를 말해보시오.

모성간호학

학습목표
1. 월경·완경 간호를 설명할 수 있다.
2. 임신기·분만기 여성 간호를 설명할 수 있다.

기출 키워드 | □ 월경 전 증후군 □ 질염 □ 산전 선별검사 □ 고위험 분만

❶ 월경 간호

(1) 월경 전 증후군(PMS, premenstrual syndrome)

① 정의 : 월경 관련 정서 장애, 월경 2~10일 전에 나타났다가 월경 시작 직전, 직후에 소멸
② 특징 : 반복적이고 주기적이며 월경 전 긴장증, 월경 전 긴장 증후군이라고도 함
③ 증상

구분	내용
신체적	유방팽만감, 통증, 골반통, 체중 증가, 배변 장애, 가스팽만 등
정서적	집중력 장애, 불안, 우울, 기면, 정서적 불안정, 식욕 변화, 성욕 감퇴 등

(2) 무월경 ✓ 기출 '23 '21

① 생리적 무월경 : 임신, 수유, 초경 전, 완경기 이후 등 정상적인 무월경 상태
② 병리적 무월경

구분	내용
원발성	• 정의 : 이차성징 발현이 없으며 13세까지 초경이 없는 경우 또는 이차성징은 있으나 15세까지 초경이 없는 경우 • 원인 : 선천적인 요인이 대부분, 태생기의 뮐러관의 발육부전에서 오는 순수 생식샘 발생 부전이나 뮐러관 발달이상에 의한 기형
속발성	• 정의 : 과거 월경이 있었던 여성이 6개월 이상 무월경이거나 이전의 월경주기 3배 이상 월경이 없는 경우 • 원인 : 시상하부-뇌하수체 단위의 결함, 조기 완경, 만성 무배란 증후군 등의

(3) 비정상 자궁 출혈 ✓기출 '21

구분		내용
과다 월경	정의	월경이 7 ~ 8일 정도 지속되며 80 ~ 100㎖ 이상의 다량 실혈
	특징	• 건강한 여성 15 ~ 20% 정도에게 발발 • 보통 자궁내막에 대한 호르몬의 부적절한 자극, 기질적 병소로 인하며 비만은 일차적으로 무배란, 이차적으로 과다 월경 발생
과소 월경	정의	• 월경 기간이 1 ~ 2일 경우로 짧거나 양이 적은 경우 • 월경 주기가 17 ~ 20일 정도로 짧으면 무배란을 의미하기도 함
	특징	• 30세 이하의 젊은 여성은 발생 시 난임과 자궁내막암의 위험 증가 • 내분비 기능 장애가 있으며 경구 피임약 복용, 자궁경부 협착, 심한 체중 감소, 단백질 결핍 등의 관련이 있음
부정 자궁 출혈	정의	월경 기간이 아님에도 점상이나 다량의 비정상적 자궁출혈
	특징	• 여성의 25% 정도가 겪음 • 보통 생식기의 기질적 병소, 혈중 에스트로겐 농도 저하, 만성 경관염으로 인해 자궁경부의 미란이 있을 때 발생 • 자궁 외 임신, 분만 후 태반조각의 잔여 등이 원인이 되기도 함
기능성 자궁 출혈	정의	자궁의 기질적 병변과 관계없이 내분비 장애로 자궁내막 주기 변화가 발생하는 경우
	특징	• 무배란성 자궁출혈의 90% 차지, 초경 직후, 완경 전기에 발생 • 주로 시상하부-뇌하수체-난소축의 장애, 내인성·외인성 스테로이드 호르몬 영향, 각종 만성 질환, 영양장애, 스트레스 등의 요인들로 발생

관련 기사

월경 때마다 발생하는 생리 전 우울감… 월경 전 증후군? 월경 전 불쾌감장애?

월경 전에 반복적으로 신체적, 정서적, 행동적 증상들이 나타나는 것을 월경 전 증후군이라고 한다. 월경 전 증후군에서는 생리통, 유방통, 부종, 두통, 소화장애 등의 신체적 증상들이 주로 나타나고, 긴장감, 우울감, 불안, 공격성 등의 심리적 변화를 동반한다. 이유 없는 짜증을 심하게 내거나 적개심을 느끼기도 하며 사회생활을 피해서 혼자 있고 싶어 한다. 이같은 증상은 정신과에서는 우울장애의 일종인 월경 전 불쾌감장애로 진단하기도 한다. 월경 전 불쾌감장애로 진단하기 위해서는 불안정한 기분과 과민성, 불쾌감, 불안 증상들이 필수적으로 나타나야 하는데, 월경 전 불쾌감장애가 월경 전 증후군과 다른 점은 신체 증상보다는 기분 증상이 주요증상으로 나타난다는 점이다.

☑ **이렇게 물어볼 수 있어요!**
1. 월경 전 증후군 특징적인 증상에 대해 말해보시오.
2. 월경과 관련된 심리·사회적 영향을 고려한 간호중재를 말해보시오.

(4) 월경곤란증(Dysmenorrhea) ✓기출 '20

① 원발성 월경곤란증(Primary Dysmenorrhea)

구분	내용
정의	통증 동반의 월경이며 골반의 기질적 병변이 없는 경우
원인	• 월경 전 프로게스테론 감소로 자궁내막의 아라키돈산 분비, 사이클로옥시나아제 활성 증가의 원인이 되어 자궁내막의 프로스타글란딘 생성 증가 • 자궁근 수축과 혈류량이 감소되고 허혈성 월경통의 주된 원인
특징	• 배란주기에 발생하며 초경 시작 후 6 ~ 12개월 이내에 나타나고 월경 시작 전 수시간 내에 통증이 발생, 1 ~ 2일의 지속 기간을 가지고 72시간 내에 사라짐 • 속발성 월경통보다 이른 나이에 시작되며 길게는 40대까지 지속되기도 함 • 치골 위나 아랫배에 주로 통증이 발생하고 날카롭고, 경련, 움켜쥐는듯한 통증이 둔하게 나타남

② 속발성 월경곤란증(Secondary Dysmenorrhea)

구분	내용
정의	기질적 병변을 동반한 경우
원인	선천성 기형, 경관 협착, 기질적 골반 내 질환, 자궁근종, 자궁내막용종, 자궁내막증, 자궁선근종, 만성 골반염증성 질환 등의 골반 내 울혈이 초래되어 발생
특징	• 대부분 무배란성 월경 주기 여성의 초경 2년가량 후에 발생 • 연령대는 다양하며 월경 시작 1 ~ 2주 전에 발생 • 월경이 끝나고 며칠 동안 통증 지속

❷ 완경 간호

(1) 정의

① 난소의 기능 상실로 에스트로겐 분비가 없고 임신을 못하는 상태

TIP 갱년기 : 완경을 전후하여 40 ~ 60세 사이

② 노년기로 가는 과도기를 의미하며 생리적 완경은 50세 전후에 발생

TIP 폐경이라는 말은 다소 부정적인 어감으로 완경으로 순화하는 추세다.

> **자주 묻는 질문**
>
> ⓠ 속발성 무월경의 원인으로 적절한 것은? '20
> ① 섞임증   ② 조기 완경
> ③ 터너증후군   ④ 시상하부 종양
>
> ⓐ ②

(2) 생식 생리의 변화 ✓기출 '20

구분	내용
완경 전기	• 완경의 약 10년 전부터 난소 크기, 무게, 난포 수 감소 • 에스트로겐과 Inhibin 분비 감소, FSH 혈중 농도 증가 • 난포기가 짧아지고 월경 주기가 23 ~ 25일로 단축 • 에스트로겐의 경우 혈중 농도는 월경 중기, 후기에는 낮지만 황체 기능은 대부분 유지하며 LH 농도는 변화가 없음
주 완경기	• 난포기에 FSH 농도가 24mIU/㎖ 이상 증가하고 21일 이하 짧은 월경 주기와 45일 이상 긴월경 주기가 나타남 • 배란이 중단 혹은 불규칙 • 무배란성 월경이 나타나기도 함 • 안면홍조, 유방통 발생 • 난포기가 연장되고 불규칙한 생식생리로 임신 가능성이 있음
완경 후기	배란 중단과 LH분비 증가, 최종 월경 후 1년 동안 월경이 없으면 완경으로 봄

TIP 완경 후 성호르몬 분비
- 에스트로겐의 경우 혈중 농도가 완경 전 40 ~ 300pg/㎖에서 10 ~ 25pg/㎖ 이하로 수치가 감소하고 이후 에스트론으로 전환된다.
- 혈중 농도는 30 ~ 70pg/㎖이고 에스트라디올의 2~4배 정도의 수치로 나타난다.

❸ 생식기 감염

(1) 외음부 감염

① 바르톨린샘염

구분	내용
원인	임균이 가장 흔하며 화농균, 대장균, 질 크리코모나스에 의함
특징	• 바르톨린샘의 비대와 부종, 압통 • 화농성 삼출액 • 피부가 발적
치료	• 통증 감소를 위해 냉온요법이나 좌욕 실시 • 필요시 진통제를 투여 및 항생제 치료를 민감성검사, 균배양의 결과에 따라 시행

② 외음부 염증성 질환

구분	내용
원인	질 분비물, 월경, 소변 등의 자극으로 발생
특징	• 습하고 항문 근접성으로 인해 세균번식이 쉬움 • 당뇨병, 피부질환 같은 질병으로도 발생 위험 상승 • 소양증을 동반하며 부종, 발적, 통증, 작열감 등으로 나타남
치료	• 감염 예방을 위해 청결과 건조를 유지 • 꽉 끼는 옷을 금지하고 통풍이 잘되는 속옷을 착용 • 증상완화에 좌욕, 냉요법 시행 • 세균감염 때는 항생제 투여, 소양증은 항히스타민제, 하이드로코티손 사용

(2) **질염**

① 트리코모나스 질염(Trichomonas Vaginitis)

구분	내용
원인	단세포 트리코모나스 원충류에 의해 발생하는 여성 질염
특징	• 가장 흔하며 높은 재발률 • 성교를 통한 전파가 많음 • 외음부와 질점막 부종, 홍반이 관찰 • 녹황색의 기포가 발생 • 다량의 악취 나는 점액성 농성 분비 • 심한 통증, 작열감, 소양감, 성교통 발생
치료	• 1차 약제 : Metronidazole • 1차 약제를 사용하지 못하는 경우(임부)는 증상 완화를 위한 약물 Clotrima zol(Povidone Iodine) 사용

② 칸디다성 질염(Candida Vaginitis, Monilia Vaginitis)

구분	내용
원인	당뇨병, 임신, 완경기 이후, 스테로이드 요법, 장기간 항생제 사용 등
특징	• 진균성 질염, 모닐리아성 질염으로도 불림 • 분만 시 신생아 감염 위험이 있고 이때 아구창이 발생할 수 있음 • 진한 흰색 크림타입 냉대하증 • 자궁경부와 질벽에 노란치즈 반점이 달라붙고 이를 제거하면 출혈이 발생하기도 함 • 외음부 소양증, 발적, 부종, 작열감, 배뇨곤란, 빈뇨, 성교통 등 발생
치료	항진균제(Fluconazole, Butconazole, Clotrimazole, Miconazole, Tioconazole, Terconazole 등)

③ 비특이성 질염(Bacterial Vaginosis)

구분	내용
원인	질의 정상세균총의 파괴로 발생하는 질염
특징	• 정상세균총인 Prevotell, Gardverella, Mobiluncus 등의 증가, Lactobacillus의 감소로 발생 • 질 분비물이 증가하며 회백색이 묽게 나타나고 생선 비린내의 악취가 남 • 샤워, 성교 후, 월경 중에 악취가 특히 발생함 • 소양증, 성교통이 있을 수 있고, 때로 무증상으로 나타나기도 함
치료	• 직접 검경법을 통해 확인할 수 있으며 치료의 경우 약물인 Metronidazole을 투여 • 광범위 항생제는 장기간 사용하지 않음

(3) 골반염증성 질환(PID, Pelvic Inflammatory Disease)
　① 원인
　　• 성매개의 전파의 경우 : 자궁경부에 집락을 이루는 임균, 클라미디아균, 마이코플라즈마균이 점막을 따라 난소, 복막, 자궁 주위, 난관 등에 상행성으로 전파
　　• 성매개가 아닌 경우 : 화농성균에 의한 자궁경부염, 자궁내막염이 혈관이나 림프관으로 이동하며 감염
　② 종류
　　• 급성 : 자궁내막염, 난관염, 난소주위염, 골반복막염
　　• 만성 : 급성 염증이 반복적 재감염 되면서 악화된 상태로 발생
　③ 증상

구분	내용
급성	• 하복부 통증, 내진 시 경부 움직임으로 인한 통증 • 자궁이나 자궁부속기의 압통과 근육경직이 있음 • 심한 월경통, 악취 농성 질 분비물, 고열, 오한, 빈맥 등을 동반
만성	• 경한 발열, 백혈구 증가증, 적혈구 침강속도 증가 등 • 난관폐쇄, 골반농양, 난관-난소농양, 난임 등의 합병증

CHECK 실제 면접장에서 이렇게 물어본다!

※ 2018 | 부산백병원 분만 후 환자가 병실로 돌아왔을 때 해야 할 간호는 무엇인지 말해보시오.
※ 2015 | 경북대 고혈압 산모 간호중재를 말해보시오.
※ 2015 | 서울대 자궁근종 환자에게 수술이 필요한 경우를 말해보시오.
※ 2014 | 국민건강보험공단 자궁근종 환자가 수술을 받고 Hemo-vac을 달고 있으며 빈 호흡에 통증을 호소하고 있다. 무엇을 관찰해야 하는가?
※ 2018 | 강원대 자궁경부암 진단 방법 중 가장 효과적이고 쉬운 방법을 말해보시오.

④ 생식기 구조이상 간호

(1) 생식기 기형

구분	내용
외생식기 기형	• 음순유합 : 대음순, 소음순이 만나 남선 회음부처럼 중앙봉선처럼 보임(선천성 기형은 아님) • 처녀막 폐쇄증 : 태생기 때 질이 출아하는 장소의 관강이 발달하지 못하여 발생
내생식기 기형	• 질의 기형 : 무형성증(Vaginal Agenesis), 세로질 중격(Logitudinal Vaginal Septum), 가로질 중격(Transverse Vaginal Septum) • 자궁과 난관의 기형 : 태생기 뮐러관의 무발육 뮐러관의 수직융합 후 발육이상 • 난소의 기형 : 난소의 발육부전, 과잉난소 및 부속난소, 일측 난관 결여 및 동측난소결여

(2) 골반 장기 탈출

구분	내용
원인	• 골반기저층의 과다신전으로 인해 근육 이완, 탄력조직 손상으로 골반장기들의 지탱하는 힘이 약해져서 발생 • 선천적으로 약한 경우와 내·외적 손상에 의한 후천적(분만)으로 나뉨
종류	방광류, 요도류, 직장류, 탈장, 자궁탈출증
외과적 치료법	전질벽협축술, 후질벽협축술, 후질벽협축 회음봉합술, 질식자궁절제술, 맨체스터 수술, 자공고정술, 질폐쇄술, 질절세술

(3) 자궁 탈출

구분	내용
원인	고령, 다산부, 분만으로 인한 손상, 생식기 감염, 종양 등
증상	하복부 중압감, 요통, 기립 및 보행 시 성기 하수감, 요실금, 빈뇨, 변비, 배뇨 곤란 등
외과적 치료법	질식자궁절제술, 전질벽·후질벽 협축술, 질폐쇄술

TIP 정도에 따른 분류
- 0기 : 자궁탈출 없음
- 1기 : 자궁경부가 질강 내 처져 있음
- 2기 : 자궁경부가 질구 수준까지 내려온 상태
- 3기 : 자궁경부가 질구 이하 수준까지 내려와서 노출된 상태
- 4기 : 완전히 탈출된 상태

❺ 임신기 여성

(1) 산전 선별 검사 및 진단 검사 ⊙기출 '15

① 유전질환의 산전 선별 검사

구분	내용
임신 1기 선별 검사	• 임신 ~ 13주 사이에 이루어지며 임부의 혈액검사 • 임신성 혈청 단백질-A(PAPP-A)와 hCG의 수치를 보고, 초음파 검사로 목덜미 투명대 두께를 측정 • 다운증후군, 이수성 질환, 심장, 복벽 이상, 골격계 이상 가능성을 선별할 수 있음
임신 2기 선별 검사	• 임신 ~ 22주 사이에 시행되는 검사 • 'quad'또는 'quardruple(사중표지)' 물질검사 시행 • AFP, hCG, uE3(estriol), inhibin A 4가지 물질의 혈중 수치로 다운증후군(+21), 에드워드증후군(+18), 신경관결손(NTDs) 가능성 선별 • AFP, hCG, uE3(estriol) 3가지를 묶어 triple(삼중표지)선별 검사라고 함 • AFP가 높은 경우는 신경관결손, 무뇌증, 제대탈출증, 위벽파열 등을 나타내며 AFP 수치가 낮으면 다운증후군의 가능성을 의미
임신 1·2기 합동 선별 검사	임신 1기, 2기 검사를 종합하여 해석하는 것이며 2기 검사결과가 나올 때까지 기다려야 함

② 산전 진단 검사 : 양수검사, 융모막융모생검, 초음파 등

(2) 고위험 임신 간호

① 임신 중 출혈성 합병증

구분	내용
전반기	유산, 경관 무력증, 인공임신중절, 자궁 외 임신, 포상기태
후반기	전치태반, 태반 조기박리

② 임신 관련 질환

구분	내용
임신성 고혈압(PIH)	전자간증 과거력이 있는 경우와 전신홍반성낭창, 35세 이상, 사산과거력, 만성신질환, BMI 30 이상 비만, 다태임신 등의 과거력을 가진 임부에게 호발
임신성 당뇨병	인슐린의 분비 부족으로 단백질, 탄수화물, 지방대사 이상이 발생하게 되는 병
임신오조증	• 임신 중 지속적으로 나타나는 오심과 구토 • 체중 감소, 케톤증, 탈수, 염산소실로 인한 알칼리증, 저칼륨증의 중한 상태

(3) 유산

① 유산의 원인
- 조기유산(임신 12주 이내) : 유전적 결함, 염색체 이상 등
- 후기유산(임신 12 ~ 20주) : 모체 감염, 자궁경관무력증, 자궁발육부전 등

② 유산 종류

구분	특징	간호중재
절박유산	• 임신 20주 이전에 출혈 동반 • 자궁 경관이 닫혀 있으며 임신 유지가 가능	• 질 출혈 또는 점상 출혈만 있을 경우 침상안정 • 영양식이 제공, 진정제 투약, 질 분비물 관찰 • 스트레스 및 성교 금지
불가피유산	• 심한 출혈, 통증 • 개대 소실 및 난막 파열 • 임신 유지 불가능	• 출혈이 심한 경우 수혈 • 소파술 시행, 항생제 투여
불완전 유산	• 심한 출혈, 복통 • 태아와 태반의 일부가 자궁에서 배출(일부만 존재)	• 자궁 내 잔여물 제거(소파술) • 항생제 제거
완전 유산	• 태아와 태반이 모두 자궁에서 완전히 배출 • 자궁 경관이 닫혀 있으며 임신 유지 불가능	• 자궁수축제 3 ~ 5일간 투여, 안정제 투여 • 성교 금지, 3 ~ 4개월 이후 재임신 고려 • 안정 및 휴식 필요
계류 유산	• 태아가 사망한 채로 자궁 내 존재 • 자궁 경관은 닫혀 있으며 임신 유지 불가능 • 초음파나 임신 검사로 태아의 심박동이 멈춘 것 확인	• 자궁 내 잔여물 제거(소파술 등) • 항생제 처방
습관성 유산	• 3회 이상 반복적으로 유산 발생 • 유전적, 면역학적 원인으로 발생	• 해부학적 요인 : 자궁기형 교정 • 내분비적 요인 : 호르몬 불균형 및 대사 불균형 교정 • 면역학적 요인 : 면역 글로불린 및 약물 투여 • 감염 요인 : 항생제 투여 • 정서적 지원 및 임신 계획 상담 제공

⑥ 분만기 여성 ✓기출 '18

(1) 정상 분만
① 분만의 5요소 : 태아와 부속물(Passenger), 산도(Passage), 만출력(Power), 자세(Position), 산부의 심리적 반응(Psychologic Response)
② 분만의 단계 ✓기출 '23 '21 '20

구분	내용
분만 1기 (개대기)	• 잠재기, 활동기, 이행기로 구분 • 잠재기의 경우 규칙적 자궁수축을 동반하고 초산부는 8.6 ~ 20시간이며, 경산부는 5.3 ~ 14시간 정도 소요됨 • 활동기의 경우 통증을 동반한 불안의 증가로 이어짐 • 자궁경부가 열리며 4 ~ 7cm 개대되고 태아의 하강이 이루어짐 • 이행기는 자궁경부가 8 ~ 10cm 개대되고 속도는 활동기보다는 느려지나 태아 하강은 빨라짐
분만 2기 (태아만출기)	• 경부의 완전 개대와 태아 만출이 이루어지는 시기 • 초산부는 50분~1시간, 경산부는 15분 ~ 30분이 소요됨 • 회음부가 불룩해지는 팽륜 현상이 일어나고 자궁수축 시 아두가 보였다가 안 보이는 배림 현상과 자궁 수축 없이도 노출되어있는 발로 상태도 보임 • 발로 시에 회음절개술을 실시하며 아두, 어깨, 몸체 순으로 만출이 진행
분만 3기 (태반만출기)	• 태아 만출 이후 태반의 만출 시기를 말하며 태반 탈락막의 분리, 기타 부속물 배출시기 포함 • 태반박리기에는 태아 만출후 자궁수축이 멈췄다가 다시 시작되며 5분 이내에 이루어짐 • 태반만출기에는 박리 후 10분 이내에 이루어지며 Schultze 기전과 Duncan 기전에 의해 이루어짐
분만 4기 (회복기)	• 태반 만출 후 1 ~ 4시간을 말하며 모체가 생리적으로 재적응의 시기를 갖는 것 • 자궁은 수축상태로 복부 중앙에 위치하고 자궁저부는 치골결합과 제와부 중간에 위치하며 자궁경부는 단단해짐

(2) 고위험 분만

구분	내용
종류	• 난산 : 만출력 이상, 태향·태세 및 태아 발육 이상 • 조산, 과숙아 분만
관련 합병증	• 조기파막 : 만삭 조기파막, 만삭 전 조기파막 • 태반 이상 : 전치태반, 태반조기박리, 유착태반 등 • 자궁파열, 제대탈출, 자궁내번증, 혈종, 양수색전증, 폐색전증

CHAPTER 03 정신간호학

출제빈도 ●●●○○ | 학습결과 ☺☺☺

학습목표
1. 정신질환에 대해 설명할 수 있다.
2. 조현병 스펙트럼 장애에 대해 설명할 수 있다.

기출 키워드 | ☐ 조현병 ☐ 양극성 장애 ☐ 공황장애

1 이상행동

(1) 행동 장애

구분	내용
과다활동	증가된 내적 욕구를 활동에 지나치게 표현하는 것이며 정신운동성 항진, 흥분상태라고도 함
과소활동	• 행동의 빈도, 강도가 모두 저하된 것을 말하며 정신운동성 감퇴, 지체 • 주로 우울장애, 조현병 등에서 긴장증 동반
반복행동	• 같은 행동 반복 • 상동증, 기행증, 강직증, 납굴증
거부증	• 타인의 요구와 정반대로 행동하거나 저항의 표시로 반응하지 않음 • 함구증, 거식증 포함
강박행동	쓸데없거나 불합리 하다는 것을 알면서 같은 행동을 반복, 강박사고와 동반

(2) 정서장애

구분	내용
정동	• 객관적으로 관찰 가능하며 일정 기간 동안 보여지는 정서 • 정서부조화, 둔마된 정서, 불안정한 정서 단조로운 정서, 무감동, 제한된 정서 등
기분	• 전반적이고 지속적인 정서, 우세한 정서 • 들뜬 기분, 불안정한 기분, 우울
감정	• 정동 및 기분과 관련된 정신적, 신체적, 행동적 구성요소로 이루어짐 • 스스로에 의한 표현과 타인에 의해 관찰된 감정 • 공황, 긴장, 초조, 두려움, 양가감정, 부끄러움, 불안, 죄책감

(3) 사고장애

구분	분류
사고형태의 장애	• 자폐적 사고 : 외부 현실을 무시하며 외부와의 적절한 관련성 없이 내적세계에 집착하며 자기논리에 빠지는 비현실적 사고 • 마술적 사고 : 원인, 결과에 대한 현실적 이해 부족으로 주로 어린이의 강박장애, 심한 조현병에게 보임 • 1차 사고과정 : 사고가 무의식적인 경향의 작용으로 질서, 논리성의 결여로 비조직적, 비논리적, 비현실적, 마술적일 때 사용 • 구체적 사고 : 은유를 사용하지 못하고 그 의미를 알아차리지 못하는 문자적, 1차원적 사고이며 추상적 사고와 반대됨 • 신어조작증 : 자신만이 아는 의미의 새로운 단어, 표현으로 조현병에서 주로 보임
사고과정의 장애	• 사고의 비약 : 연상 작용이 지나치게 빨라 대상자의 생각, 대화가 주제변경이 빠르게 진행되는 현상 • 사고의 우회증과 이탈 : 사고 진행 동안 사고의 주류와 비주류를 구분하지 못함 • 사고의 지연 : 사고 과정의 연상속도가 매우 느려지고 사고가 원활하지 못한 현상으로 우울장애, 조현병에서 나타남 • 사고의 두절과 박탈 : 사고의 흐름이 갑자기 중단되는 현상으로 심한 경우 처음부터 생각이 떠오르지 않는 사고의 박탈을 경험함 • 사고 연상의 이완 : 전혀 관련 없거나 관련이 적은 상황으로 연상되는 엉성한 사고 • 사고의 지리멸렬 : 말이 연결되지 않으며 일관성과 조리가 없고 줄거나 내용을 파악할 수 없는 현상으로, 말비빔은 지리멸렬의 극심한 형태 • 사고의 부적절성 : 질문 내용과 전혀 상관없는 동문서답의 대답을 하는 것으로 조현병, 뇌의 기절적인 문제임 • 보속증 : 새로운 자극이 주어지고 사고를 진행시키려고 노력하지만 진행되지 않고 머무는 현상
사고내용의 장애	• 피해망상 : 조현병에 가장 흔하게 나타나며 누군가 자신이나 가족을 해치거나 감시한다고 생각 • 과대망상 : 자신의 힘, 능력, 권력, 부, 우월성, 위대성, 중요성 등의 측면에서 현실과 떨어져 과장해서 믿고 있는 망상 • 관계망상 : 주위에서 일어나는 일상적 일, 객관적 사실 모두 자기와 관련이 있다고 믿는 망상 • 신체망상 : 얼굴의 용모, 코, 입, 턱, 치아, 머리, 손, 발 등 자신의 신체 일부가 정상과 달리 기형적으로 여기거나 썩고 있다고 믿는 것 • 색정망상 : 망상장애, 조현병에 흔히 보이며 모든 이성이 자신을 사랑한다고 믿거나 반대로 자신은 모든 이성을 사랑해야 한다고 믿는 경우 • 우울 망상 : 빈곤 망상, 죄책 망상, 허무 망상, 질병 망상 등이 포함되며 심각한 우울장애나 조현병에서 발현 • 종교망상 : 자신이 메시아, 전지전능한 신이라고 주장하거나 악마가 씌웠다거나 용서받을 수 없는 죄를 지었다는 등의 종교적인 내용의 망상

❷ 조현병 스펙트럼 장애

(1) 정의
사고, 감정, 지각, 행동 등 인격의 여러 측면에 걸쳐 와해를 일으키는 정신 질환

(2) 증상

구분	내용
양성	• 일반인들에게 없는 사고, 감정, 행동이 존재하거나 일반인들에게 경미한 정도로 나타나는 사고, 감정, 행동이 과잉으로 나타날 때 • 음성 증상에 비해 약물 치료에 대한 반응이 좋음 • 환각(환청, 환시, 환촉, 환후, 환미), 망상(관계망상, 피해망상, 과대망상, 종교망상), 사고과정의 장애(지리멸렬, 비논리적 사고, 반향언어 등), 와해적 행동(긴장성 혼미, 기행증 등)
음성	• 일반인들에게 있는 사고, 감정, 행동이 존재하지 않거나 매우 경미하게 나타날 때 • 무감동, 무쾌감, 감정표현 결여, 주의력 결핍 등

(3) 기타 조현병 스펙트럼 장애

구분	내용
망상장애	중요한 정신 장애로 1가지 이상의 망상이 최소 1개월 이상 지속될 때 진단
단기 정신병적 장애	임상에서 흔치 않은 증상으로 정신병적 증상이 최소 1일 이상 1개월 이내인 경우
조현 양상 장애	조현병 증상이 발현하지만 총 발병 기간이 6개월 이하인 경우이며 단기 정신병적 장애와 조현병 중간에 위치함
조현 정동 장애	조현병의 연속 기간 동안 기분삽화를 보이는 것이며 최소 2주 이상 현저한 기분 장애 증상이 없이 망상, 환각만을 보이는 기간이 존재해야 함
물질, 약물치료로 유발된 정신병적 장애	약물 사용 중 혹은 금단기간 중 환청, 망상 등의 정신병적 증상이 나타나는 경우
다른 의학적 상태로 인한 정신병적 장애	기질성 정신병라고 불리었으며 의학적 상태로 뚜렷한 환각, 망상이 나타나는 경우
긴장증	우울 장애, 양극성 장애, 신경발달 장애, 정신병적 장애, 기타 의학적 상태 등과 같은 몇몇 장애에서 발생

(4) 간호중재

구분	내용
환각	대상자의 감정을 수용하며 환각의 내용에 대한 긴 논의나 논쟁은 금하고 환각 관련 행동을 관찰하며 명료하고 직접적 언어적 의사소통 활용
망상	• 망상이 시작될 때 주변 상황을 말하도록 격려 • 말과 일치된 표정, 행동을 유지하며 현실 중심적 대화, 활동 격려 • 현실로부터 위축시키는 사건·상황을 차단하고 간호사의 이름, 지위, 상호작용의 목적을 알려줌
사회적 고립	• 대인 상호작용을 했을 때 이를 보상 • 일대일 관계에 바탕을 둔 신뢰감의 발달과 사회적 범위의 증가를 시도하고 비언어적 의사소통과 상호작용 주도
언어적 의사소통 장애	• 침묵을 존중하되 언어적 의사소통을 수용 • 일관성과 긍정적 관심을 통해 함께 있어주며 비언어적 의사소통
자기돌봄	• 의사결정 기회를 제공하며 자가 간호 활동을 가르치고 보상 • 책임감과 독립심 점차 증가

(5) 약물치료

① 정형적 항정신병 약물
  • 도파민 수용체를 비선택적으로 차단, 양성증상에 효과적
  • chlorpromazine, haloperidol 등

② 비정형적 항정신병 약물
  • 도파민을 선택적으로 차단, 비교적 음성증상에도 효과적
  • clozapine, quetiapine, risperidone, ziprasidone 등

③ 부작용
  • 항콜린성(자율신경계) : 입마름, 변비, 기립성 저혈압, 시력장애
  • 추체외로 : 불수의적 좌불안석, 파킨슨 증후군, 지연성 운동장애(치료 시 benztropine 투여)

(6) 예후에 영향을 미치는 요인

① 좋은 요인
  • 양성증상, 늦은 나이, 급성 발병
  • 직업적 기능을 가진 경우, 확실한 스트레스원, 긍정적이고 확실한지지 체계

② 좋지 않은 요인
  • 음성 증상, 이른 나이, 잠행성 발병
  • 특별한 스트레스원, 촉발 요인 없음, 열악한 지지체계

❸ 기분 관련 장애

(1) 우울 장애 ✓기출 '21 '20 '15

① 우울 장애 종류

구분	내용
주요 우울 장애	최소 2주간 우울한 기분이 지속되며 여성에게 호발
지속성 우울 장애(기분저하증)	• 우울한 기분이 최소 2년 이상 지속되며 하루의 대부분을 우울하게 보냄 • 절망감, 집중력 감소, 우유부단, 자존감 저하, 기력의 저하나 피로감, 불면, 과수면 • 식욕부진, 과식 중 2가지 이상이 나타나는 경우
파괴적 기분 조절 부전 장애	• 아동기, 청소년기의 불쾌한 기분을 조절하지 못한 분노발작 • 심한 언어적, 행동적 폭발을 보이고 6 ~ 18세 사이의 아동, 청소년기와 관련이 있음
월경 전 불쾌감 장애	월경 1주 전에 나타나며 생리 시작 후 며칠 내 증상 호전
기타 장애	지속된 약물 복용, 알코올 의존증, 금단증상의 결과 등

② 우울장애 행동 특성
- 신체적 : 불면, 과수면, 피로, 월경 변화, 식욕 및 체중 변화, 성욕 감퇴
- 인지적 : 동기 상실, 자기비하, 혼돈, 자살사고, 자해사고, 주의산만
- 정서적 : 슬픔, 죄의식, 무력감, 절망감, 우울, 자존감 저하
- 행동적 : 사회적 고립, 개인위생 결핍, 위축, 의존성, 공격성, 무기력 등

③ 약물 치료
- tricyclics(TCA), SSRIs, MAOIs 등
- 부작용 : 기립성 저혈압, 체중증가, 심장독성, 설사, 섬망, 혼수, 불안, 식욕부진, 불면 등

④ 우울장애 자살 간호중재
- 자살 가능성 사정
   > TIP 심한 우울이 어느 정도 회복됐을 때 가장 위험하다.
- 불규칙적인 병실 순회, 대상자와의 라포 형성
- 대상자의 양가감정 수요 및 주의 깊은 간호
- 지속적으로 자살 계획 및 시도가 있는지 확인

(2) 양극성 장애 ✓기출 '21

① 양극성 장애 종류

구분	내용
제Ⅰ형 양극성 장애	조증, 주요 우울이 교대로 혹은 조증이 반복적으로 나타나는 장애
제Ⅱ형 양극성 장애	• 조증의 정도가 경조증 정도 • 일생 한 번 이상의 주요우울 장애와 최소 한 번 이상의 경조증 삽화가 있는 경우
순환성 장애	• 제Ⅱ형 양극성 장애가 경한 상태로 경조증, 경우울증 삽화가 교대로 나타남 • 최소 2년간 지속 되는 경우 순환성 장애로 진단 • 제Ⅰ형 양극성 장애보다 주기가 짧고 불규칙적, 급격한 기분변화를 보임

② 양극성장애 행동 특성
- 신체적: 수면부족, 체중감소, 탈수, 영양결핍
- 인지적: 주의산만, 주의력 저하, 과대망상, 착각, 현실감 부족 등
- 정서적: 자신감, 행복, 무절제, 심한 기분동요 등
- 행동적: 충동적, 공격적, 흥분, 과다행동, 과도한 소비 등

③ 약물 치료

구분	내용
일차 치료	• lithium • 조증과 양극성 장애에서 일차적으로 사용되는 약물 • 치료적 혈중농도: 0.6~1.2 mEq/L
기타 약물:	valproic acid, cabamazepine, topamax, clonazepam 등

TIP 혈중 농도에 따른 부작용

구분	내용
<1.5mEq/L	• 무덤덤함, 나른함, 집중력 저하 • 어눌한 말투, 손떨림 • 경한 운동실조증 및 경한 근위축(근연축)
1.5~2.5mEq/L	• 심한 설사, 오심, 구토 • 중증도 운동실조증, 근육 악화 • 중증도 어눌한 말투, 시야흐림, 이명, 진전, 기면, 무감동
>2.5mEq/L	• 안구진탕증, 구음장애, 환시, 환촉 • 핍뇨 또는 무뇨 • 혼돈, 발작, 혼수, 사망

❹ 불안 관련 장애

(1) 정의

불확실하고 모호하며 막연한 염려, 스트레스에 대한 반응 등

(2) 불안의 수준

① 경증 불안 : 신체적인 증후 없음, 일상생활 긴장 등
② 중증도 불안 : 선택적 부주의, 근육의 긴장, 지각영역 다소 축소 등
③ 중증불안 : 지각영역의 현저한 축소, 불안 경감에만 집중, 교감신경계 활성화 등
④ 공황 : 극심한 불안상태, 성격 분열, 자신이나 타인에게 해를 입힐 수 있으므로 즉각적인 중재 필요

(3) 불안장애 종류

구분	내용
공황장애	• 극심한 불안, 공포로 정상적 기능수행이 어려우며 지각영역은 극도로 제한되고 비현실감이 발생 • 예기치 못한 공황발작, 상황적으로 발생 가능한 공황발작, 상황적 공황발작으로 구분
광장공포증	• 피하기 곤란하거나 도움을 받을 수 없는 장소, 상황에 혼자 있는 것을 과도하게 두려워함 • 공황장애가 함께 나타나기 때문에 공황장애와 동일한 치료가 적용
범불안 장애	• 일상적 사건, 상황의 실제 영향에 비해 과도한 걱정을 하는 것 • 근거를 찾기 어렵고 조절하기 힘든 부동불안 및 자율신경계 과민증상이 특징
사회불안 장애	• 사회공포증이라고도 하며 공황발작을 동반 • 특정 대인관계, 사회적 상황에서 다른 사람을 의식해 발생하는 불안 • 특정한 일을 수행할 때 긴장하거나 쳐다보는 사람들을 의식해 생기는 불안인 수행불안
특정 공포증	과거 단순공포증이며 광장공포증과 사회공포증을 제외한 특정한 대상이나 상황에 대한 공포를 총칭
분리불안장애	• 정상적 유아발달에서 발생할 수 있으며 생후 약 8개월쯤 시작되어 18개월쯤 가장 심해졌다가 감소함 • 성인에게 적용하면 집이나 애착대상에게 분리되는 것에 대한 과도한 공포나 불안 등
선택적함구증	• 분리불안을 겪는 아동의 경우 편안한 사람과 있는 평상시에는 정상적 언어생활을 하지만 불안이 야기되는 경우에는 함구 • 언어로 소통하지 않고 몸짓, 고개 끄덕임, 머리 흔들기 등으로 의사 표현
강박 및 관련 장애	강박 장애, 신체이형 장애, 발모광, 피부 뜯기 장애, 수집광 등의 세부질환을 포함하며 강박 장애는 자신의 의지와 상관없이 반복적인 사고, 행동을 되풀이하는 것

❺ 강박충동 관련 장애

(1) 정의
대상자의 의지와는 상관없이 사고와 행동이 반복적으로 되풀이 되는 것

(2) 특징
① 강박 사고 : 반복적으로 떠오르는 고통스러운 생각, 충동 등(반복적인 의심)
② 강박행동 : 반복적인 행동(손 씻기, 확인하기 등), 반복적인 정신활동(숫자 세기 등)
③ 강박적 사고나 충동을 없애기 위해 다른 사고나 행동을 취함
④ 자각적인 강박감, 저항, 병식을 가짐
⑤ 강박에 저항하나 억제가 안 되며, 억제 시 불안 상승

(3) 강박충동 장애 종류

구분	내용
신체변형장애	외모에 대한 주관적 결함에 과도하게 집착
저장장애	필요할 것이라고 생각되는 물건을 집 안에 쌓아둠
발모광	자신의 머리카락을 뽑는 행위 반복
피부 뜯기 장애	자신의 피부를 반복적으로 뜯거나 벗김

(4) 간호중재
① 기본욕구 충족 여부 확인
② 강박 행동에 대한 대상자의 욕구를 인정 및 공감
③ 억제 시 공황상태 유발하므로 서서히 제한

6 성격 관련 장애

(1) 원인

① 생물학적 요인 : 부적절한 신경전달물질 분비, 뇌기능 이상, 변연계 이상
② 유전적 요인 : 정신장애와 유전적 연관성
③ 심리적 요인 : 초자아의 미성숙한 발달, 불안 수준 상승
④ 사회환경적 요인 : 어린 시절 학대 등 트라우마, 가족의 불안정, 초기 외상 등

(2) 성격장애 종류

구분		내용
A군 성격장애	편집성	• 타인에 대한 불신과 의심으로 적대적인 태도 • 대인관계를 맺기 어려움 • 사회적 부적응
	조현성	• 대인관계를 맺기 어려움 • 감정표현 제한
	조현형	• 사회적 관계 고립 및 감정표현의 제한이 광범위함 • 기이한 사고, 지각, 언어, 행동 • 조현병의 병전성격에 해당
B군 성격장애	반사회적	반사회적 행동 시 죄책감을 느끼지 못함
	경계성	• 심한 불안정성을 보임 • 자제력 결핍, 자해성을 보임
	연극성	• 타인의 관심을 끌기 위해 과장하여 표현 • 대인관계에서 피상적이고 불성실함 • 변덕스러운 성격을 가짐
	자기애적	• 자기중심적 • 자신을 과대평가하며 타인에게 인정받고 찬양받고자 함
C군 성격장애	회피성	• 타인으로부터의 부정적인 평가를 과도하게 두려워 함 • 사회적 상황에서 지나치게 감정을 억제 • 타인과의 만남이 두렵고 불안하여 회피함
	의존성	• 독립적이지 못함 • 의지할 대상을 찾아 매우 순종적이고 복종함 • 사회적 활동에 소극적이고 책임져야 할 상황에서 심한 불안감을 느낌
	강박성	• 완벽주의적이며 세부적인 것에 집착 • 융통성과 타협성이 부족

CHAPTER 04 기출문제 맛보기

학습목표
1. 복원한 기출 문제를 통해 필기 유형을 익힐 수 있다.
2. 해설을 통해 전공 개념을 확실히 할 수 있다.

2022 한국보훈복지의료공단 2021 원주세브란스기독병원

1 월경 주기상 월경을 5일 정도 앞둔 여성이 우울, 불안, 집중력 저하 등을 호소할 때 이 여성이 겪는 월경 장애로 옳은 것은?

① 과소월경
② 월경곤란증
③ 생리적 무월경
④ 속발성 무월경
⑤ 월경 전 증후군

✅**Advice** ① 과소월경: 경구피임약 복용으로 인해 자궁 내막 에스트로겐이 결핍되고 자궁경부협착, 체중감소 등의 증상이 나타난다.
② 월경곤란증: 골반의 기질적 병변이 없거나 동반될 때 나타나는 질환이다.
③ 생리적 무월경: 기질적 원인없이 월경을 하지 않는 것이다.
④ 속발성 무월경: 정상적 월경주기가 3주기 지나도록 월경이 없는 경우이다.

2022 · 2021 한국보훈병원

2 전신마취 후 맹장수술을 한 40대 환자가 밤에 잠도 못자고 중얼거리며 간호사도 알아보지 못하는 행동을 보이고 있다. 환자에게 적합한 간호진단은?

① 적응 장애
② 회상성 조작
③ 자가 간호 결핍
④ 사고과정의 변화
⑤ 기질적 기억상실

✅**Advice** 환자가 보이는 증세는 섬망 증세로 수술 회복과정에서 나타나는 지남력 상실, 불안 등의 증세로 인한 사고과정 변화이다. 수술 후 나타나는 섬망은 일시적이고 가역적으로 수일에서 수주 내 회복한다.

✅ 1.⑤ 2.④

2022 서울의료원 2021 한국보훈병원 2021 원주세브란스기독병원

3 25세 환자는 수개월째 방에서 혼자만의 말을 중얼거리며 밤에도 자지 않고 서성이는 등의 행동을 보이며, "나는 하늘의 계시를 받았다. 내 핸드폰으로 하늘의 지시가 내려온다. 나는 신이다." 등의 이야기를 한다. 이 환자에게 의심되는 진단명은?

① 조현병
② 보속증
③ 강박증
④ 망상장애
⑤ 알코올의존증

✅**Advice** 수개월 전부터 시작된 종교망상, 와해된 언어나 행동들로 환자에게 조현병을 진단할 수 있다.
　② 보속증 : 다양한 자극에 같은 동작이나 말을 반복적으로 지속하는 것이다.
　③ 강박증 : 의지와는 상관없는 생각이나 장면이 떠오르며 불안해 지고 불안을 없애기 위한 어떤 행동을 반복하는 것이다.
　④ 망상장애 : 아주 체계적이고 괴이하지 않은 망상과 망상의 내용에 적절한 정동을 보인다.
　⑤ 알코올의존증 : 지나친 알코올 복용으로 나타나는 중독 증상이다.

2022 부산대

4 다음 사례에 나타난 방어기전으로 옳은 것은?

> 알코올의존증이 의심되는 40대 남성은 의사에게서 술을 자제하라는 권고를 듣자 "같이 일하는 사람들 때문에 어쩔 수 없어요."라고 하였다.

① 합리화
② 투사
③ 전치
④ 반동형성
⑤ 부정

✅**Advice** 이러한 방어기전은 이드(Id)의 사회적으로 용납될 수 없는 욕구나 충동과 이에 대한 초자아(Super ego)의 압력 때문에 발생하는 불안으로부터 자아를 보호하기 위한 것이다. 투사(Projection)는 자신이 받아들이기 힘든 충동이나 욕구를 외부로 돌려버리는 심리기제이다.

3.① 4.②

주주쌤의 슬기로운 실습 4컷

🔖 응급병동편

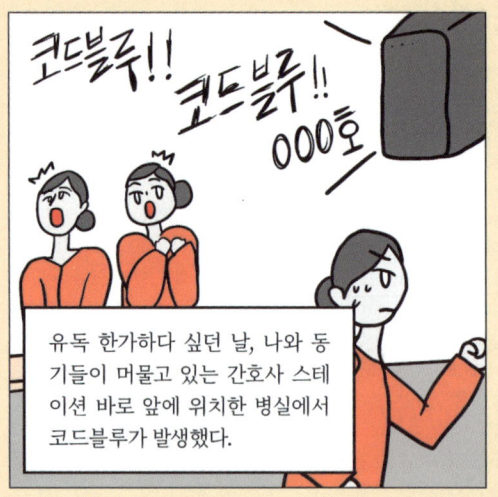

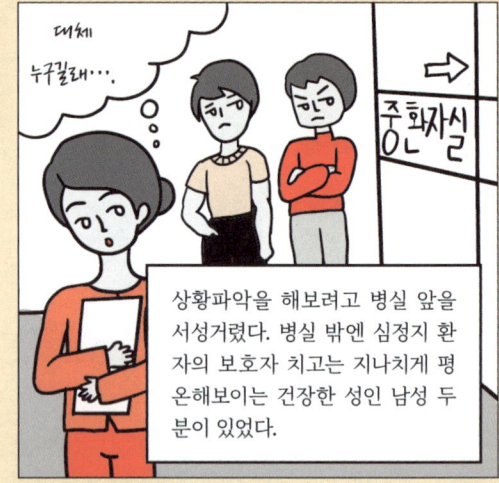

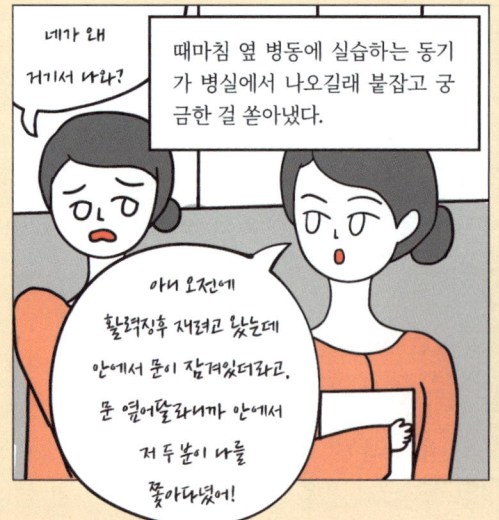

누군가 알아주지 않는다 하더라도 의료인으로서의 사명감을 품는 모습에 나는 과연 어떤 사명감을 가져야 하는지 고민해보는 계기가 되었다.

PART 04

부록

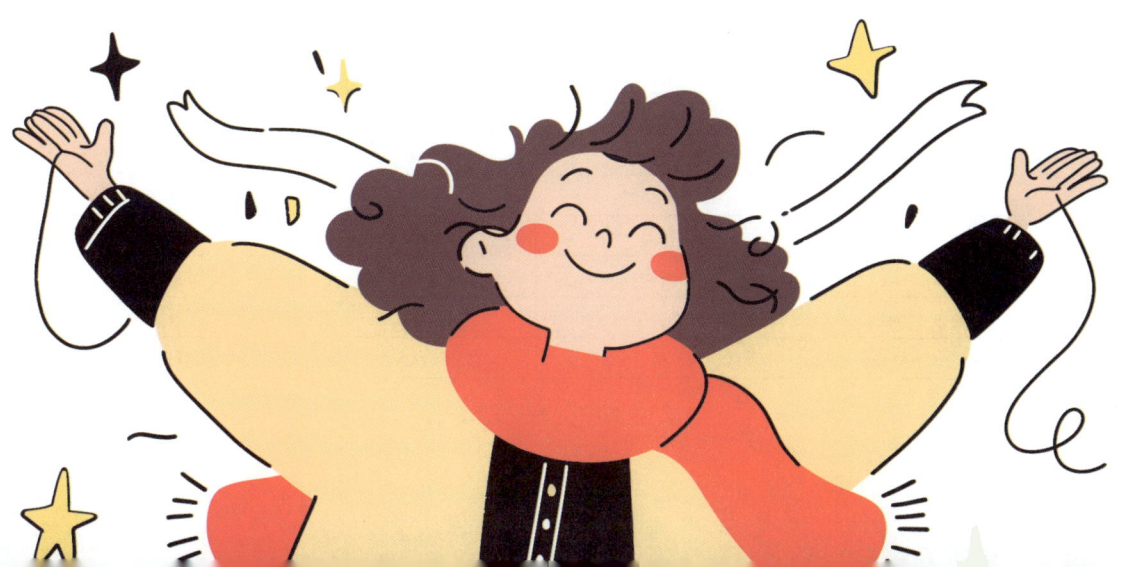

CHAPTER 01 약물계산

학습목표
1. 약물의 주입 속도와 방울 수 등을 계산할 수 있다.
2. 투약시간을 정확하게 계산할 수 있다.

❶ 투약 처방

(1) 약물 명, 1일 총 투약 개수, #, 1알 복용 횟수 및 시간

임상에서 처방 및 투약 시 주로 사용한다.

예 티램 3T #3pc → 티램을 하루에 총 3T를 1일 3회 식후에 복용(=3pc)한다. 즉, 하루 총 3T를 3번으로 나누어(#) 하루에 1알씩 3회 식후에 복용(=3pc)한다.

TIP Tip #의 의미
Divide 즉, 나누다의 의미이다.

(2) 자주 사용되는 약어

약어	뜻	약어	뜻
am	오전	pm	오후
hs	취침 시간	q	매, 마다
ad lib	자유로	q2h	두 시간마다
day	매일	q4h	네 시간마다
Tab	알약	qs	충분한 양
gr	그레인(단위)	rept	반복 가능
bid	하루 2번	non rep	반복 불가능
tid	하루 3번	stat	즉시
qd	하루 1번	pc	식후
qod	격일로	ac	식전
qid	하루 4번	#	나눠서
npo	금식	sos	위급 시
sc	피하	pr	항문으로
comp	혼합물	po	경구
aq	물	prn	필요시

문제로 확인하기

01. acxetaminophen 500mg 1T bid/day 처방 시 복용 방법은?   🅰 1알씩 하루 2회

02. Tetracyclin 50mg 1 cap po q5h for 4 days 처방 시 복용 방법은?   🅰 4일 동안 5시간마다 경구로 투약

❷ 주입 속도

(1) gtt = 분당 떨어지는(Drop) 방울 수 = gtt/min(60sec)

- 1gtt=1분당 1방울
- 10gtt=1분당 10방울=10/60=6초당 1방울
- 20gtt=1분당 20방울=20/60=3초당 1방울
- 30gtt=1분당 30방울=30/60=2초당 1방울
- 40gtt=1분당 40방울=40/60=1.5초당 1방울
- 50gtt=1분당 50방울=50/60=1.2초당 1방울
- 60gtt=1분당 60방울=60/60=1초당 1방울

(2) 분당 방울수(속도) 계산

- 1분당 방울수(gtt/min) = 시간당 주입량(ml/hr) × Drip Factor(20gtt) ÷ 60min
- cc/hr ÷ 3 = gtt/min
- gtt/min × 3 = cc/hr
- ※ 현재는 1cc당 20gtt의 주입 속도로 규격화되어 1ml = 20gtt의 공식으로 계산한다.

문제로 확인하기

01. 100cc/hr의 gtt/min을 구하시오.(단, 20gtt 세트를 사용한다)

$$\frac{100cc}{1hr} \times \frac{20gtt}{1ml} \div 60min$$
$$= \frac{100cc}{1hr} \times \frac{20gtt}{1ml} = 약 33gtt/min$$

▣ 약 33gtt/min

02. 1000ml 수액을 7시간 동안 주입하려고 할 때 gtt/min을 구하시오.(단, 20gtt 세트를 사용한다)

$$\frac{1,000cc}{7hr} \times \frac{20gtt}{1ml} \div 60min$$
$$= 약 48gtt/min$$

▣ 약 48gtt/min

❸ 시간당 주입량

(1) cc/hr = 한 시간에 투여되는 cc(ml) 양

- 1cc/hr = 시간당 1cc
- 10cc/hr = 시간당 10cc
- 100cc/hr = 시간당 100cc
- 200cc/hr = 시간당 200cc

시간당 주입량(cc/hr)	1분당 방울수(gtt/min)	1방울당 소요시간(sec)	하루 총 주입량
5	1.7	36	
10	3.3	18	
15	5	12	
20	6.7	9	500ml
25	8.3	7.2	
30	10	6	
40	13.3	4.5	1L
50	16.7	3.6	
60	20	3	1.5L
80	26.7	2.3	2L
100	33.3	1.8	
125	41.7	1.4	3L

※ 1ml당 20gtt 수액세트 기준

(2) 시간당 주입량 계산

- 시간당 주입량(ml/hr) = 총 주입량(ml) ÷ 주입 시간(hr)
- gtt/min × 3 = cc/hr
- 초당 방울수(sec/gtt) = 60sec/1분당 방울수

문제로 확인하기

01. 0.9% N/S 1L를 24시간 동안 주입하려면 시간당 몇 cc를 주어야 하는지 구하시오.

1000ml ÷ 24 = 41.666⋯
✍ 약 42cc/hr

02. dobutamin 250mg 2A을 5% D/W 200ml에 mix하여 20mg 속도로 주입할 때, 시간당 몇 cc를 주어야 하는지 구하시오.

$500 : 200 = 20 : x = 4000 = 500x$
$= x = 8$(5% D/W fluid 8ml=dobutamin 20mg이 mix된 상태)
=8cc/hr(약 2.6gtt/min)
✍ 8cc/hr

03. 5gtt/min의 1방울 점적 시 소요 시간을 구하시오.

$\dfrac{60sec}{5gtt} = 12$
✍ 12

04. H/S 2L를 24시간 동안 주입하려할 때 1방울 점적 시 소요 시간을 구하시오.

2,000ml ÷ 24 = 83.333⋯
= 83cc/hr × 20gtt ÷ 60sec
= 27.666⋯
= 28gtt
$= \dfrac{60sec}{28gtt}$
=2.1
✍ 2.1

❹ 약물 용량 단위 환산

- 1cc = 1ml
- 1L = 1,000ml
- 1kg = 1,000g
- 1g = 1,000mg
- 1mg = 1,000mcg
- 1mcg = 1,000ng

문제로 확인하기

01. 항생제 1g을 mg(밀리그램)으로 변환하시오.

1g × 1,000 = 1,000mg
◼ 1,000

02. 20mcg을 ng(나노그램)으로 변환하시오.

20 × 10,000 = 200,000ng
◼ 200,000

❺ 약물 농도 계산

- 주입 용량(mcg/kg/min) = $\dfrac{\text{주입 속도}(cc/hr) \times \text{총 희석량}(mcg)}{\text{총량}(cc) \times 60\text{min} \times kg}$

- 주입 속도(cc/hr) = $\dfrac{\text{주입용량}(mcg/kg/min) \times \text{총량}(cc) \times 60\text{min} \times kg}{\text{희석용량}(mcg)}$

문제로 확인하기

01. dopaime 400mg을 10% DW 1L에 mix한 후 4mcg/kg/min의 속도로 투여하려고 한다. 환자의 체중이 80kg인 경우 infusion pump에 몇 cc/hr로 설정해야 하는지 구하시오.

cc/hr = 4mcg × 80kg × 60min / 농도
= 19,200 / 농도
(농도 구하기)
1,000ml : 400mg = 1ml : x
= 400 ÷ 1,000 = 0.4mg(10% DW 1ml에 dopamin 0.4mg이 녹아있음)
= 0.4mg × 1,000(1mg = 1,000mcg (단위로 변환)
400mcg(농도) = 19,200 ÷ 400 = 48cc/hr

🅰 48

02. Lidocaine(400mg/20ml)을 3mg/min으로 주입하려면 몇 cc/hr로 주입해야 하는지 구하시오.

cc/hr = 3mg × 60sec / 농도 = 180 / 농도
(농도 구하기)
20ml : 400mg = 1ml : x = 400 ÷ 20
= 20 × 1,000 = 20
(농도) = 180 ÷ 20 = 9cc/hr

🅰 9

03. Morphine 5mg을 주려면 몇 cc를 주어야 하는지 구하시오.
(단, 1amp = 10mg(1cc)이다.)

10mg : 1cc = 5mg : x = 5 = 10x
= x = 0.5 = 0.5cc(5mg) 주입

🔳 48

04. heparin(25,000U/5ml)로 N/S 100ml에 mix하여 1:100 heparin용액을 만드시오.

25,000U / 5ml = 5,000U : 1ml
= 10,000U : x
= x = 2ml
= heparin 2ml를 N/S 98ml에 mix

🔳 2

활력징후 및 임상병리검사 정상치

임상병리검사의 정상 수치를 파악할 수 있다.

응고검사(Coagulation)		동맥혈 가스분석(Arterial blood gas analysis)	
검사	정상치	검사	정상치
PT	12.3 ~ 14.2sec	pH	7.35 ~ 7.45
PTT	25 ~ 34sec	PaCO2	35 ~ 45mmHg
Bleeding Time	2 ~ 7min	PaO2	80 ~ 100mmHg
Clotting Time	3 ~ 13min	HCO3-	21 ~ 27mEq/L
Thrombin Time	6.3 ~ 11.1sec	SaO2	95 ~ 98%
Fibrinogen	200 ~ 400mg/dL	Base Excess	±2 mEq/L

활력징후					
구분		유아	청소년	성인	노인
체온(℃)		37.2 ~ 37.6℃	36.1 ~ 37.2℃	36.1 ~ 37.2℃	35.6 ~ 37.2℃
맥박(회/분)		80 ~ 130회/분	70 ~ 100회/분	60 ~ 100회/분	60 ~ 100회/분
호흡(회/분)		24 ~ 40회/분	18 ~ 22회/분	12 ~ 20회/분	12 ~ 20회/분
혈압 (mmHg)	수축기	80 ~ 112mmHg	94 ~ 120mmHg	90 ~ 120mmHg	90 ~ 120mmHg
	이완기	50 ~ 80mmHg	62 ~ 80mmHg	60 ~ 80mmHg	60 ~ 80mmHg

면역화학검사		요검사(Urinalysis)	
검사	정상치	검사	정상치
Transferrin	230 ~ 320mg/dL	Color	Amber Yellow
Ferritin	M : 29 ~ 371ng/mL	Turbidty	clear
	F : 완경 전 5 ~ 96ng/mL	Specific Gravity	1.003 ~ 1.035
	완경 후 5 ~ 277ng/mL	pH	4.5 ~ 8.0
Ig A	M : 100 ~ 490mg/dL	γ - GT	M : 3 ~ 39U/L
	F : 85 ~ 450mg/dL		F : 1 ~ 27U/L
Ig D	0 ~ 3mg/dL	WBC	0 ~ 5/HPF
Ig E	20 ~ 740mg/dL	Ep. cell	(-)
Ig G	800 ~ 1750mg/dL	Ketones	(-)
Ig M	M : 50 ~ 320mg/dL	Bilirubin	(-)
	F : 60 ~ 370mg/dL	Protein	(-)
T cell	80.2 ~ 94.4%	Blood	(-)
B cell	9.7 ~ 13.6%	Glucose	(-)
Null cell	8.4 ~ 13.4%	Osmolality	50 ~ 400mOsm/kg
		Sodium	40 ~ 220mEq/day
		Potassium	25 ~ 125mEq/d

혈액화학검사(Chemistry)

검사	정상치	검사	정상치
Sodium	135 ~ 145mEq/L	Alk. Phos	25 ~ 100U/L
Potassium	3.5 ~ 5.1mEq/L	LDH	< 130mg/dL
Chloride	98 ~ 106mEq/L	CPK	M : 50 ~ 325U/L F : 5 ~ 250U/L
Bicarbonate	22 ~ 29mEq/L	CK-MB	< 5%
BUN	7 ~ 18mg/dL	CK-BB	< 1%
Creatinine	0.6 ~ 1.2mg/dL	CK-MM	< 5%
Uric Acid	2.0 ~ 6.9mg/dL	FBS	70 ~ 115mg/dL
Ammonia	9 ~ 33mol/L	PP2hr	80 ~ 140mg/dL
Calcium	8.4 ~ 10.2mg/dL	HbA1c	4 ~ 6%
Phosphate	2.7 ~ 4.5mg/dL	Cholesterol	120 ~ 200mg/dL
Magnesium	1.3 ~ 2.1mEq/L	HDL	M : 35 ~ 50mg/dL F : 45 ~ 65mg/dL
Anion gap	7 ~ 16mEq/L	Triglyceride	40 ~ 190mg/dL
Osmolality	275 ~ 295mOsm/kg H_2O	Lipase	10 ~ 140U/L
Protein	6.0 ~ 8.0g/dL	Amylase	30 ~ 110U/L
Albumin	3.5 ~ 5.5g/dL	Iron	M : 65 ~ 175ug/dL F : 50 ~ 170ug/dL
Total bilirubin	0.2 ~ 1.0mg/dL	TIBC	M : 280 ~ 354ug/dL F : 281 ~ 361ug/dL
D. Bilirubin	0.1 ~ 0.3mg/dL	Free T_4	0.71 ~ 1.85ug/dL
AST/SGOT	0 ~ 40U/L	TSH	0.32 ~ 5.00uU/mL
ALT/SGPT	0 ~ 40U/L		

전혈구검사(CBC)		혈청면역검사	
검사	정상치	검사	정상치
WBC	$4.5 \sim 11.0 \times 10^3/mm^3$	ASO	< 200 Unit
RBC	$3.8 \sim 5.7 \times 10^6/mm^3$	CRP	< 0.5mg/dL
Hb	13.5 ~ 17.0g/dL	RA test	(−)
Hct	39 ~ 50%	Widal test	≤ 1 : 80
MCV	$80 \sim 96um^3$	Anti−HAV(IgM)	(−)
MCH	27 ~ 33pg/cell	HBs Ag	(−)
MCHC	32 ~ 36 g/dL	Anti−HBs Ag	(−)
Platelets	$150 \sim 400 \times 10^3/mm^3$	HBc Ag	(−)
MPV	7.4 ~ 10.4fL	Anti−HBc	(−)
Segs(Neutrophil)	55 ~ 70%	HBe Ag	(−)
Band(Neuts)	2 ~ 6%	Anti−HBe	(−)
Lymphocytes	20 ~ 44%	AFP	8.5ng/mL
Monocytes	2 ~ 8%	CEA	흡연자 : 5ng/mL
Eosinophils	1 ~ 4%		비흡연자 : 3ng/mL
Basophils	0.5 ~ 1%	Antinuclear Ab	(−)
ESR	M : 1 ~ 10mm/h		
	F : 0 ~ 20mm/h		

CHAPTER 03 면접 다빈출 질문

학습목표 인성 면접은 지원자의 가치관·경험, 열정 및 창의성, 대인관계능력, 예비 간호사로서의 기본 역량 및 윤리의 식, 직업에 대한 이해, 지원하는 병원에 대해 얼마나 관심을 가지고 있는지를 알 수 있는 질문이 출제된다.

소통·공감

상급자가 갑자기 부당한 지시했을 경우 어떻게 대처할 것인가?

> 직접 작성해보기 〉

예상답변 선배가 지시한 내용이 부당하다고 느껴질 수 있지만 신입인 제가 일을 정확 하게 파악하지 못하여 생긴 오해일 수도 있다고 생각합니다. 따라서 먼저 선배의 지시를 따르고 저의 의견을 검토할 것입니다. 그후에도 부당하다는 생각이 든다면 생각을 정리한 후 편안한 분위기에서 말씀드리겠습니다.

태움에 대해 어떻게 생각하는지 태움 대처법에 대하여 말해보시오.

> 직접 작성해보기 〉

예상답변 태움은 옳지 못하고, 없어져야 하는 문화라고 생각합니다. 태움의 경계와 지적·훈계, 충고의 경계는 명확해야 합니다. 하지만 사실 신규 때에는 태움과 훈계, 충고를 구분하기 힘들 것 같다는 생각도 듭니다. 의논할 수 있는 다른 선생님과의 상담을 통해서 상황을 파악하고 조언을 얻을 것입니다.

선배 간호사가 본인을 싫어한다면 어떻게 대처할 것인가?

직접 작성해보기 〉

예상답변 의논할 수 있는 다른 선생님과의 상담을 통해서 상황을 파악하고 조언을 얻을 것입니다.

자신보다 나이가 어린 선배들과 함께 근무할 수 있는가?

직접 작성해보기 〉

예상답변 나이가 많고 적음은 중요하지 않습니다. 저보다 어릴지라도 선배님들은 많은 지식과 경험을 갖춘 분들이기 때문에 인정하고, 존경하고 배려하며 배워야 할 것입니다. 저에게 요구하는 것이 간호사로서 마땅하다고 생각이 되면 기꺼이 요구에 응해야 하는 것이며, 간호사로서 부끄러운 행동이라면 부끄러운 행동이라고 말할 수 있는 용기와 중심이 필요할 뿐입니다.

❷ 헌신·열정

간호사는 3교대로 힘든 직업이다. 스트레스 해소와 수면 관리를 어떻게 할 것인가?

> 직접 작성해보기 〉

예상답변 저는 잠을 자면 스트레스가 풀립니다. 잠이 부족하거나 깊게 자지 못할 경우 스트레스는 배가 되며 다음 근무에 영향을 주게 됩니다. 따라서 저는 핸드폰을 멀리 두고 안대를 사용하여 잠이 듭니다.

어떤 간호사가 되고 싶은가?

> 직접 작성해보기 〉

예상답변 저는 욕심이 많습니다. 먼저 일 잘하는 신규 간호사가 된 다음, 그것을 바탕으로 환자와 보호자를 아울러서 보살피고, 시간 날 때마다 공부하는 똑똑한 간호사가 되고 싶습니다.

언제부터 간호사를 꿈꿨는가?

> 직접 작성해보기 〉

예상답변 병원에 진료를 받으러 가면 아프고 불안함 마음에 간호사 선생님께 이것저것 물어봤던 적이 있습니다. 그때 하나부터 열까지 꼼꼼하게 설명해주시는 선생님들의 모습에 반하여 간호사를 꿈꾸게 되었습니다.

5년 또는 10년 후 자신의 모습을 말해보시오.

> 직접 작성해보기 〉

예상답변 일적인 부분에서 신뢰를 가지고 맡길 수 있는 사람이 되어 있을 것입니다. 그런 사람으로 거듭날 수 있도록 전문적인 분야의 일을 익히고 공부하고 싶습니다.

❸ 창의·혁신

본인을 동물에 비유한다면 무엇이며, 그 이유를 말해보시오.

직접 작성해보기 〉

예상답변 저는 오리에 저를 비유하겠습니다. 오리는 항상 물 위를 여유롭게 움직이는 것처럼 보이지만, 수면 아래의 발이 빠른 속도로 움직이고 있습니다. 오리의 빠른 발처럼 보이지 않는 곳에서도 발 빠르게 움직이며 환자들에게 항상 도움을 줄 수 있는 간호사가 되겠습니다.

어떤 때 행복을 느끼는지, 가장 행복했던 순간을 말해보시오.

직접 작성해보기 〉

예상답변 저의 행복의 기준은 소소함입니다. 기분이 좋지 않은 날에 우연히 좋은 글귀를 보면 마음이 편안해지는 것처럼 작은 일들이 곧 큰 행복으로 다가오는 경우가 많습니다.

주말에 무엇을 하며 보내는가?

직접 작성해보기 〉

> **예상답변** 저는 주로 휴일에는 집안 대청소를 합니다. 평일에도 청소를 하지만 구석구석 하기 힘들기 때문에 주말에 대청소를 합니다. 하고 나면 기분도 새롭고 피로도 풀립니다.

지원자 본인이 면접관이라면 어떤 지원자를 뽑을 것인지 말해보시오.

직접 작성해보기 〉

> **예상답변** 병원을 빛내주고 함께 앞으로 나아갈 수 있는 지원자를 뽑을 것 같습니다. 기존 간호사들과 함께 일할 수 있는 사람, 병원의 인재상에 어울리는 지원자를 뽑을 것 같습니다.

❺ 윤리 · 책임

간호사 전문직으로 발전하기 위해 필요한 역량이 무엇이라고 생각하는가?

> 직접 작성해보기 〉

예상답변 책임감과 성실함을 가지고 자신을 성장시킬 수 있는 노력. 즉, 자기개발을 하는 간호사가 되어야 한다고 생각합니다. 현재 의료계도 AI의 도입과 함께 빠르게 변화하고 있습니다. 따라서 미래에 발맞춰 갈 수 있도록 연구하는 간호사가 될 것입니다.

의료윤리가 중요하다. 어떤 마음가짐으로 우리 병원에 입사할 것인지 말해 보시오.

> 직접 작성해보기 〉

예상답변 제가 이 병원에 입사한다면 모든 환자들이 인간 생명의 존엄성과 가치를 가지고 있다고 생각하고 그들이 행복을 추구할 수 있는 권리와 함께 정신적·육체적 건강한 삶을 영위할 수 있도록 정성을 다할 것입니다.

투약오류와 같은 윤리적 문제를 했을 경우 어떻게 대처할 것인가?

직접 작성해보기 〉

예상답변 투약 중이면 바로 투약 중지합니다. 환자상태 사정 후 상급자 및 담당 의사에게 보고합니다. 이후 병원 내규에 따라 진행합니다.

다른 병원에서 스카우트 제의가 오는 경우가 있다. 입사한 지 1년도 안 된 상태에서 이러한 제의를 받는다면 어떻게 할 것인가?

직접 작성해보기 〉

예상답변 거절합니다. 아무리 좋은 조건이라도 입사 원서를 넣었던 본원을 택한 그 때의 초심을 되살려 볼 것입니다. 제가 이 병원에 지원한 이유는 의학 기술을 선도하며 의료의 질 향상을 위해 다양한 센터와 병동을 가진 ○○병원에서 환자에게 최상의 간호 서비스를 제공하고 싶기 때문입니다.

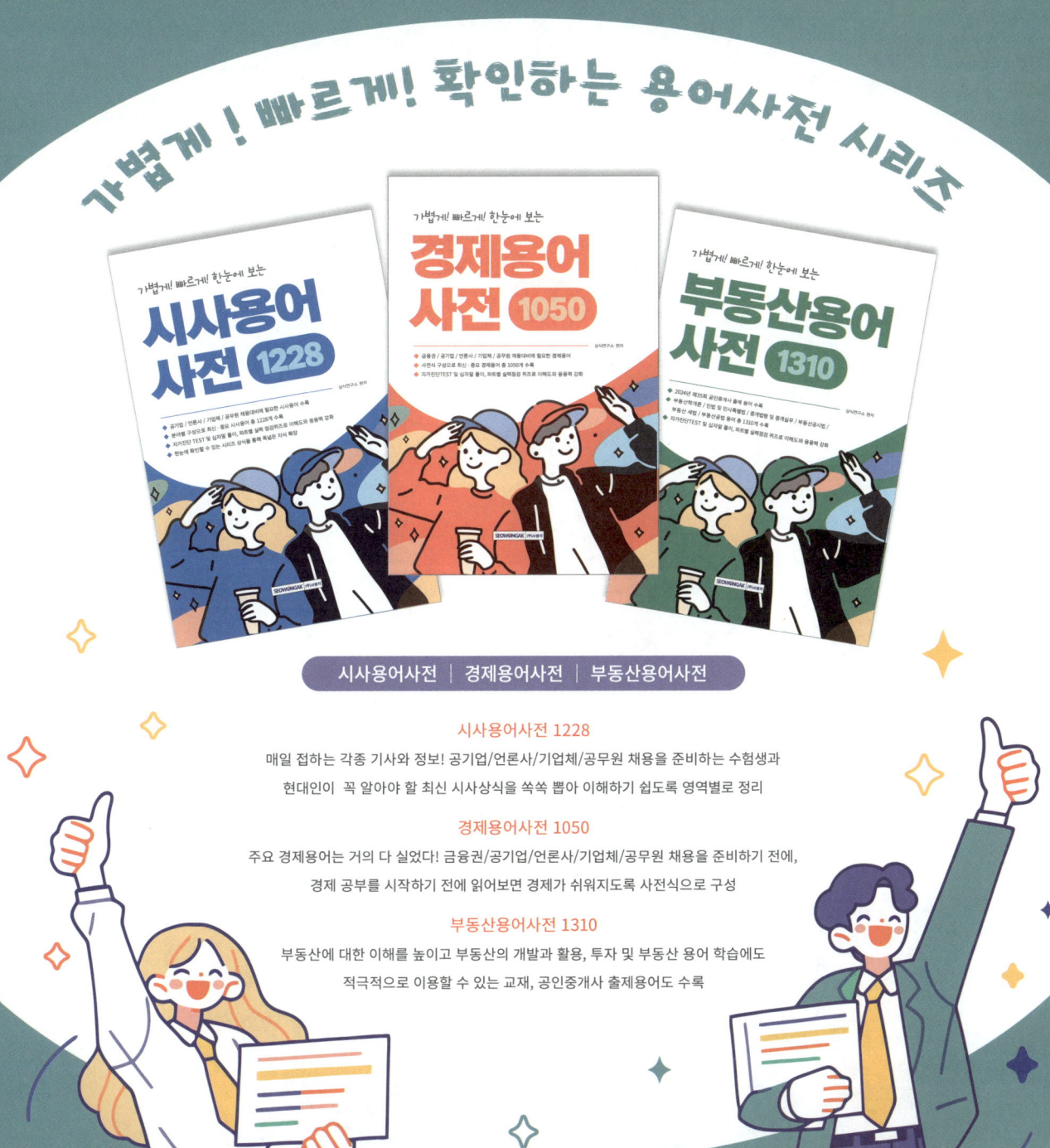

자격증

한번에 따기 위한 서원각 교재

한 권에 준비하기 시리즈 / 기출문제 정복하기 시리즈를 통해 자격증 준비하자!

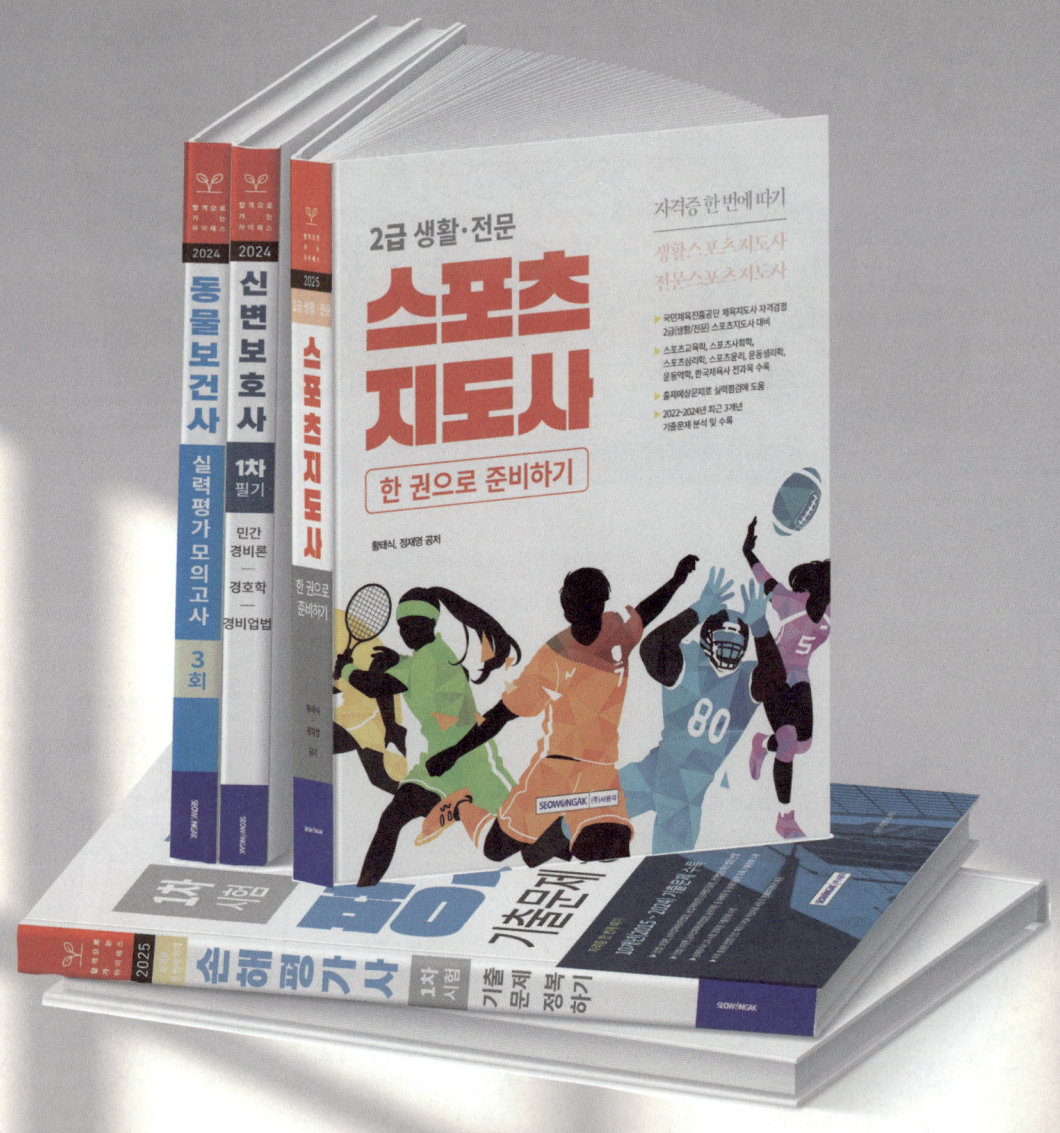